Das AIDS-Virus

von Karin Mölling

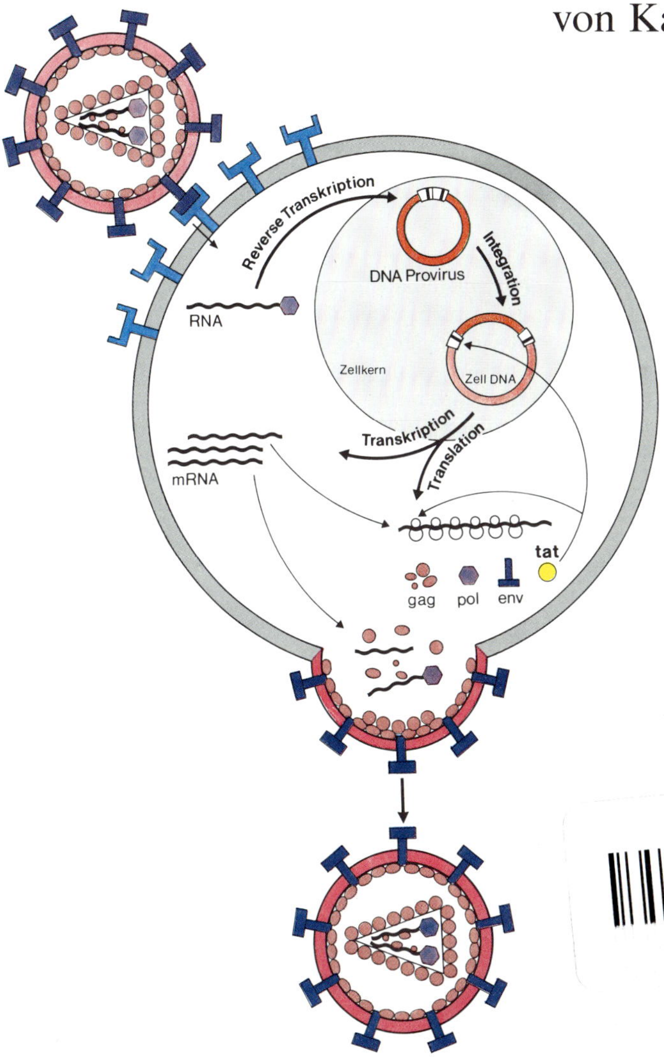

edition medizin

VCH

Titelbild: Replikationszyklus von HIV

Ein HIV-Partikel besteht aus einigen Molekülen Einzelstrang-RNA, an denen Reverse Transkriptase-Moleküle (RT) und einige RNA-Bindungsproteine haften (p7, p9). Dieses Material ist von Virusstrukturproteinen (p24) umgeben, welche den Kern des Virus ausmachen und im Elektronenmikroskop wie ein Konus oder Dreieck angeordnet sind. Den Kern umgibt eine Hülle, die im wesentlichen wie die Membran der Zelle beschaffen ist, aus der das Virus stammt. An der Innenseite der Virushülle lagern virale Proteine, auch Matrixproteine genannt (p17). Durch die Membran hindurch nach außen weist eines der beiden viralen Glykoproteine, gp41, an das außerhalb des Virus das zweite Glykoprotein, gp120, gebunden ist.

Das Virus infiziert einen T4-Lymphozyten durch Wechselwirkung zwischen dem Glykoprotein gp120 und dem T4-Rezeptor der Zelle. Es wird in die Zelle aufgenommen, seiner Hülle und Proteine entkleidet, so daß die mitgebrachte RT das RNA-Genom in ein DNA-Provirus übersetzen kann. Dieses kann in das zelluläre Genom integriert werden und wird wie ein zelluläres Gen an alle Tochterzellen vererbt – ohne daß Virus produziert wird. Erst nach Antigen-Stimulation des T4-Lymphozyten und unter Mitwirkung des Transaktivatorproteins tat wird das DNA-Provirus aktiviert, d.h. in mRNA und Proteine übersetzt (Transkription und Translation). An der Zellmembran lagern sich RNA und Proteine zusammen und stülpen sich unter Mitnahme der Zellmembran, in welche die viralen Glykoproteine lokal eingepflanzt sind, aus der Zelle heraus. Die Freisetzung sehr vieler Viruspartikel gleichzeitig führt zur Zerstörung der Wirtszelle.

Vertrieb:

VCH Verlagsgesellschaft, Postfach 1260/1280, D-6940 Weinheim (Bundesrepublik Deutschland)

Schweiz: VCH Verlags-AG, Postfach, CH-4020 Basel (Schweiz)

Großbritannien und Irland: VCH Publishers (UK) Ltd., 8 Wellington Court, Wellington Street, Cambridge CB1 1HW (Großbritannien)

USA and Canada: VCH Publishers, Suite 909, 220 East 23rd Street, New York, NY 10010-4606 (USA)

ISBN 3-527-15379-9

Das AIDS-Virus

von Karin Mölling

edition medizin

VCH

Professor Dr. rer. nat. Karin Mölling
Max-Planck-Institut für
Molekulare Genetik
Ihnestraße 73
D-1000 Berlin 33

In diesem Buch enthaltene Dosierungsangaben wurden mit aller Sorgfalt überprüft. Dennoch übernehmen Autoren und Verlag – auch im Hinblick auf mögliche Druckfehler – keine Gewähr für die Richtigkeit. Dem Leser wird empfohlen, sich vor einer Medikation in jedem Fall über Indikationen, Kontraindikationen und Dosierung anhand des Beipackzettels oder anderer Unterlagen des Herstellers zu unterrichten. Das gilt insbesondere bei selten verwendeten oder neu auf den Markt gekommenen Präparaten.

Lektorat: Silvia Osteen
Herstellerische Betreuung: Myriam Nothacker

CIP-Kurztitelaufnahme der Deutschen Bibliothek

Mölling, Karin:
Das AIDS-Virus / von Karin Mölling. - Weinheim ; Basel ;
Cambridge ; New York : Ed. Medizin, VCH, 1988
ISBN 3-527-15379-9

Satz: Hagedornsatz, D-6806 Viernheim
Druck und Bindung: Druckhaus Beltz, D-6944 Hemsbach
Printed in the Federal Republic of Germany

Vorwort

Dieses Buch reicht von der Molekularbiologie bis zur Klinik des AIDS-Virus. Es entstand aus einer Reihe von Vorträgen, bei denen immer wieder Zuhörer um ein Manuskript – das es nicht gab – und die Diapositive baten. Der erste Teil des Buches, der von den Eigenschaften des AIDS-Virus, seiner Wechselwirkung mit der Zelle und Therapieeinsätzen handelt, ergab sich teilweise aus meinen früheren Arbeiten am Max-Planck-Institut für Virusforschung in Tübingen und weitgehend aus neueren Forschungsarbeiten meiner Arbeitsgruppe am Max-Planck-Institut für Molekulare Genetik in Berlin.

Viele der im zweiten Teil enthaltenen Fragen wurden im Anschluß an Vorträge von den Zuhörern gestellt. Die Antworten basieren auf Artikeln aus Zeitschriften wie „Nature", „Science", „New Scientist" oder der Münchner Zeitschrift „AIFO". Außerdem gibt es kaum AIDS-Kongresse, die sich ausschließlich mit wissenschaftlichen und medizinischen Problemen befassen, denn im Zusammenhang mit dem AIDS-Virus sind vor allem auch praktische, epidemiologische sowie soziale Aspekte wichtig. Ein Kapitel über klinische Manifestationen ergänzt die Thematik. Ein Glossar erläutert molekularbiologische, medizinische und immunologische Fachbegriffe, die im Text erklärt werden, noch ausführlicher. Der Epilog enthält eine Spekulation über den Ursprung des AIDS-Virus.

Das Buch wendet sich an ein allgemein interessiertes Publikum und setzt keine wissenschaftlichen Kenntnisse voraus. Alles zum Verständnis der biologischen Vorgänge nötige Wissen wird erklärt und in Bildern dargestellt. Für Leser, deren Interesse an weiteren Einzelheiten geweckt wird, finden sich im Anschluß an die meisten Kapitel Literaturhinweise (bis Mai 1988) und am Ende des Buches eine Aufstellung von Übersichtsartikeln und Büchern.

Zu meinen Zuhörern gehörten Schüler, Studenten, Ärzte, Pharmazeuten sowie Lehrerinnen und Lehrer im Rahmen des AIDS-Programms des Berliner Senats. Besonders den letzteren möchte ich ausdrücklich danken, denn sie haben aktiv zu diesem Buch beigetragen, indem sie mit ihren Fragen nicht locker ließen. Sie zwangen mich, nicht zuletzt das „Spleißen" zu erklären, bis wirklich alles klar war, was sie und ihre Schüler über AIDS wissen wollten und sollten.

Danken möchte ich auch meinen Mitarbeitern, vor allem Dr. Jutta Hansen, Thomas Schulze und Dr. Susanne Billich, die vor allem durch ihre Ergebnisse im Labor zu diesem Buch beigetragen haben. Frau Eva Philippi danke ich für die erfreuliche und produktive Zusammenarbeit und ihr großes Engagement bei der Herstellung der Abbildungen. Nicht zuletzt danke ich Frau Irmgard Schallehn und Frau Hannelore Markert für die umfangreichen und trotz Computer mühsamen Sekretariatsarbeiten und Frau Rosemy Engel für die Hilfe bei der Beschaffung von Literatur.

Frau Silvia Osteen ermutigte mich zur Beendigung dieses Buches – trotz zahlreicher Neuerscheinungen.

Herrn Prof. Dr. Heinz Schuster danke ich für die Unterstützung meiner Forschungsarbeiten über Retroviren, vor allem zu Zeiten, als sie noch nicht so aktuell waren wie heute.

Lotte und Robert Schmidt ermunterten mich zu diesem Buch, das weitgehend im Urlaub in ihrer „Scheune" auf Sylt entstand.

Berlin, im Juni 1988 Karin Mölling

Inhalt

I Einleitung

Entwirrung der Namen (Tabelle 1, Abb. 1)

Retroviren wurden 1910 zum ersten Mal von Payton Rous entdeckt, der sie aus Sarkomen von Hühnern gewann und damit in anderen Hühnern erneut Sarkome erzeugen konnte. Nur wußte er noch nicht, daß die ansteckende Flüssigkeit, die er durch das Filtrieren des Tumorgewebes gewann, Viren enthielt. Böse Widersacher behaupteten derzeit, vielleicht hätte sein Filter Löcher und würde die damals bereits bekannten Bakterien, die er zurückhalten wollte, doch durchlassen. Diese würden die Tumore verursachen – und nicht die damals unbekannten Viren. Im Laufe seines Lebens hat Payton Rous seine Forschungsbemühungen über dies „filtrierbare Agens" aufgegeben. Spät, im hohen Alter, erhielt er jedoch 1968 für diese Entdeckung des ersten Tumorvirus und seine Untersuchungen zur Virusätiologie bösartiger Tumore den Nobelpreis und das Virus wurde nach ihm Rous Sarkom Virus, RSV, genannt.

Lange Zeit danach stagnierte die Virusforschung. 1950 entdeckte François Gros das Mäusesarkomvirus, MSV, in Maustumoren. Dieses Virus wurde zum Laborprodukt abgestempelt, zu einer Art Mäuseinzuchtstamm, der von den Mäusemüttern auf die Mäusebabies nur unter Zuchtbedingungen übertragen wird. Krebs beim Menschen schien mit diesem Übertragungsweg keine Ähnlichkeit zu haben. Elektronenmikroskopische Aufnahmen, mit denen man MSV und RSV zu der Zeit schon nachweisen konnte, erbrachten keine analogen Hinweise auf Viren beim Menschen. 1962 entdeckten die Gebrüder Jarrett in Glasgow das Katzenleukämievirus, FeLV, das eine Art Immundefizienz bei Hauskatzen hervorruft und gesunde Katzen ansteckt – heute Feline AIDS oder FAIDS genannt, obwohl das FeLV dem menschlichen AIDS-Virus nicht verwandt ist. Die Forschung lief jedoch auf breiter Front in eine andere Richtung, vorgezeigt von George Huebner und George Todaro, die die sogenannten „endogenen" Viren entdeckten und diese als Ursache von Krebs verdächtigten. Diese Vermutungen ließen sich jedoch nicht bestätigen. 1972 wurde dann von zwei Forschern, Howard Temin und David Baltimore, gleichzeitig eine wichtige Entdeckung gemacht: die Reverse Transkriptase, das Vermehrungsenzym dieser Tumorviren, die ihnen den Namen Retroviren gab. Dieses Enzym erlaubt einen schnellen und sehr spezifischen Nachweis der Retroviren – die nun Anfang der siebziger Jahre überall auf diese Weise gesucht wurden. Robert Gallo fand die Reverse Transkriptase in Leukämiezellen, Sol Spiegelman in der Muttermilch. Diese Befunde hielten genaueren Analysen später jedoch nicht stand. Ein weiterer Fortschritt in der Erforschung menschlicher Tumore wurde erzielt, als man lernte, Zellen in Kultur zu züchten und die dazu nötigen Wachstumsfaktoren zu isolieren. Dazu gehörten z. B. der T-Zellwachstumsfaktor Interleukin-2 (IL-2) und das Phytohaemagglutinin (PHA), eine Substanz, die Zellen zur Teilung anregt. 1978 gelang den Japanern die Anzucht von Leukämiezellen, die zur Entdeckung des ersten menschlichen Retrovirus, dem T-Zell Leukämievirus, HTLV-I, führte, welches vor allem in Japan die adulte T-Zell Leukämie (ATL) hervorruft. 1981 wurde das sehr seltene HTLV-II aus einer T-Zell Haarzell-Leukämie eines Patienten isoliert. 1983/84 fanden dann Luc Montagnier in Paris das Lymphadenopathy-assoziierte Virus (LAV) und Robert Gallo in Bethesda das menschliche T-Zell Leukämievirus (HTLV-III). Das L wurde später umgeprägt in „lymphotrop“, somit heißen die Viren menschliche T-Zell lymphotrope Viren HTLV-III. LAV/HTLV-III ist die Ursache der AIDS-Erkrankung, des „acquired immunedeficiency syndrome“, zu deutsch erworbene Immunschwäche. Max Essex fand kurz darauf in afrikanischen Affen ähnliche Viren, er nannte sie Simian T-Zell lymphotrope Viren (STLV), und da sie dem HTLV-III ähnelten, wurden sie als STLV-III bezeichnet. Auch von anderen Gruppen wurden menschliche AIDS-Viren identifiziert, z. B. von Abraham Karpas in Cambridge, England, und von Paul Feorino am Centers for Disease Control (CDC), Atlanta, USA. Weiterhin wurde ein Virus in Schweden nachgewiesen, SBL genannt, nach dem Stockholm National Bacteriological Laboratory. Ein weiteres Isolat wurde in San Francisco gefunden, das ARV oder AIDS-related Virus. HTLV-I gilt neuerdings auch als die Ursache einer in Afrika auftretenden sog. Tropischen Spastischen Paraparese (TSP), welche entfernt der Multiplen Sklerose ähnelt. Eine Verwandtschaft zwischen Multipler Sklerose und HTLV-III wurde vermutet, ließ sich aber bisher nicht bestätigen.

Ein Synonym für alle diese menschlichen AIDS-Virusisolate ist der Name HIV, human immunedeficiency virus, menschliches Immundefizienz-Virus. Allerdings haben Gallo und einige andere Gruppen dieser Nomenklatur nicht zugestimmt. Da HIV so ein praktischer kurzer Name ist, wird er sich aber wohl durchsetzen.

Luc Montagnier entdeckte bald darauf ein zweites menschliches AIDS-verursachendes Virus, LAV-2 oder HIV-2; in USA stand dem ein Isolat mit dem Namen HTLV-IV gegenüber, das aber inzwischen als Primatenvirus identifiziert ist. Der Einfachheit halber nennt man die Primatenviren nun auch SIV – Simian Immundefizienz-Viren. 1987 kündigte R. C. Gallo den Nachweis eines weiteren neuen Virus aus Nairobi an. Logischerweise müßte es HIV-3 genannt werden.

Kürzlich wurde ein neues humanes Retrovirus in Süditalien bei fünf Patienten mit Mykosis fungoides gefunden. Es ist dem HTLV-I verwandt, jedoch nur entfernt, und wird deshalb als HTLV-V bezeichnet. Gallo hatte sein erstes HTLV-I-Isolat ebenfalls aus einem Patienten mit Mykosis fungoides gewonnen – hielt das Virus aber nicht für die Ursache dieser Erkrankung. Nach den Eigenschaften von HTLV-V in Italien könnte HTLV-I doch mit Mykosis fungoides in Zusammenhang stehen.

HIV-verwandte Viren findet man inzwischen bei immer mehr Tieren. Rinderleukämieviren, BLV, ähneln dem HTLV-I, das Visna-Maedi-Virus von Schafen ist das dem HIV am nächsten verwandte Tiervirus. Erst kürzlich wurde das richtige Katzen AIDS-Virus in San Francisco und auch in England entdeckt, es ist dem AIDS-Virus verwandt und wird FIV genannt. In Ziegen gibt es das sog. Caprine Arthritis Encephalitis-Virus, CAEV, das zu Gelenk- und Hirnproblemen führt, und in Pferden tritt das Equine Infectious Anemia-Virus, EIAV, auf, ebenfalls ein Verwandter des HTLV-III. Im weiteren Verlauf des Textes werden HTLV-III und HIV als Synonyme benutzt. In der Tabelle 1 sind die wichtigsten Namen nochmals aufgelistet. In einem Stammbaum (Abb. 1) wird die Verwandschaft der verschiedenen Viren verdeutlicht, dessen Zeitachse der Evolution entspricht und von unten nach oben verläuft. Die Namen der obersten Zeile veranschaulichen den gegenwärtigen Zeitpunkt der Evolution.

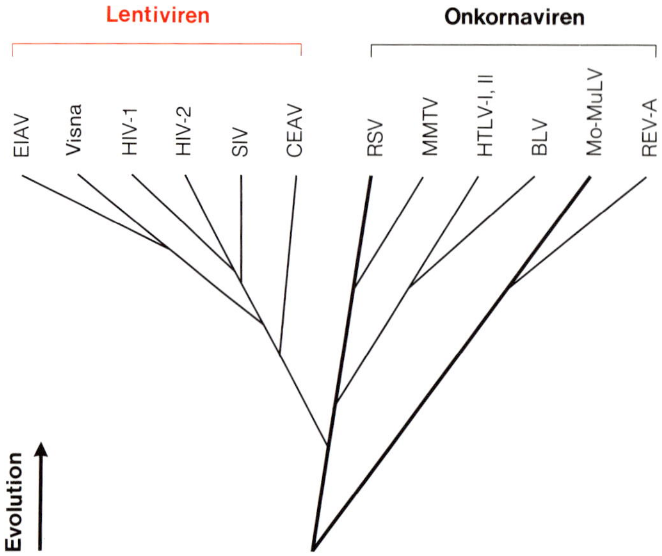

Abb. 1. Phylogenetischer Stammbaum einiger Retroviren

Sequenzanalysen des pol-Gens gestatten es, Verwandtschaftsbeziehungen zwischen einzelnen Retroviren festzustellen. Aus einem Retrovirus-Urtyp sind während der Evolution die Vogel- und Mäuseviren entstanden, z. B. das RSV (Rous Sarkom Virus) und Mo-MuLV (Moloney murine leukemia virus). Wie lange dieser Zeitpunkt in der Evolution zurückliegt, ist unbekannt. Dem RSV verwandt ist das MMTV (mouse mammary tumor virus). Das Mo-MuLV steht dem Entenvirus REV-A (Retikuloendotheliosis Virus) nahe – beide Viren bevorzugen für die Reverse Transkriptase Mangan als divalentes Kation – ebenfalls ein Verwandtschaftszeichen. Das REV-A ist ein Beispiel für ein Säugervirus, das sich zu einem Zeitpunkt in einen Vogelwirt (die Ente) verirrt hat, als sich Säuger- und Vogelviren schon lange unabhängig voneinander entwickelt hatten. Alle anderen angegebenen Viren bevorzugen Magnesium als divalentes Kation für die Reverse Transkriptase. Das Rinderleukose Virus (BLV) ist dem HTLV-I und HTLV-II nahe verwandt. Die größte Verwandtschaft weisen das Lentivirus Visna maedi und HIV-2 auf, auch HIV-1 steht dem Visna Virus noch sehr nahe. Daher zählt HIV zu den Lentiviren, zu denen auch das SIV gehört (Simian Immundefizienz Virus). Ebenfalls spät in der Evolution gabelte sich der Weg vom Visna Virus der Schafe und dem EIAV (equine infectious anemia virus), einem Pferdevirus. Das CAEV (caprine arthritis encephalitis virus), ein Ziegenvirus, gehört ebenfalls in diese Gruppe der Lentiviren. Ob eines Tages beim Menschen auch Verwandte dieser Viren gefunden werden?

Tabelle 1

Abkürzungen	Name	Erkrankungen
HTLV-I	Humanes T-Zell Leukämie-Virus	Adulte T-Zell Leukämie (ATL) (in Japan) Tropische Spastische Paraparese (TSP) (in Afrika) HTLV-I assoziierte Myelopathie B-Zell Lymphome (indirekt)
HTLV-II	Humanes T-Zell Leukämie-Virus	Haarzell-Leukämie (nur wenige Fälle) Chronische T-Zell Lymphome T-Zell Chronische lymphozytäre Leukämie (TCLL)
HTLV-III	Humanes T-lymphotropes Virus	AIDS (erworbene Immunschwäche)
HTLV-IV	Humanes T-lymphotropes Virus	Laborartefakt, identisch mit STLV-IV
HTLV-V	Humanes T-lymphotropes Virus	Mykosis fungoides (5 Fälle in Italien) Kutane T-Zell Lymphome
LAV-1, -2	Lymphadenopathie-assoziiertes Virus	s. HIV-I, -2
ARV	AIDS-Related Virus	} AIDS, Erkrankungen des Zentralnervensystems, Demenz, indirekt: Lymphome, Kaposi-Sarkom, Verstärkung von B-Zell Lymphomen
AV	AIDS-Virus	
SBL	Stockholm National Bacteriological Laboratory	
HIV-1, -2	Humanes Immundefizienz-Virus	
STLV-III, -IV,	Simian T-lymphotropes Virus	AIDS bei Affen
SIV	Simian Immundefizienz-Virus	AIDS bei Affen
FAIDS	Feline-AIDS	Katzenlymphome, induziert durch feline leukemia virus (FeLV), einem Leukämievirus, das mit AIDS-Viren nicht verwandt ist
FIV	Feline Immundefizienz-Virus	Katzen-AIDS (erst 1987 entdeckt), wenige Fälle in Europa

Literatur

Clavel, F., Guétard, D., Brun-Vezinet, F., Chamaret, S., Rey, M. Santos-Ferreira, M. O., Laurent, A. G., Danguet, C., Katluma, C., Rouzioux, C., Klatzmann, D., Champalimand, J. L. and Montagnier, L. Isolation of new human retrovirus from West African patients with AIDS. Science **233**, 343–346 (1986).

Clavel, F., Guyader, M., Guétard, D. Sallé, M., Montagnier, L. and Alizon, M. Molecular Cloning and polymorphism of the human immune deficiency virus type 2. Nature **324**, 691–695 (1986).

Hahn, B. H., Kong, L. I., Lee, Shei-Wen, Kumar, P., Taylor, M. E., Arya, S. K. and Shaw, G. M. Relation of HTLV-4 to simian and human immunodeficiency associated viruses. Nature **300**, 184–186 (1987).

Jacobson, S., Raine, C. S., Mingioli, E. S., and McFarlin, D. E. Isolation of an HTLV-I-like retrovirus from patients with tropical spastic paraparesis Nature **331**, 540–543 (1988).

Manzari, V., Gismondi, A., Barillari, G., Morrone, S., Modesti, A., Albonici, C., De Mardis, L., Fazio, V. Gradilone, A., Zani, M., Frati, L., Santoni, A. HTLV–V: a new retrovirus isolated in a Tac-negative T cell lymphoma/leukemia. Science **238**, 1581–1583 (1987).

Marx, J. L. Leukemia virus linked to nerve disease. Science **236**, 1059–1061 (1987).

New Scientist, 11. Juni, S. 26 (1987) Gallo announces another new virus.

New Scientist, 4. Febr., S. 37 (1988) Cat AIDS crosses the Atlantic.

Die Entdeckung des AIDS-Virus (Tabelle 2)

Die Geschichte über die Entdeckung des AIDS-Virus beginnt am 3. Januar 1983 am Hospital „La Pitié Salpêtrière“ in Paris, wo einem Homosexuellen eine Biopsie aus seinen geschwollenen Lymphknoten entnommen wurde, um am Pasteur Institut untersucht zu werden. Die Wissenschaftlerin Françoise Barré-Sinoussi und die beiden Forscher Jean Claude Cherman und Luc Montagnier versuchten, diese Lymphozyten in Kulturschalen anzuzüchten. Sie wollten untersuchen, ob sich die Lymphozyten dieses Patienten mit dem Lymphadenopathie-Syndrom von den Lymphozyten normaler Vergleichspersonen unterschieden. Sie zerschnitten das Gewebe in kleine Stücke und isolierten die Zellen durch einen Zentrifugationsschritt. Françoise fütterte die Zellen alle drei Tage, setzte Wachstumsfaktoren zum Medium hinzu und säte sie erneut dünner aus, wenn sie zu dicht gewachsen waren. Schließlich untersuchten sie, ob die Zellen Virus produzierten. Dazu zentrifugierten sie den Zellkulturüberstand

Tabelle 2

	Geschichte der Retroviren
1910	Payton Rous findet das Rous Sarcoma Virus (RSV), das Sarkome in Hühnern hervorruft.
1950	L. Gross entdeckt das Mäusesarkomvirus (MSV), welches zu Tumoren in Mäusen führt. Problem: Laborartefakt von Mäuseinzuchtstämmen? Krebs sonst nicht ansteckend, Viren bei Krebs im Menschen nicht zu finden, bei den Mäusen vererbbar, beim Menschen nicht.
1962	Gebrüder Jarrett aus Schottland finden das Katzenleukämievirus (FeLV), das bei Hauskatzen ansteckend ist, und Lymphome hervorruft, die dem AIDS ähneln, Katzen-AIDS (FAIDS) genannt.
1960–70	G. Huebner und G. Todaro halten die Aktivierung von „endogenen" Viren für die Ursache von Krebs. Bestätigt sich nicht.
1972	H. Temin und D. Baltimore entdecken die Reverse Transkriptase (RT), das Vermehrungsenzym der Retroviren, – eine Novität.
1970–75	R. C. Gallo und S. Spiegelmann suchen die RT in menschlichen Leukämien, Muttermilch etc. als Hinweis auf Retroviren.
1973–76	Es gelingt, Blutzellen (z. B. T-Zellen) im Labor anzuzüchten.
1978	R. C. Gallo und Japaner züchten Leukämiezellen im Labor und entdecken das erste menschliche Tumorvirus HTLV-I.
1981	Nachweis des HTLV-I als Erreger der adulten T-Zell Leukämie (ATL). HTLV-II aus einer Haarzell-Leukämie isoliert.
1983/84	L. Montagnier entdeckt das Lymphadenopathie-assoziierte Virus LAV in einem Patienten mit Lymphadenopathie-Syndrom. R. C. Gallo produziert das HTLV-III in Zellkultur. LAV/HTLV-III ist der Erreger von AIDS (Acquired Immune Deficiency Syndrome oder Erworbene Immunschwäche). Später Einigung auf den Namen HIV-1 (humanes Immundefizienz-Virus).
1985	HIV-1-Tests, Nachweis von HIV-2 durch L. Montagnier.
1986	AZT (Azidothymidin) erstes Mittel gegen AIDS.
1987	FIV, Katzen-Immunschwäche Virus gefunden, dem HIV verwandt.
1987	HTLV-V bei Patienten mit Mycosis fungoides gefunden.

hochtourig ab, um Virus auf diese Weise auf dem Boden des Röhrchens zu konzentrieren. Das Zentrifugat behandelten sie mit Detergens, um die Reverse Transkriptase aus einem potentiell vorhandenen Retrovirus freizusetzen und testen zu können. Vorsichtshalber fügten sie intakte RNA hinzu für den Fall, daß die virale RNA bei der Prozedur zerstört worden war, gaben Bausteine für den Enzymtest hinzu, einen davon radioaktiv markiert, filterten das Reaktionsprodukt über einen Filter – und fanden in der Tat radioaktive DNA auf dem Filter. Die freien Bausteine fließen dabei durch das Filter hindurch. Dieses ist der Standardtest zum Nachweis von Retroviren seit der Entdeckung der Reversen Transkriptase. Alle paar Tage wiederholten sie den Test und stellten überrascht fest, daß die Aktivität nach etwa zwei Wochen wieder abnahm. Nicht nur das, auch die Zellen wollten sich nicht mehr teilen und starben ab. Das war ein Novum. HTLV-I, das einzige bisher bekannte menschliche Leukämievirus, verhielt sich anders, die damit infizierten Zellen starben nicht ab. Als Rettungsmaßnahme fügten die Franzosen ihrer Kultur frische Lymphozyten eines gesunden Spenders zu. Das half. Zwei Wochen später nahm die Virusproduktion wieder zu – das Virus hatte sich in den neuen Zellen erneut vermehrt. Auch der Kulturüberstand alleine war imstande, frische Lymphozyten zu infizieren. Der Rhythmus wiederholte sich: sobald die Virusproduktion angestiegen war, starben die Lymphozyten in der Kultur ab.

Die Reverse Transkriptase Aktivität wies auf die Existenz von Retroviren hin. Diese kann man direkt im Elektronenmikroskop sichtbar machen. Ein Elektronenmikroskopiker vom Pasteur Institut machte die ersten Aufnahmen, die dann am 20. Mai 1983 in dem Journal „Science" erschienen. Man hatte schon schönere Aufnahmen von Retroviren gesehen – und somit riefen sie bei den Experten Unsicherheit hervor. Die Franzosen wußten nicht, wie sie das Virus nennen sollten. R. C. Gallo aus dem National Institute of Health in Bethesda hatte gerade zwei menschliche Leukämieviren HTLV-I und -II beschrieben. Mit beiden war das neue Virus ihrer Meinung nach nicht identisch. So prägten sie das Wort menschliches Lymphadenopathie-assoziiertes Virus LAV.

In demselben „Science"-Heft fanden sich drei andere Arbeiten über das potentielle Agens der AIDS-Erkrankung. Zwei davon aus Gallo's Labor, ein weiteres aus der Gruppe von Max Essex von Harvard School of Public Health. Sie verfolgten die Spur des HTLV-I in AIDS-Patienten – eine falsche Spur. Das gleichzeitige Erscheinen der vier Arbeiten zeigt, wie transparent die Wissenschaft war, jeder kannte die Daten des anderen

– verfolgte aber hartnäckig die eigene Spur. Die zuschauenden Wissenschaftler waren unschlüssig, was sie von den Befunden halten sollten. Im September 1983 saßen mehr als 100 Virologen in Cold Spring Habor bei New York und schauten auf die Diapositive von Gallo und Montagnier. Die elektronenmikroskopischen Aufnahmen der AIDS-Viren sahen in der Tat bei beiden völlig verschieden aus. Jeder der Anwesenden wußte, wie schwer die Beweisführung ist, ein abgebildetes Virus als Ursache einer Krankheit zu identifizieren. Außerdem hatte man schon zu viele Laborkontaminationen erlebt. Jahrelang war nach menschlichen Retroviren gesucht worden, denn es gab sie im Tier, und es mußte sie auch im Menschen geben. Mehrfach waren Primatenviren fälschlicherweise in den Verdacht menschlicher Retroviren geraten. So ein Virus wie das von Montagnier hatte man noch nicht gesehen – nur war die Aufnahme technisch eben nicht gerade Spitzenqualität! Trotzdem war es das AIDS-Virus.

Bald darauf gelang es einem Mitarbeiter von Gallo, Mika Popovic, eine Zelle zu züchten, die von dem AIDS-Virus nicht abgetötet wurde. Er nahm Blutzellen eines Leukämiepatienten, vereinzelte sie, züchtete sie zu sog. Klonen, fütterte sie mit IL-2 und infizierte sie mit Virusüberstand. So konnte er mehrere permanent wachsende (immortalisierte) leukämische T4-Zell-Linien züchten, welche das Virus produzierten. Die höchste Viruskonzentration lieferten infizierte sog. H9-Zellen. Diese wurden seither zu einer der wichtigsten Virusquellen. Wieso Leukämiezellen durch das Virus nicht zerstört werden, ist bis heute nicht klar und noch nicht weiter untersucht worden. Jedenfalls wurden die infizierten H9-Zellen an mehrere Biotechnologiefirmen vergeben, die damit große Virusmengen produzierten, Virusproteine isolierten und die ersten kommerziellen Nachweistests für HIV im Jahre 1985 auf den Markt brachten.

Literatur

Barré-Sinousi, F., Cherman, J. C., Rey, F., Nugeyre, M.T., Chamaret, S., Gruest, J., Dauguet, C., Axler-Blin, C., Yenizet-Brun, F., Rozioux, C., Rozenbaum, W., and Montagnier, L. Isolation of a T-lymphotropic retrovirus from a patient at risk for AIDS. Science **220**, 868–871 (1983).

Gallo, R. C. The AIDS virus. Scientific American, Jan., 39–48 (1987).

Popovic, M., Sarngadharan, M. G., Reed, E., Gallo, R. C. Detection, isolation and continuous production of cytopathic retroviruses (HTLV-III) from patients with AIDS and pre-AIDS. Science **224**, 497–500 (1984).

Der Ursprung von HIV – sind die Sklaven oder die Affen schuld?

Den Ursprung der HIV-Epidemie versucht man durch Antikörpertests von eingefrorenen Seren zurückzuverfolgen. Nachdem der HIV-Test entwickelt worden war, wurden die ersten Antikörper gegen HIV in alten Seren aus dem Jahr 1950 in Zentralafrika nachgewiesen. Die afrikanischen Seren gaben zeitweilig zu Verwirrung Anlaß, da sie in hohem Maße im HIV-Test positiv reagierten – vermutlich falsche Ergebnisse. Afrikaner sind einer viel größeren Anzahl von Infektionen ausgesetzt als Europäer oder Amerikaner, und so reagierten deren Serumproben im Test häufig stärker und wurden falsch ausgewertet. Von Afrika gelangte das Virus vermutlich nach Hawaii und von dort nach USA und Europa. Touristen, Militärangehörige, Geschäftsreisende verbreiteten es. Im Gegensatz zu dem HTLV-I kann man bisher nicht beweisen, ob das HIV direkt von Affenviren abstammt. HTLV-I hat seinen Ursprung ebenfalls in Afrika, wo es vermutlich von Primaten auf den Menschen übertragen wurde. Nach USA gelangte HTLV-I möglicherweise durch den Sklavenhandel und nach Japan durch portugiesische Händler. Das HIV ist jedoch den bisher bekannten Primatenviren nicht ähnlich genug, so daß eine Übertragung vom Affen auf Menschen – wenn sie wirklich stattgefunden haben sollte – sehr lange zurückliegen müßte. Vielleicht hat sich das HIV bei Tier und Mensch parallel entwickelt, so wie andere verwandte Viren, das Visna oder FeLV.

Einiges Aufsehen erregte kürzlich ein Bericht, in welchem auf sexuelle Gepflogenheiten eingeborener Afrikaner hingewiesen worden ist. Danach spritzen sie sich Affenblut in die Oberschenkel, um ihre sexuelle Aktivität zu steigern. Diese Rituale finden in Gegenden statt, in denen in der Tat das HIV zuerst auftrat, in Zentralafrika. Wenn dieser Infektionsweg wahr wäre, müßte das HIV dem SIV jedoch stärker ähneln. Die Antwort auf den Ursprung von HIV bleibt also vorerst noch unbefriedigend.

Das Auftreten fataler neuer Krankheiten hat es in der Menschheitsgeschichte öfter gegeben. So brachten vermutlich 1483 Kolumbus und seine Männer die Syphilis nach Spanien, die möglicherweise in den Anden durch Sexualkontakte von den Lamas auf Hirten übertragen wurde. Französische Söldnerheere verbreiteten sie über Europa. An der Syphilis starben jedoch nur fünf Prozent der Infizierten – viel weniger als an AIDS.

Neue Krankheiten können auch durch genetische Veränderungen aus apathogenen Stämmen entstehen. So ging während des Ersten Weltkrieges die Hong-Kong-Grippe um die Welt, der viele Menschen zum Opfer fielen. Das neue Influenza-Virus war entstanden durch Kombination mit Schweineviren in China. Beide Viren tragen Genome, die aus Stücken bestehen und davon waren einige ausgetauscht worden. Permanente genetische Veränderung ist auch das Prinzip der Trypanosomen, die die Schlafkrankheit hervorrufen. Sie verändern sich so schnell, daß jedesmal wenn sich der Organismus zu wehren beginnt, neue Antigene auftreten, bis die Immunabwehr zusammenbricht. Da sich auch die AIDS-Viren genetisch rasch verändern, haben sie sich möglicherweise über längere Zeiträume unbemerkt zu der heutigen Variante entwickeln können. Voraussichtlich werden sie sich weiter verändern. Der „Spiegel" stellt die Frage, ob HIV auch fliegen lernen kann! Das ist unwahrscheinlich, denn trotz genetischer Varianz bleiben Viren ihren Prinzipien treu, z. B. ihrem Infektionsweg. HIV-Infektionen erfolgten bisher nicht durch die Luft, und dies wird auch in Zukunft voraussichtlich nicht passieren.

Literatur

Gallo, R. C. Das erste menschliche Retrovirus. Spektrum der Wissenschaft, Dez. (1986).

New Scientist, 16. Juli, S. 76 (1987) Origin of the AIDS virus explained?

Wieviele AIDS-Viren wird es geben?

Vor etwa einem Jahr wurden einerseits von Luc Montagnier und seinen Kollegen am Pasteur-Institut in Paris und andererseits von Max Essex and Phyllis Kanki von der Harvard School of Public Health in Cambridge, USA, neue Viren isoliert. Beide neuen Virusisolate, von den Franzosen HIV-2 und den Amerikanern HTLV-IV genannt, sind einander ähnlich, unterscheiden sich aber von dem bisher bekannten Virus HIV-1, so daß sie von den im Augenblick vorhandenen HIV-1 Tests nicht erfaßt werden. Die gesamte Genomstruktur von HIV-2 wurde kürzlich von den Franzosen publiziert und bestätigt die geringe Verwandtschaft zu HIV-1. Die Verwandtschaft von HIV-2 mit HIV-1 reichte gerade aus, um mittels der vorhandenen biochemischen Proben das HIV-2 zu isolieren. Sequenzvergleiche haben ergeben, daß gag, die Strukturproteine und pol, die Reverse Transkriptase, von HIV-1 und HIV-2 etwa 60 % verwandt sind, die viralen Glykoproteine, env, jedoch nur 40 %. Auf dem Nachweis des env beruhen im Augenblick im wesentlichen die HIV-Tests – und diese geringe Ähnlichkeit reicht für eindeutige Testergebnisse nicht aus. Das neue HIV-2 der Franzosen steht Virusisolaten aus Schafen und Pferden, die schon länger bekannt sind, näher als dem HIV-1. Diese beiden Tier-Viren, das Visna-Maedi-Virus, welches neurologische Erkrankungen von Schafen vor allem auf Island hervorruft, und das infektiöse Anämie-Virus von Pferden EIAV gehören beide zu den Lentiviren, die wegen ihrer langen Inkubationszeit so bezeichnet wurden.

Der Nachweis des HIV-2-Virus läßt vermuten, daß voraussichtlich ein ganzes Spektrum von Viren existiert und daß die menschlichen Isolate sich schon vor längerer Zeit unabhängig voneinander entwickelt haben müssen – vermutlich aus einem gemeinsamen Vorfahren.

Die Franzosen nehmen die Entdeckung des HIV-2 erneut zum Anlaß, um zu diskutieren, wie es denn kommt, daß sich AIDS-Erkrankungen erst in heutiger Zeit entwickeln, wo doch offensichtlich HIV-1 und HIV-2 schon längere Zeit existiert haben müssen – jedenfalls so lange, daß sich beide Viren unabhängig voneinander aus einem gemeinsamen Vorfahren entwickelt haben können. Möglicherweise hat in West- und Zentralafrika die Urbanisation der Bevölkerung für den Ausbruch der Krankheit und ihrer epidemischen Ausbreitung eine Rolle gespielt. Hohe Bevölkerungsdichte im Zusammenspiel mit schlechten hygienischen Verhältnissen und hoher Infektionsrate durch andere Krankheiten waren der Nährboden für die Krankheit. Hier drängt sich eine Analogie zu den Lentiviren auf: interessanterweise gab es bei den deutschen Schafen, die in den 40er Jahren nach Island gebracht wurden, keine Visna-Epidemie, sondern diese wurde nur in Island manifest, obwohl die deutschen Schafe infiziert waren und die Krankheit dort eingeschleppt hatten. Dort werden für den Ausbruch der Krankheit andere Gepflogenheiten bei der Tierhaltung, wie das enge Zusammenpferchen der Tiere, verantwortlich gemacht.

Die Franzosen sind überzeugt, daß das HIV-2-Virus, ganz ähnlich wie HIV-1, AIDS-Erkrankungen auslöst, da sie das Virus aus Patienten isolierten. Hier stehen sie im Widerspruch zu den Ergebnissen der Gruppe von M. Essex aus USA, deren Virus aus gesunden Prostituierten stammte. HIV-2 und HTLV-IV sind in ähnlichen geographischen Gebieten verbreitet, in West-Afrika und bei Europäern, die von West-Afrikanern infiziert wurden, wohingegen sich die HIV-1-Verbreitung auf Zentralafrika beschränkt. M. Essex weist darauf hin, daß sein HTLV-IV-Isolat deshalb so interessant ist, weil es nach seiner Meinung nicht krank macht. Ein Vergleich dieses Virus mit krankmachenden anderen Viren sollte gestatten herauszufinden, welche Virusinformation für den pathogenen Effekt verantwortlich ist. Sollte sich dies bewahrheiten, wäre man einen großen Schritt weiter, nicht nur in der Erkenntnis, sondern auch im Ansatz für Therapien. Ein interessanter Unterschied soll sich im Transmembranprotein, dem gp41 von HIV-1 entsprechend, befinden. Es trägt dort ein Stopp-Signal, wodurch ein verstümmeltes Protein synthetisiert wird, dem fast der gesamte ins Zellinnere weisende Teil fehlt. Es ist nicht ausgeschlossen, daß diese Verkürzung die Pathogenität des Virus ändert, z. B. die Fähigkeit, Zellen zu töten, vermindert.

Nach neuesten Ergebnissen ist das HTLV-IV identisch mit STLV-IV, ist also eine Affenvirus-Kontamination im Labor. Monatelang wurden Blutkonserven in USA auf dieses Affenvirus getestet statt auf HIV-2-Verunreinigung. Auch die Statistik über HIV-2-Verbreitung in USA war entsprechend falsch. Trotzdem hat M. Essex sämtliche Patentrechte für die Glykoproteine von Retroviren in Diagnostik und Therapie erhalten.

Literatur

Guyader, M., Emerman, M., Sonigo, P., Clavel, F., Montagnier, L., and Alizon, M. Genome organization and transactivation of the human immunodeficiency virus type 2. Nature **326**, 662–669 (1987).
Hahn, B. H., Kong, L. I., Lee, S.-W., Kumar, P., Taylor, M. E., Arya, S. K., and Shaw, G. M. Relation of HTLV-4 to simian and human immunodeficiency-associated viruses. Nature **330**, 184–186 (1987).
Hirsch, V., Riedel, N. and Mullius, J. F. The genome organization of STLV-III is similar to that of the AIDS virus except for a truncated transmembrane protein. Cell **49**, 307–319 (1987).
Kestler, H.W. et al. Comparison of SIV isolates. Nature **331**, 619–622 (1988).
Mulder, C. A case of mistaken non-identity. Nature **331**, 652 (1988).
Sun, M. Part of AIDS-Virus is patented. Science **239**, 970 (1988).

Visna-Virus und der CIA – oder macht HIV gar kein AIDS?

Stephan Heym, DDR-Schriftsteller, interviewte 1987 Jakob Segal von der Humboldt-Universität Ost-Berlin und lancierte das Gespräch an eine West-Berliner Postille. Die These lautet: HIV ist ein Kunstprodukt, das der amerikanische CIA aus dem Visna-Virus und einem Stück des HTLV-I zusammengebaut hat. Das Gen von HTLV-I – vermutlich meint er das env-Gen – verleiht dem neuen Virus eine neue Wirtszellspezifität, es infiziert T-Lymphozyten und nicht wie Visna-Viren Lunge und Hirn der Wirtstiere. Als Ergebnis soll HIV entstanden sein, das bereits 1977 an freiwillige Häftlinge gespritzt worden sein soll. Nach ihrer Entlassung sollen sie, ihren Gefängnisgepflogenheiten folgend, 1977 in New York Homosexuelle angesteckt haben. Das sei der Anfang von AIDS gewesen. Seitdem will die Frage nicht verstummen: wo kommt das neue Virus denn her, wenn nicht aus der Retorte der Gentechnologen?!

Die Gentechnologen können nur auseinanderschneiden und wieder verkleben, was sie kennen, also Gene, die sequenziert sind. Die Sequenz von HTLV-I und Visna waren 1977 noch nicht bekannt. Die Sequenz von Visna wurde erst 1985 publiziert. Die Gentechnologen des CIA in Fort Detrick müßten über die Viren mehr gewußt haben als der Rest der Welt zu einer Zeit, als die Methoden des Sequenzierens, Ligierens und Klonierens erst am Anfang standen. Der CIA müßte einen eigenen Montagnier und Gallo hervorgebracht haben – und zwar in aller Stille, die auch noch schneller gewesen sein müßten als alle anderen. Das kann nicht sein, denn der Fortschritt der heutigen Wissenschaft lebt von der Diskussion, dem Gedanken- und Wissensaustausch, nicht hinter verschlossenen Türen von Fort Detrick.

Das Visna-Virus ist trotzdem ein Virus, von dem man etwas über HIV und AIDS lernen kann, auch wenn HIV nicht auf Visna-Viren zurückzuführen ist. Visna ist das dem HIV am nächsten verwandte Virus. Es gehört zu den Lentiviren, einer Untergruppe der Retroviren, und heißt so wegen des von ihm verursachten langsamen Verlaufs der Erkrankung. Die Lentiviren bewirken eine chronische Erkrankung der Lunge, des Zentralnervensystems, der Gelenke, des Haemopoietischen Systems und Immunsystems. Die Prototypen Visna und Maedi heißen nach den Symptomen der infizierten Schafe auf Island, die durch zerebrale bzw. pulmonale Erkrankung lahm und kurzatmig werden. Vor etwa 40 Jahren wurde die Krankheit aus Deutschland nach Island eingeschleppt und trat erst dort ans Tageslicht – vermutlich durch besondere isländische Gepflogenheiten, die Schafe zeitweise auf engstem Raum zusammenzupferchen – eine Gelegenheit zum Anstecken. Die deutschen Schafe, obwohl Virusträger, wurden nie krank! Die Krankheit der isländischen Schafe tritt erst Jahre nach der Infektion auf. Das Virus überlebt im Tier als DNA-Provirus, ohne daß virale Proteine produziert werden – also unerkannt für das Immunsystem. In Zellkulturen vermehrt sich das Virus dagegen rasant. Innerhalb von 3 Tagen werden Tausende von mRNA-Kopien pro Zelle produziert, etwa 100 Viruspartikel pro Zelle ausgeschleust, und die Zelle geht zugrunde – allein oder nach Fusion mit anderen Zellen. Interessanterweise wird das Visna-Virus in der Zellkultur von einer großen Zahl extrachromosomaler linearer DNA-Proviren produziert, also nicht durch ins Zellgenom integrierte virale DNA. Die Struktur der DNA weist eine Lücke in der Mitte des zweiten DNA-Stranges auf, trotzdem funktioniert das fehlerhafte Provirus bei der mRNA- und Proteinsynthese. Bei HIV gibt es diese Besonderheit nicht, obwohl dessen DNA-Provirus ebenfalls unintegriert und vom Zellchromosom unabhängig vermehrt werden kann.

Nicht weniger umstritten als Segal's Thesen ist die Meinung von Peter Duesberg, Professor für Virologie an der University of California, Berkeley, USA. Nur – Peter Duesberg ist einer der bekanntesten Retrovirologen der Welt und Mitglied der amerikanischen National Academy of Sciences. Er war einer der Pioniere auf dem Gebiet der Krebsgene von Retroviren und hat als erster den eindeutigen Beweis geliefert, daß nur ein Gen, ein virales Onkogen, im Tier genügt, um Krebs zu erzeugen. Jetzt behauptet er frech, er würde sich mit HIV infizieren! Er glaubt nicht daran, daß HIV die Ursache von AIDS ist. Eines seiner Argumente lautet, daß keines der bisher bekannten Retroviren die Wirtszelle tötet. Das stimmt zwar, jedoch sind die bisher bekannten Retroviren von viel einfacherer genetischer Zusammensetzung und besitzen nicht einen Satz von gleich fünf neuartigen Regulationsgenen. Also kann man nicht einfach von den Tierviren auf das AIDS-Virus extrapolieren. Weiterhin beanstandet er, daß nur einer von etwa 10.000 Lymphozyten eines Infizierten das HIV enthält – das sei für eine Erkrankung zu wenig. Auch seien die Antikörper eines Infizierten normalerweise ein Zeichen für eine erfolgreich überstandene Infektion: „Antikörper-positiv zu sein, ist eine gute Nachricht". Weiterhin ließe sich nicht in allen Patienten das HIV nachweisen. Alle diese Argumente sind in der Tat auch für Wissenschaftler, die nicht an Duesberg's These glauben, Ausgangspunkte intensiver Forschung geworden. Waren diese Befunde bisher für Retroviren unbekannt, so gibt es doch bei anderen human-pathogenen Viren analoge Phänomene wie Latenz, Lyse, Viren trotz Antikörpern etc. Das härteste Argument, laut Duesberg, sei, daß man mit HIV kein Tier krank machen könne. Die Übertragbarkeit einer Krankheit ist in der Tat eines der Postulate von Robert Koch für die Identifizierung eines Krankheitserregers. Hierzu muß man sagen, daß zwar – leider – kein richtiges Tiermodell für AIDS existiert, aber unfreiwillige Menschenexperimente längst stattgefunden haben: man denke an Bluttransfusions- sowie Faktor VIII-Empfänger! Duesberg spielte schon öfter den advocatus diaboli und warnte – durchaus zu Recht – vor Modeströmungen in der Forschung. In diesem Fall stellt er dieselben Fragen wie die Wissenschaftler, die das AIDS-Virus verstehen wollen. Wir haben gar keine Alternative, als dieses Virus zu untersuchen, um seine Rolle bei der AIDS-Entstehung herauszufinden. Duesberg bietet jedenfalls auch keine an. Er wird schon nicht so dumm sein und sich mit HIV infizieren!

Auch bei Visna finden sich im Tier nur wenige Viren. Sie halten sich in den Monozyten, umgeben von neutralisierenden Antikörpern, die jedoch nichts ausrichten, weil fast keine viralen Proteine entstehen. In diesen Monozyten kann das Virus – oder besser gesagt, das DNA-Provirus – überall im Organismus hingelangen. Bei engem Zell-Zellkontakt wird es direkt von Zelle zu Zelle weitergereicht. Die blockierte Virusreplikation führt dazu, daß in vielen Fällen gar nicht bekannt wird, ob ein Tier infiziert ist. Die Latenzzeit dauert fast so lange wie die Lebenszeit der Schafe. Deshalb gelangte das Virus unerkannt nach Island. Interessanterweise besitzen 50 % der Schafe in einigen Herden in Deutschland neutralisierende Antikörper – ohne daß je klinische Krankheitssymptome bei den Tieren auftraten. Diese Zahl sollte allen Hochrechnern der AIDS-Statistiken zu denken geben – Antikörper-positive Schafe werden anscheinend keineswegs immer krank.

Auch antigene Varianz ist bei Visna-Viren bekannt. Das virale env-Gen verändert sich durch Punktmutationen. Mehrere verschiedene Virusvarianten kommen gleichzeitig in demselben Tier vor. Die erste Variante verschwindet jedoch gar nicht mit der Zeit. Sie wird vom Immunsystem nicht ausgerottet. Damit verhält sich Visna anders als das ihm verwandte Pferderetrovirus, EIAV. Bei diesem Virustyp lassen sich freie Viruspartikel im Serum nachweisen, und zwar nach jedem Replikationszyklus serologisch ein neuer Typ, der von den neutralisierenden Antikörpern nicht erkannt wird, da diese sich gegen den gerade verschwundenen vorherigen Typ richten. Diese antigene Varianz erinnert an die Trypanosomen, die Parasiten der Schlafkrankheit, die über einen analogen Mechanismus verfügen.

Im Fall von Visna kennt man eine der Treffzellen im Hirn der befallenen Tiere, sog. Oligodendrozyten, Zellen des Nervensystems, welche die Myelinschicht als Schutzschicht liefern. Obwohl nur sehr wenige dieser Zellen infiziert sind, führen sie letztlich zur Zerstörung des umliegenden Gewebes. Die in Pferden charakteristische Anämie wird auf Haemolyse der Erythrozyten zurückgeführt, die zuerst virales Antigen adsorbieren, dann antivirale Antikörperzellen anziehen und schließlich in Gegenwart von Komplement lysieren.

Obwohl man beim Visna-Virus bisher wenig Erfahrung mit Impfung hat, zeigte sich, daß bei Immunsierung mit inaktiviertem Virus oder isoliertem env-Protein die Schafe zwar Antikörper entwickeln, aber nicht zusätzlich geschützt sind. Wie bei HIV hofft man, die viralen Genprodukte zu blockieren, allen voran die Reverse Transkriptase. Visna-Virus verfügt über analoge Regulationsgene wie HIV, Q und S genannt. Sie entsprechen den HIV-Genprodukten tat und art/trs. Expression dieser beiden Faktoren regelt die Virusreplikation. Im Tier muß es Mechanismen geben, die diese beiden Faktoren unterdrücken. Sobald aber Zellen in Kultur genommen werden, wird das Virus sofort vermehrt. Aus den Erfahrungen über die pathologischen Effekte der Visna-Viren, über ihre Latenz, ihre Infektionsweisen, die Antikörper-Produktion etc. läßt sich vielleicht manches für die AIDS-Forschung lernen.

Literatur

Duesberg, P.: Cancer Research **1**, 1199–1220 (1987).

Haase, A.T.: Pathogenesis of lentivirus infections. Nature **322**, 130–136 (1986).

New Scientist, 3. March, S. 34 (1988).

Kruse, K. Kommt AIDS doch aus dem Reagenzglas? TAZ (Berlin) 4.8.87.

Kruse, K.: AIDS-Erreger aus dem Genlabor? Simon Leutner Verlag (1987).

Sonigo, P., Alizon, M., Staskus, K., Klatzmann, D., Cole, S., Danos, O., Retzel, E., Tiollais, P., Haase, A., and Wain-Hobson, S. Nucleotide sequence of the Visna lentivirus: relationship to the AIDS virus. Cell **42**, 369–382 (1985).

II Das Virus

Struktur des AIDS-Virus (Abb. 2)

Werbegraphiker fühlen sich zu dramatischen farbigen Darstellungen des AIDS-Virus angeregt, das mal dicken Gummireifen, mal Bügeleisen ähnelt. In Wirklichkeit kommt es in seiner Struktur einem Fußball am nächsten, der aus fünf- und sechseckigen Lederstücken zusammengesetzt ist. Außen herum liegt noch eine Schicht, die aus der Membran der Wirtszelle stammt. In diese eingepflanzt befinden sich wieder virale Fortsätze, Stacheln oder Spikes genannt, die an Winterreifen erinnern. Diese Glykoproteine bestehen aus zwei Teilen, einem Protein, das in die Membran eingepflanzt ist und einem zweiten, das wie ein Knopf obenauf sitzt. Diese Glykoproteine vom Molekulargewicht 41.000 und 120.000 werden gp41 und gp120 genannt. Davon trägt das Virus 72 Stück, jeweils an den Ecken der Fünf- und Sechsecke des innen sitzenden „Fußballs". Die Bestandteile des „Fußballs" sind Proteine eines Typs, dem Hauptstrukturprotein p17 mit dem Molekulargewicht 17.000, manchmal auch Matrixprotein genannt. Die p17 Moleküle lagern sich zusammen und bilden die Fünf- und Sechsecke aus. So entsteht ein sog. Ikosaeder mit 72 Ecken. Diese Struktur ist für Viren anderer Art bekannt und energetisch günstig – sogar in der Kristall-Kunde wird sie angetroffen. Im Innern des Virus befindet sich ein Konus, bestehend aus dem zweiten wichtigen Strukturprotein p24. Dieser Konus ist am unteren Ende umgestülpt wie der Boden einer Sektflasche – auch diese Form stabilisiert. Der Konus sieht im Dünnschnitt in elektronenmikroskopischen Aufnahmen je nach Schnittebene mal rund aus, wenn er quer durchgeschnitten wurde, oder dreieckig – eben wie ein Bügeleisen – wenn er längsseits geschnitten wurde.

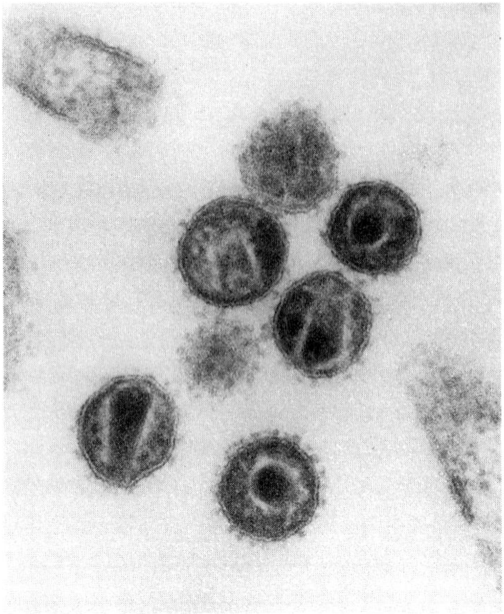

2A

Abb. 2A, B und C. Elektronenmikroskopische Aufnahme von HIV-Partikeln
(A) und (B) Je nach Schnittebene erscheint der Viruskern, der aus dem elektronendichten Protein p24 aufgebaut ist, als Zigarre, Dreieck oder Kreis. Der Kern wird umgeben von der Virushülle, die aus der Zellmembran der Wirtszelle besteht (zwei parallele Streifen, im Englischen „bilayer" genannt). Eingepflanzt in die Hülle befinden sich die Glykoproteine, die als Fortsätze auf den Virushüllen erkennbar sind. Vergr. 200.000fach (A) und 130.000fach (B).
(C) Entstehungsprozeß eines HIV-Partikels, auch Knospung genannt. Elektronendicht erscheinen die viralen Strukturproteine, die sich unter der Zellmembran anlagern. Schon während dieses Vorgangs werden die viralen Glykoproteine in die Zellmembran eingebaut. Vergr. 150.000fach.
Wiedergabe der elektronenmikroskopischen Aufnahmen mit freundlicher Genehmigung von Dr. Hans Gelderblom, Robert-Koch-Institut, Berlin.

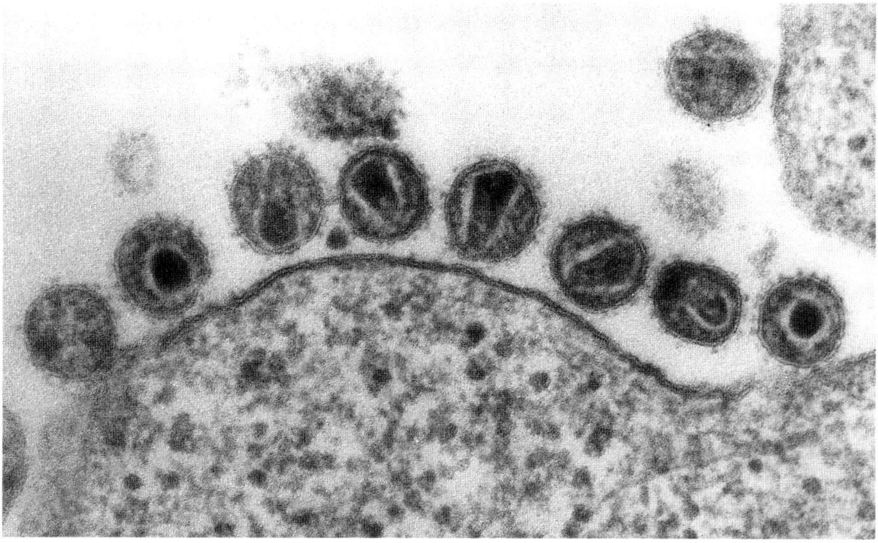

2B

2C

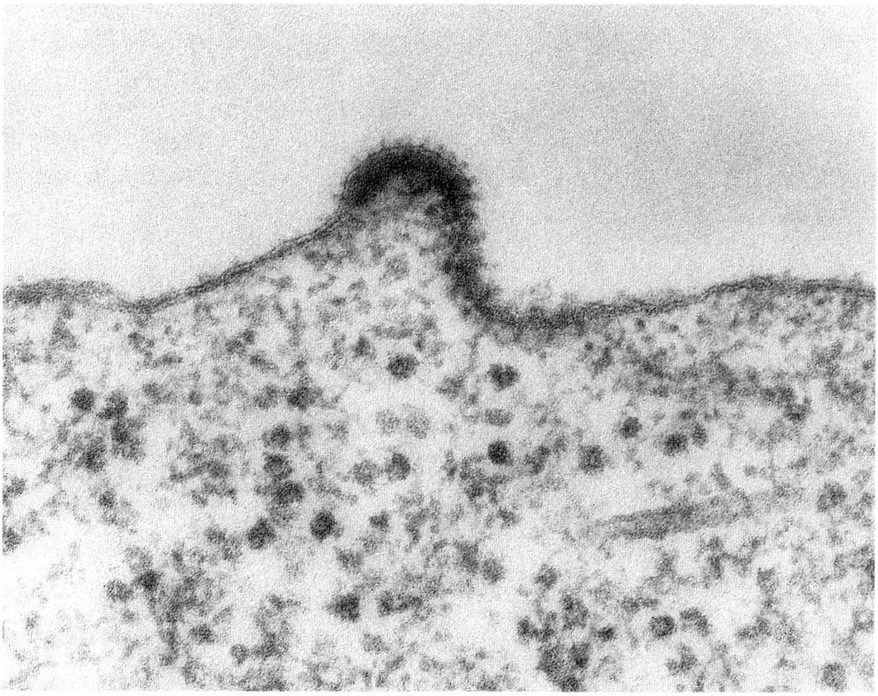

Geschützt im Inneren des Konus oder Viruskerns befindet sich das genetische Material des Virus, bestehend aus zwei identischen RNA-Strängen, einzelsträngigen Nukleinsäuren, an denen einige Reverse Transkriptase Moleküle haften. Zwei kleinere Strukturproteine, p9 und p7, sind vermutlich ebenfalls im Kern lokalisiert. p9 ist prolinreich, und p7 bildet mittels bestimmter Proteinsequenzen an die RNA – und schützt sie zusätzlich vor Zerstörung durch Nukleasen. Es bildet mit der RNA einen sog. Ribonukleoproteinkomplex aus. Ob weitere Moleküle wie die Protease oder Endonuklease auch im Viruspartikel vorkommen, ist nicht so genau bekannt.

Da das Virus eine Außenhülle trägt, die von der Wirtszelle stammt, nimmt es von dort nicht nur die aus Phospholipiden bestehende Membran mit, sondern auch all das, was dort sonst noch mehr oder weniger zufällig lokalisiert ist, wie z. B. für menschliche Zellen spezifische sog. HLA Moleküle (human leucocyte antigen). Diese Moleküle spielen eine Rolle beim Anschalten unserer Immunabwehr. Ihre Anwesenheit auf Viruspartikeln wird von unserem Abwehrsystem erkannt und falsch interpretiert: das Virus wird nicht als etwas Fremdes, sondern als etwas Körpereigenes erkannt – und deshalb nicht angegriffen!

Wie entsteht so ein Virus? Zuerst lagern sich in der Zellmembran die viralen Glykoproteine gp41 und gp120 ein. An dieser Stelle wird das Virus entstehen. Darunter sammeln sich dann die Strukturproteine an, die ebenfalls Affinität zur Zellmembran besitzen. Sie lagern sich zu günstigen Strukturen zusammen, nachdem sie an Ort und Stelle von einer viralen Protease auf die richtigen Größen getrimmt worden sind. Sie binden RNA-Moleküle für die Virusnachkommen, ziehen sie in die entstehende Kernstruktur und bilden dann spontan den konusförmigen Kern aus. Zuletzt schnürt sich die Zellmembran um das Gebilde herum und schleust das Virus aus. Die Morphologie der Retroviren hat wesentlich zu ihrer Klassifikation beigetragen. Man kann sowohl am Entstehungsprozeß an der Zellmembran wie im gerade geschlüpften Viruspartikel Unterschiede ausmachen, z. B. bilden sich die Kerne der Mäuseviren und bei HIV endgültig erst nach dem Verlassen der Zelle aus, bei Vogelviren hingegen schon vorher.

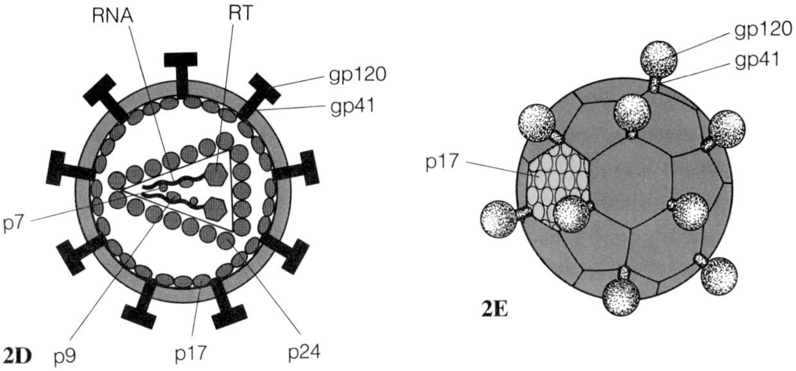

2D   **2E**

Abb. 2D und E. Schematische Darstellungen des Virus
(D) Der Querschnitt durch das Viruspartikel zeigt die Anordnung der viralen RNA (zwei Moleküle) und der verschiedenen Strukturproteine (abgekürzt mit p und dem Molekulargewicht in Kilodalton) bzw. der Glykoproteine (gp). Im Viruskern befinden sich außer der RNA einige Reverse Transkriptase (RT, p66) Moleküle, sowie ein RNA Bindungsprotein p7 und ein basisches Prolin-reiches Protein p9 mit noch unbekannten Funktionen. Wo im Virus die Protease p9 lokalisiert ist, weiß man nicht (daher nicht eingezeichnet). Der Viruskern ist aufgebaut aus dem Hauptstrukturprotein p24. Dieser wird umgeben von der Virushülle, die aus der Zellmembran der Wirtszelle besteht. Unterhalb der Membran lagert das Matrixprotein p17, welches Fünf- und Sechsecke ausbildet. In den jeweiligen Ecken sind die viralen Glykoproteine eingepflanzt, das gp41, welches durch die Membran nach außen weist und dort das gp120 bindet.
(E) Bei dieser Darstellung ist dem Virus die äußere Hülle abgezogen worden, um die Fünf- und Sechsecke der Matrixproteine und die in den Ecken eingepflanzten Glykoproteine zu veranschaulichen. Das enthäutete Virus sieht aus wie ein Fußball. Viele Viren bestehen aus solchen Strukturen, da sie energetisch besonders günstig und stabil sind und sich spontan ausbilden können. Der Durchmesser des Virus beträgt 1000 Angström (10^{-4} mm).

Literatur

Gelderblom, H., Hausmann, E., Özel, M., Pauli, G. and Koch, M. Fine structure of human immunedeficiency virus HIV and immunolocalization of structural protein. Virology **156**, 171–176 (1987).
New Scientist, 29.III, 36–59 (1987) The virus behind the disease.

Ist HIV ein Krebsvirus? (Abb. 3–5)

Die genetische Information von Retroviren ist auf der viralen RNA verschlüsselt. Diese virale RNA, das Genom, wird von den viralen Proteinen eingepackt und dadurch vor Zerstörung geschützt. Das Genom von Retroviren ist auf den ersten Blick sehr einfach aufgebaut: es besteht nur aus drei Genen, die das Virus für seine Vermehrung braucht, gag, pol und env. gag sind die **g**ruppenspezifischen **A**nti**g**ene, ein historischer Name, mit dem die Hauptstrukturproteine des Virus gemeint sind. Sie sind besonders immunogen im Tier und dienten früher zur Klassifikation der Retroviren. pol ist die Abkürzung für das **Pol**ymerase-Gen, welches die Reverse Transkriptase einschließlich der RNase H, die Protease sowie die Endonuklease umfaßt. Die Reverse Transkriptase ist das Vermehrungsenzym der viralen RNA und wird auch RNA-abhängige DNA-Polymerase genannt. Diese übersetzt die virale RNA in DNA, die dann in die Zell-DNA eingebaut werden kann. env bedeutet **env**elope, Hülle im Englischen, und definiert die Hüllglykoproteine des Virus. Alle drei Gene tragen die genetische Information für die Herstellung von Proteinen. Rechts und links wird das virale Genom durch regulatorische Elemente, LTR's genannt (long terminal repeats), flankiert.

Retroviren sind im Augenblick in der Krebsforschung von großem Interesse. Die dabei vorrangig untersuchten Retroviren unterscheiden sich jedoch von den replikationsfähigen Viren, denn sie tragen nicht mehr gag-pol-env in ihrem Genom, sondern haben ihre Fähigkeit zur Replikation eingebüßt, indem sie das pol-Gen gegen ein neues Gen ausgetauscht haben. Dieser Prozeß hat während der Evolution stattgefunden, und die Forscher finden in Tumoren Genomstrukturen solcher defekten Retroviren, deren pol-Gen ersetzt ist. Isoliert man solche Viren, so lassen sich damit in neuen Tieren wieder Tumore induzieren - genau der Befund, den P. Rous als erster gefunden hatte. Das dafür verantwortliche Gen, das meist die Reverse Transkriptase ersetzt, wurde Onkogen genannt, onc abgekürzt oder auch v-onc als Hinweis auf seinen viralen Ursprung. Die viralen Onkogene sind eindeutig imstande, Tumore im Tier hervorzurufen. Die Tumorentstehung im Huhn erfolgt z. B. in wenigen Wochen – so daß man die onkogentragenden Viren auch als akute Krebsviren bezeichnet. Da viele der zuerst entdeckten Isolate Leukämien induzieren, heißen diese Viren akute Leukämieviren.

Die gag-pol-env-haltigen Viren sind, obwohl sie kein v-onc enthalten, nicht ganz so harmlos, wie sie eben dargestellt wurden, denn auch diese können zu Tumoren führen – allerdings nur indirekt mittels des LTR, ein Prozeß, der viel länger dauert und auch nur in bestimmten Geweben möglich ist. Das rechte LTR schaltet benachbarte zelluläre Gene an und verursacht auf diese Weise die Tumorbildung. Man nennt – wieder aus historischen Gründen – diese Viren die chronischen Leukämieviren. Es vergehen Monate bis Jahre nach Virusgabe, bis durch sie ein Tumor entsteht.

Woher kommen die Onkogene? John Mike Bishop aus San Francisco zusammen mit seinem damaligen postdoc Dominique Stehelin entdeckte, daß diese aus der Zelle selber stammen. Jede normale Zelle trägt sog. zelluläre Onkogene oder Proto-Onkogene. Der Name zelluläre Onkogene ist historisch bedingt und erwies sich als falsch, denn diese Gene sind nur die Vorstufen zu Onkogenen. Es stellte sich erst später mit feineren Methoden heraus, daß sie niemals mit den viralen Onkogenen genau identisch sind. Der manchmal nur minimale Unterschied zwischen den zellulären Proto-Onkogenen und viralen Onkogenen ist es, der die viralen Onkogene zu Tumorgenen macht. Das LTR verstärkt die Wirkung noch zusätzlich, indem es für eine hohe Dosis an Onkogen-Proteinen sorgt, die oft viel höher ist als die Proteinmenge der Proto-Onkogene. Wieso solche Onkogene ins Virus geraten sind, kann man nur spekulieren. Wahrscheinlich war es trotz des Verlustes der Reversen Transkriptase für das Virus von Vorteil, sich ein Onkogen einzuverleiben. Das erklärt sich aus der Wirkungsweise der viralen Onkogene: sie steigern das Wachstum der Wirtszelle. Zwar kann kein fertiges Virus mehr ausgeschleust werden, aber dafür geht es der Wirtszelle „besser" – sie wächst schneller: ein typisches Merkmal vieler Tumorzellen. Das Onkogen-haltige Virus, das wegen seines Defekts in der Reversen Transkriptase als defektes Virus bezeichnet wird, kann nur aus der Zelle wieder heraus- und in die nächste hineinschlüpfen, wenn dieselbe Zelle mit einem vollständigen Retrovirus überinfiziert wird. Deshalb nennt man das intakte Retrovirus auch Helfer-Virus.

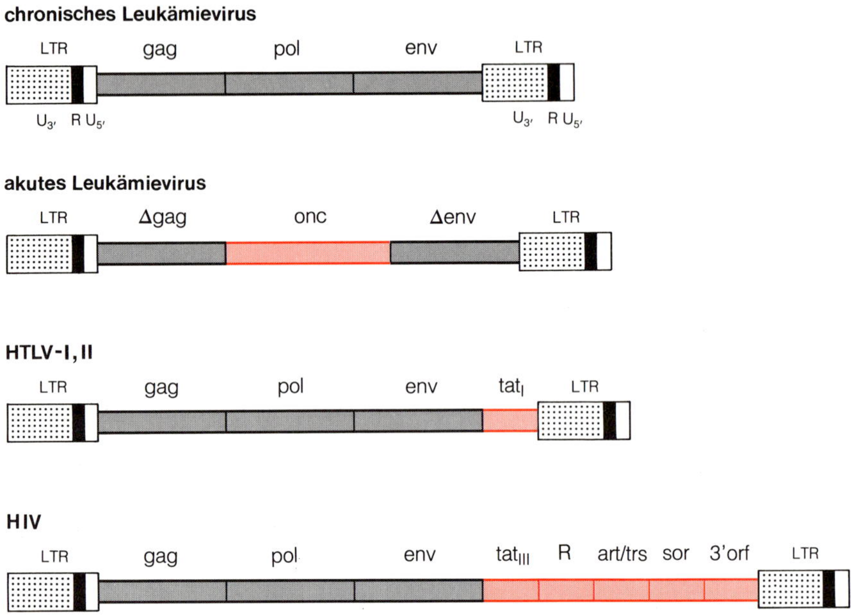

Die viralen Onkogene wurden in den letzten Jahren mittels gentechnologischer Methoden analysiert und sequenziert. Dann wurde der Computer gefragt, mit welchen Genen Onkogene verwandt sind. Die Antwort fiel überraschend aus: mit Wachstumsfaktoren oder Wachstumsfaktor-Rezeptoren. Die meisten viralen Onkogenproteine wirken als Entgleisungen in einer sonst sehr präzis regulierten Signalkette, die vom Äußeren der Zelle und den sich dort befindenden Wachstumsfaktoren über membran-assoziierte Wachstumsfaktor-Rezeptoren bis in den Zellkern reicht und dort die Zellteilung induziert. An jedem denkbaren Schalter dieses Übertragungsmechanismus sind onkogene Proteine statt der normalen Zellproteine bekannt oder vorstellbar, die in Tumorzellen zur Fehlsteuerung des Wachstums führen.

Abb. 3. Genomstrukturen von Retroviren
Die ersten drei dargestellten Gruppen umfassen Retroviren, welche Leukämien hervorrufen und dafür drei verschiedene Mechanismen benutzen: die zur ersten Gruppe zählenden chronischen Leukämieviren (LV) induzieren eine Erkrankung durch indirekte Wirkung des LTR auf benachbarte zelluläre Gene, ein langsamer Prozeß. Das Mo-MuLV induziert z. B. auf diese Weise Leukämien. Die akuten LV, die zur zweiten Gruppe gehören, induzieren Tumore mittels eines besonderen Gens, des Onkogens (onc), das die Wachstumskontrolle einer Zelle stört und so zum Tumor führt. Dieser Prozeß erfolgt schnell, wie z. B. beim RSV; die Viren werden deshalb als akute LV bezeichnet, ein historischer Name, der nicht immer stimmt, denn sie können, wie im Fall von RSV, auch zu Sarkomen führen. Diese Viren sind defekt, sie können sich nicht mehr allein vermehren, da sie kein pol-Gen mehr besitzen und gag und env verkürzt sind (Δgag, Δenv). Sie brauchen zur Vermehrung die Anwesenheit eines chronischen Leukämievirus, das daher auch Helfervirus genannt wird. Die dritte Gruppe umfaßt das menschliche HTLV-I, das zur Adulten T-Zell-Leukämie (ATL) führt, sowie das HTLV-II, das bei Haarzell-Leukämien gefunden wurde. In diese Gruppe gehört auch das Rinderleukose Virus BLV. Diese Viren verfügen über ein Fernsteuerungsgen, tat_I, einen Transkriptionsaktivator. tat_I ist kein echtes „Onkogen", das per Definition von einem normalen zellulären Proto-Onkogen hergeleitet sein müßte. Ein solches existiert für tat_I nicht – dennoch wirkt tat_I wie ein Onkogen, indem es die ATL in Gang setzt. Zusätzlich zu tat_I, das auch tax genannt wird, wurde jetzt ein weiteres Gen, rex, identifiziert. Die letzte Gruppe, HIV oder HTLV-III, unterscheidet sich wesentlich von den übrigen Retroviren, da sie über viele regulatorische Gene verfügt, von denen bisher fünf bekannt sind. Diese Viren induzieren keine Tumore durch ein eigenes Genprodukt. Auch dem LTR bleibt vermutlich keine Zeit zur indirekten Tumorinduktion, weil diese Viren die einzigen sind, die ihre Wirtszellen vorher zerstören.

Transformation durch Onkogene

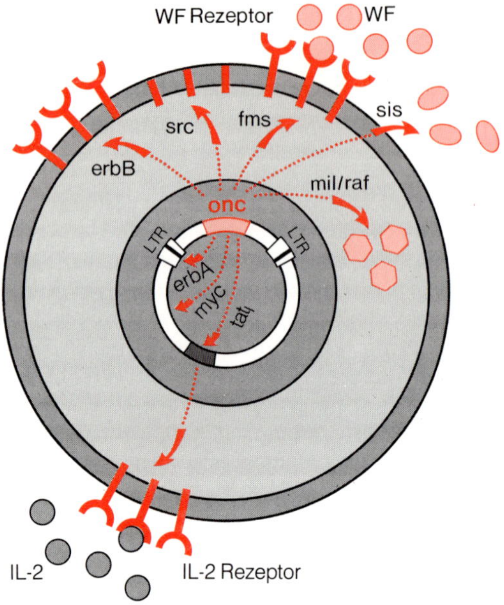

Transformation durch Promoter-Insertion (LTR)

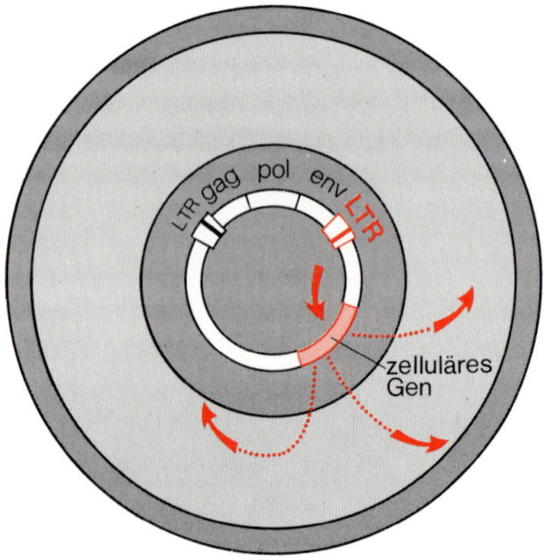

Abb. 4. Mechanismen der malignen Transformation durch Onkogene, tat_I oder das LTR. oben: Die akuten Leukämieviren haben während der Evolution modifizierte zelluläre Gene in ihr Genom aufgenommen. Die zellulären Gene werden als Proto-Onkogene bezeichnet und die viralen Gene als Onkogene (onc). Diese kodieren für transformierende Proteine. Einige Proteine haben wachstumssteigernde Eigenschaften und sind Wachstumsfaktoren (WF) wie das Onkogen sis oder Wachstumsfaktor-Rezeptoren, die an der Membran lokalisiert sind, wie z. B. src, fms oder erbB. Weiterhin befindet sich das Onkogen mil/raf im Zytoplasma und ersetzt in dieser Zelle Wachstumsfaktoren. Die genauen Wege der Signalübertragung vom WF über WF-Rezeptor und Zwischenstufen im Zytoplasma durch sog. „second messengers" sind im einzelnen noch nicht bekannt. Im Endeffekt induzieren Signale im Kern die Zellteilung. Eine dritte Gruppe von Onkogen-Proteinen befindet sich im Zellkern und modifiziert dort die Regulation der Genexpression, z. B. myc, myb oder erbA. Das tat_I gehört in diese Gruppe von Proteinen, es schaltet u. a. den IL-2 Rezeptor an. All diese Onkogen-Proteine wirken fernsteuernd, agieren in „trans" und erfordern daher keine spezielle Integrationsstelle für das Provirus im Genom. unten: Chronische Leukämieviren aktivieren zelluläre Gene in der Nachbarschaft des LTR. Die aktivierten zellulären Gene können bekannte Proto-Onkogene sein (z. B. myc oder erbB) oder andere Zellgene. Diese Aktivierung benachbarter Gene (cis-Aktivierung genannt) erfordert spezifische Integrationsstellen des DNA-Provirus im Zellgenom. Diese Art der Tumorentstehung erfolgt entsprechend langsam und ist statistisch gesehen ein seltenes Ereignis. Der Mechanismus wird Promotor-Insertion oder „down-stream promotion" genannt. Die angeschalteten Gene können wiederum auf den Kern, die Zellmembran oder auf zytoplasmatische Vorgänge wirken (Pfeile).

Obwohl HIV zu Tumoren wie Lymphomen führt, ist HIV kein Krebsvirus wie die eben dargestellten Onkogen-tragenden Retroviren. Es hat jedoch ein LTR, das indirekt zu Tumoren führen könnte. Jedoch treten Lymphome bei HIV-Patienten vermutlich aus anderen Gründen auf, nicht als direkte Konsequenz des HIV, sondern vermutlich als Folge der Zerstörung des Immunsystems. Die vielen Extragene, über die HIV verfügt, werden ebenfalls bisher nicht als Onkogene angesehen, sondern als regulatorische Proteine mit anderen Funktionen. Jedoch: HTLV-I besitzt so eine Art Onkogen, das tat_I. Es ist zwar kein echtes Onkogen im Sinne der heute üblichen Definition, nach der virale Onkogene aus zellulären Vorläufergenen, den Proto-Onkogenen, hergeleitet sind. Für tat_I kennt man nämlich kein Proto-Onkogen. Dennoch ist es in seiner Wirkung einem Onkogen äquivalent, denn es führt zu einem Krebs, der akuten T-Zell-Leukämie. Vielleicht ist jedoch das 3′orf von HIV ein Onkogen – so jedenfalls lautet eine Spekulation.

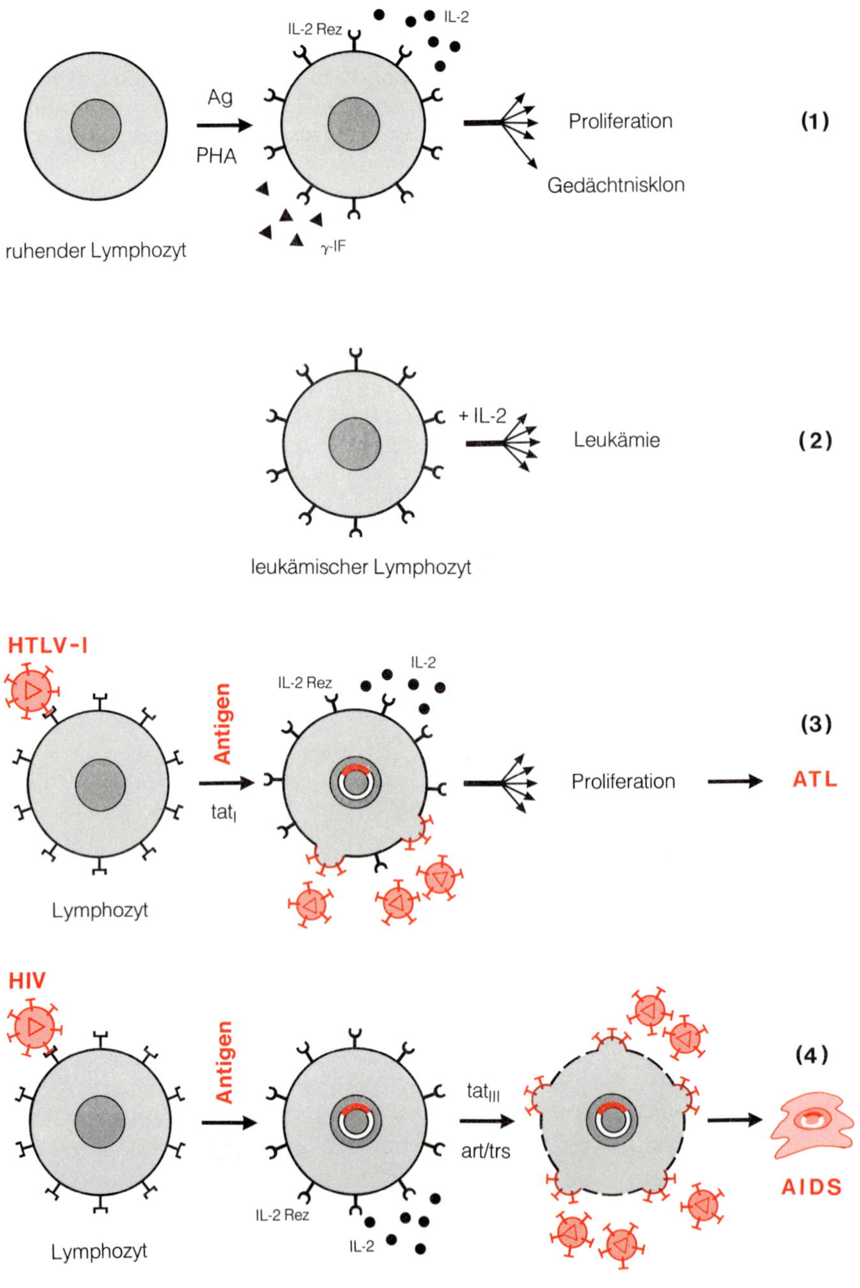
IL-2 Rez
IL-2
Ag
PHA
Proliferation
Gedächtnisklon
(1)
ruhender Lymphozyt
γ-IF
+ IL-2
Leukämie
(2)
leukämischer Lymphozyt
HTLV-I
IL-2 Rez
IL-2
Antigen
tat$_I$
(3)
Proliferation
ATL
Lymphozyt
HIV
Antigen
tat$_{III}$
art/trs
(4)
IL-2 Rez
IL-2
AIDS
Lymphozyt

Abb. 5. Vier Möglichkeiten der Aktivierung von T4-Lymphozyten
(1) Ruhende T4-Lymphozyten werden durch Antigen (Ag) unter Mitwirkung von Makrophagen und IL-1-Faktoren stimuliert oder **in vitro** durch Mitogene wie PHA (Phytohaemagglutinin). Diese Aktivierung führt zur Entstehung von IL-2-Rezeptoren (IL-2 Rez) und der Produktion von IL-2-Botenstoffen, welche durch die Entstehung einer sog. autokrinen Schleife wachstumsstimulierend wirken (IL-2 wirkt über den IL-2-Rezeptor auf die Lymphozyten zurück und führt zur Teilung). Es kommt zur Proliferation. Außerdem wird noch Gamma-Interferon (γ-IF) produziert und stimuliert weitere Makrophagen. Nach Beendigung der Proliferation bleiben etwa 1000 Zellen als Gedächtnisklon übrig. (2) Im Falle einer leukämischen Erkrankung proliferiert der kranke Lymphozyt ohne Antigen-Stimulation. Solche Zellen benutzt man im Labor, um sie mit HIV zu infizieren und HIV zu züchten. (3) Infektion mit HTLV-I führt vermutlich nur in konzentrierter Aktion mit Antigen zur Beendigung einer latenten Infektion und dem Ausbruch von Virusreplikation. Dabei wirkt tat_I als Initialzünder der entstehenden Adulten T-Zell-Leukämie (ATL). tat_I schaltet den IL-2 Rezeptor an. In der voll ausgebildeten ATL selbst sind weder tat_I noch IL-2 Rezeptor noch HTLV-I Partikel nachweisbar. (4) Die Infektion mit HIV ist ebenfalls erstmal latent und wird aktiviert durch Antigen. Dabei wird tat_{III} aktiviert und ebenso das art/trs, die zusammen durch ihre besonderen regulatorischen Eigenschaften die Virusreplikation steuern und explosionsartig induzieren. Nur bei diesem Virustyp kommt es zur Lyse der Wirtszelle und nicht zur Zellproliferation. So entsteht AIDS (4).

Das „Onkogen“ tat_I des HTLV-I, welches wie die richtigen Onkogene den Wachstumsfaktoren ins Handwerk pfuscht, verursacht in den HTLV-I-infizierten Lymphozyten die Produktion des IL-2 Rezeptors, des Wachstumsfaktor-Rezeptors für den T-Zellwachstumsfaktor IL-2. Produziert der durch Antigen-Stimulation angeregte Lymphozyt IL-2 und trägt den durch tat_I angeschalteten IL-2-Rezeptor, so entsteht eine geschlossene Signalkette, die zur Teilung des Lymphozyten führt. Man nennt diese Art der Stimulation eine autokrine Stimulation, also ein sich selbst ernährendes oder erhaltendes System. Die sich teilenden Lymphozyten gestatten HTLV-I Produktion und führen letztlich zur adulten T-Zell-Leukämie. Im Spätstadium dieser Krankheit ist überraschend von tat_I keine Spur mehr. Es hat nur eine Art Initialzündungseffekt, und wenn die Proliferation in Gang gesetzt worden ist, wird es überflüssig. Auch das unterscheidet tat_I von den Onkogenen, die nicht abgeschaltet werden. tat_I aktiviert nicht nur ein oder mehrere zelluläre Gene, sondern heizt auch die Virusproduktion an. Letztere Eigenschaft teilt es mit dem tat_{III} von HTLV-III. tat_{III} wirkt jedoch – soweit man weiß – auf andere Weise, nicht als Onkogen. Die Ähnlichkeit der beiden Namen tat_{I} und tat_{III} ist irreführend, denn die Funktionen der beiden Genprodukte sind verschieden.

Literatur

Nerenberg, M., Hinrichs, S. H., Reynolds, R. K., Khoury, G., Jay, G. The **tat** gene of human T-lymphotropic virus type 1 induces mesendrymal tumors in transgenic mice. Science **237**, 1324–29 (1987).

Bishop, J M. The molecular genetics of cancer. Science **235**, 305–311 (1987).

Bishop, J. M. Trends in oncogenes, in TIG (Trends in genetics) Sept., 245–249 (1985).

Weiss, R. A. Molekulare Grundlagen von Krebs. Spektrum der Wiss. Jan. 1984.

Wieviele Gene hat das HIV? (Abb. 6 und 7, Tabelle 3)

Vermehrungsfähige Retroviren kodieren für mindestens drei Gene: gag, pol und env. Die von diesen Genen abgelesenen Proteine garantieren dem Virus seine Fortpflanzung: gag schützt das virale Genom, pol vermehrt es, und env sorgt für die Erkennung und Aufnahme in eine Wirtszelle. Zur Vermehrung ist das Virus auf die Zelle angewiesen, denn es besitzt selber keine Maschinerie zur Proteinsynthese.

Es gibt aber noch eine zweite Art von genetischer Information, die nicht Proteine verschlüsselt, sondern sonstige Signale enthält. Dieses sind Regulationsbereiche, welche z. B. dafür sorgen, daß von einem benachbarten Gen viel oder wenig Protein hergestellt wird. Jedes Retrovirus trägt solche Regulationssequenzen am Anfang seines Genoms – und dasselbe gleich noch einmal am Ende. Diese Strukturen sind auf dem Virusgenom noch unvollständig ausgebildet und werden erst auf dem DNA-Provirus durch die Wirkungsweise der Reversen Transkriptase komplett. Sie werden LTR's genannt, long terminal repeats, und tragen Information für die Wirtszelle, auf deren Hilfe das Virus bei seiner Vermehrung angewiesen ist. Diese LTR's enthalten starke Promotor- und Enhancer-Regionen, Verstärkerelemente, die eine besonders effiziente Vermehrung des Virus in der Wirtszelle garantieren.

Unerwartet zeigte sich, daß die menschlichen Retroviren komplizierter sind. HTLV-I und -II besitzen außer den Replikationsgenen gag, pol und env ein tat-Gen – ein Regulatorgen, das andere Gene auf größere Entfernung – in trans – anschaltet, genauer gesagt, deren Transkription aktiviert (**t**ransciptional **a**ctivator in **t**rans). tat_I von HTLV-I schaltet nicht nur die eigene Virus-Vermehrung an, sondern auch andere Gene, wie den IL-2-Rezeptor in den befallenen T-Lymphozyten. Durch die tat_I- Wirkung produzieren HTLV-I-infizierte Lymphozyten nicht nur neue Viruspartikel, sondern auch neue Genprodukte wie IL-2-Rezeptoren, die zusammen mit dem Wachstumsfaktor IL-2 die befallene Wirtszelle zur Teilung anregen. IL-2 wird von aktivierten Lymphozyten produziert, und so entsteht ein circulus vitiosus: IL-2 regt den IL-2-Rezeptor an, es werden dadurch viele neue HTLV-I-infizierte Zellen gebildet und somit letztlich viel HTLV-I-Virus. Es kommt zur krankhaften Anreicherung der Lymphozyten, zur adulten T-Zell-Leukämie. Dabei wirkt das Virus mit seinem tat_I nur als Initialzündung – später, wenn die krankhafte Vermehrung der Lymphozyten in Gang gesetzt worden ist, findet man weder tat_I noch HTLV-I.

Zusätzlich zu tat_I wurde bei HTLV-I ein weiteres neues Gen gefunden. Es befindet sich in derselben Region wie tat_I, nur in einem anderen Leseraster. Da diese Region ursprünglich X genannt worden war, nennen einige Autoren tat_I auch tax und das neue Gen rex – es wirkt analog zum art/trs Gen von HIV, verhindert das Spleißen und schaltet so die späten Gene wie gag, pol und env an.

HIV ist nochmals komplizierter. Es ist geradezu kopflastig, verglichen mit den Vogel- und Mäuseviren verfügt es über fünf inzwischen bekannte Regulatorgene: tat_{III}, art/trs, 3′ orf, sor und R. tat_{III} heißt zwar analog zu tat_I, unterscheidet sich aber in seiner Wirkungsweise von tat_I, wie sich zeigen wird. art heißt **a**nti-**R**epressor, der wieder in **t**rans wirkt, also auf ferngelegene Gene. Die Konkurrenz-Forscher bevorzugen den Namen „**T**rans-**R**egulator des **S**plicing“ – beide Mechanismen, die von diesen Namen beschrieben werden, sind Hypothesen und laufen am Ende auf dasselbe Ergebnis hinaus, nämlich die Verstärkung der Proteinsynthese von gag und env.

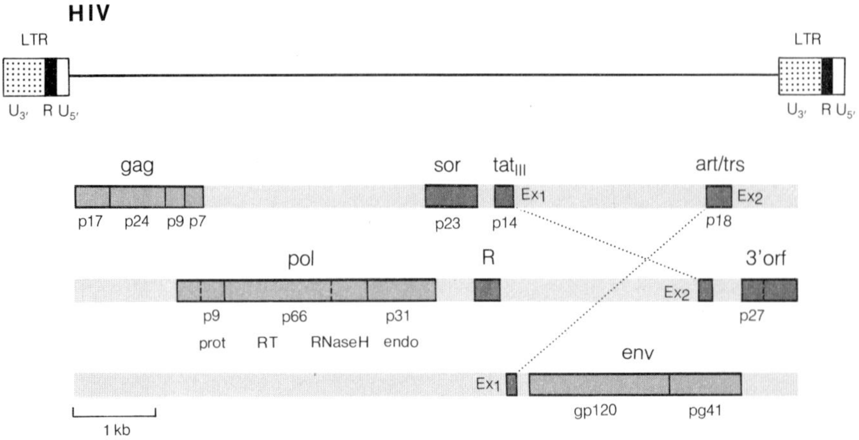

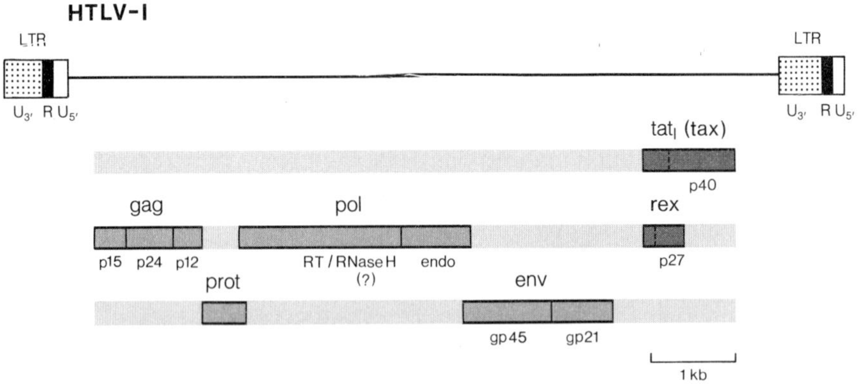

Neue Nomenklatur der Regulationsgene von HIV

tat_{III}	tat	Transaktivator
art/trs	rev	**R**egulator der **E**xpression von **V**irion-Proteinen
3'orf	nef	**N**egativer **F**aktor
sor	vif	**V**irion-**I**nfektiositäts**f**aktor
R	vpr	**V**irus**p**rotein **R**
U	vpu	**V**irus**p**rotein **U** (nicht eingezeichnet)

Abb. 6. Die Genkarten von HIV und HTLV-I
Die Gene von HIV sind in drei Ebenen, den drei Leserastern entsprechend, angeordnet. Gene, die aus entfernt liegenden Genabschnitten aus verschiedenen Ebenen zusammengesetzt werden, wie das tat und art/trs, sind durch gepunktete Linien verbunden. Die kodierenden Bereiche werden Exons genannt (Ex_1, Ex_2). Sie werden durch Spleißen der mRNA zusammengeführt und anschließend in Proteine übersetzt. Das LTR besteht aus den einmaligen (unique, U) Bereichen am 3'- und 5'-Ende (U_3', U_5') genannt, R sind repetierte (doppelt vorkommende) Regionen. Das LTR bildet sich durch die Reverse Transkription auf dem DNA-Provirus aus. Die Proteine (p) und Glykoproteine (gp) sind mit Zahlen versehen, die dem Molekulargewicht in Kilodalton entsprechen. Das pol-Gen umfaßt die Reverse Transkriptase (RT) mit RNase H, die zusammen das p66 ausmachen, die Protease (prot) und die Endonuklease (endo). Sor, 3'orf und R sind drei weitere regulatorische Gene. art/trs, sor und 3'orf werden nach neuester Nomenklatur rev, vif und nef genannt. R und ein neues Gen U heißen neuerdings vpr und vpu. 1 kb entspricht der Länge von tausend Basen.
Zum Vergleich ist die Genkarte von HTLV-I mit angegeben. Das X-Gen, auch lor (large open reading frame) genannt, kodiert für einen Transaktivator tat_I von HTLV-I, der aber nicht analog zum tat_{III} von HTLV-III wirkt. Im selben DNA-Bereich wird in einem anderen Leseraster das rex-Gen von HTLV-I kodiert, das dem art/trs von HTLV-III analog ist. tat_I wird von einigen Gruppen auch tax genannt.

3′ orf und sor sind Namen, die aus Unwissenheit geprägt wurden. Sie besagen, daß es auf dem Genom Information für ein Protein gibt, ein sog. offenes Leseraster. Der genetische Code besteht aus Dreiergruppen von Nukleotiden, den Bausteinen der Nukleinsäuren, auch Tripletts oder Codons genannt, die einer Aminosäure entsprechen. Eine Sequenz von Nukleotiden läßt sich jedoch auf drei verschiedene Weisen zu Tripletts zusammenfassen, je nachdem, ob man mit dem ersten, zweiten oder dritten Nukleotid anfängt, Dreiergruppen zu formieren. Die gesamte genetische Information des Virus ist also maximal dreimal so lang wie sein Genom. Das stimmt jeoch nicht ganz, denn einige Tripletts entsprechen keiner Aminosäure sondern sind Stopp-Signale. Über ein Stopp-Signal hinweg kann sich die Proteinsynthese nicht fortsetzen. Leseraster ohne Stopp-Signale oder Stopp-Codons werden als offen bezeichnet, und wenn sie nicht zu winzig sind, kodieren sie meist für Proteine. sor ist ein „small open reading frame“ Protein, stammt also aus einem kurzen offenen Leseraster, und orf hat ein etwas längeres offenes Raster. Da es am Ende des Genoms sitzt, das 3′ (drei Strich) genannt wird, heißt das Protein

3'orf. R ist ein weiteres Raster, das für ein Protein kodiert. Inzwischen könnte man Namen mit mehr Aussagekraft finden, denn man hat über sor und 3' orf einiges seit ihrer Entdeckung gelernt. 3' orf ist ein Unterdrücker-Gen, dessen Beseitigung zur Verstärkung der Virusvermehrung führt. Das sor spielt eine Rolle bei der Aufnahme des Virus in die Zelle. Viren ohne sor sind nicht infektiös, d. h. sie können eine neue Zelle nicht infizieren. R ist in seiner Funktion noch unbekannt. Ein zusätzliches X-Gen existiert bisher nur in HIV-2.

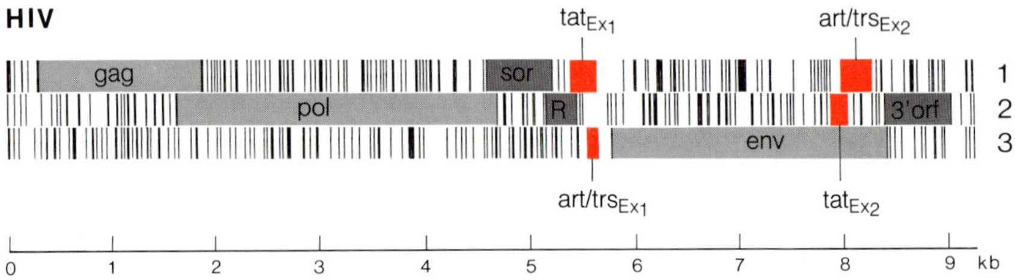

Abb. 7. Offene Leseraster des HIV-Genoms
Der genetische Code besteht aus der Kombination von drei Nukleotiden, die je für eine Aminosäure kodieren. Es gibt jedoch mehr sog. Tripletts als Aminosäuren (64 Tripletts gegenüber 20 Aminosäuren). Einige Aminosäuren werden von mehreren Tripletts kodiert. Viele der Tripletts jedoch kodieren für keine Aminosäure und veranlassen die Ribosomen bei der Proteinsynthese zum Stoppen, sog. Stopp-Codons. Diese sind durch senkrechte Striche symbolisiert. Die Bereiche ohne Stopp-Codons, die sog. offenen Leseraster, kodieren meist für Proteine. Da eine Sequenz von Nukleotiden auf drei Weisen in Tripletts zusammengefaßt werden kann, je nachdem ob man mit dem ersten, zweiten oder dritten Nukleotid die Dreiergruppierung beginnt, gibt es drei sog. Leseraster. Die offenen Leseraster können überlappen, z. B. ist das gag noch nicht beendet, wenn das pol beginnt. Die beiden regulatorischen Gene sor und 3'orf heißen nach den offenen Leserastern, nach denen sie theoretisch vorhergesagt wurden (sor: small open reading frame, 3'orf: open reading frame am 3' (rechen) Ende). tat und art/trs sind zersplitterte Gene, die je aus zwei verschiedenen Rastern zusammengestückelt werden müssen. Die beiden für Proteine kodierenden Bereiche heißen Exons (Ex_1 und Ex_2). Die Zelle verfügt über Vorrichtungen, mit denen solche Genabschnitte zusammengesetzt werden (s. Spleißen). Ein paar Lücken – offene Leseraster – sind im Genom noch vorhanden, sie könnten für so kleine Proteine wie R oder durch Zusammensetzen auch noch für größere Genprodukte kodieren – die noch gesucht werden können!

Tabelle 3

	Genprodukte von HIV		
gag	**g**ruppenspezifische **A**nti**g**ene	p17m, p24, p9, p7	Strukturproteine für Kern (p24) und innere Hülle (p17) (Matrix) (m: myristiliert), p9 basisches Prolinreiches Protein, p7 RNA-Bindungsprotein
RT	RNA-abhängige DNA-**Pol**ymerase	p66, p51	Reverse Transkriptase (RNA- und DNA-abhängige DNA-Synthese), RNase H
prot pol	**Prot**ease	p9	membran-assoziierte Aspartat-Protease, schneidet die viralen Vorläuferproteine von gag und pol nach der Synthese für die Virusentstehung zurecht (nicht identisch mit p9 s. o.)
endo	**Endo**nuklease/ Integrase	p31	spezifische DNase, die das DNA-Provirus durchtrennt als notwendige Voraussetzung für die Integration
env	Hüll(**env**elope)-Glykoprotein	gp120, gp41	virale Fortsätze auf der Virushülle zur Wechselwirkung mit T4 Rezeptoren
tat_{III} (tat)*	**T**ranskriptions **A**ktivator (**t**rans)	p14	Regulationsgen, Antiterminator, steigert Transkription 10x, wirkt in höheren Mengen post-transkriptionell (1000x), notwendig für Virusreplikation
art/trs (rev)	**A**nti-**R**epressor (**t**rans) oder **T**rans**r**egulator des **S**pleißens	p18	aktiviert Transkription (trs) oder Translation (art) der Strukturproteine, blockiert Synthese der Regulatorproteine, verhindert das Spleißen, notwendig für Virusreplikation, lokalisiert im Zellkern
3' orf (nef)	**o**pen **r**eading **f**rame Protein	p25m/ p27	negativer Regulator, notwendig für Latenz, verhindert Lyse, lokalisiert in der Zellmembran, unterdrückt Virusproduktion 10x, GTPase, GTP-bindend, autophosphorylierend, (analog ras, Onkogen?)
sor (vif)	**s**mall **o**pen **r**eading frame Protein	p23	Wirkung nach der Bindung des Virus an die Zellmembran, notwendig für Infektiosität, ev. Strukturprotein
R (vpr)		p ?	?
U (vpu)		p ?	?

* neue Nomenklatur, s. a. S. 34

Zum Vergleich ist die Genkarte von HTLV-I gezeigt. Bisher sind nur zwei regulatorische Gene, tat_I und rex, gefunden worden. tat_I, auch X-lor genannt, neuerdings auch tax, ist nicht mit tat_{III} identisch und wirkt anders. Wahrscheinlich ist es den Onkogenen verwandt und induziert die adulte T-Zell Leukämie. Das rex wirkt ähnlich wie art/trs. (Das X von HIV-2 und das X-lor von HTLV-I sind nicht identisch).

Die Abbildung der HIV–Genkarte zeigt die Gene in drei Ebenen, den drei Leserastern. Überraschend gibt es einige Gene, die ihre Information aus zwei verschiedenen Leserastern zusammenstoppeln, wie tat_{III} und art/trs. Man nennt die Bereiche, die so zusammengebracht werden und für ein einziges Gen kodieren, auch Exons. tat_{III} und art/trs bestehen je aus zwei solcher Exons. Sie entstehen durch einen Prozeß, der Spleißen genannt wird. Schaut man sich die offenen Leseraster des HIV-Genoms genau an, dann gibt es noch ein paar offene Bereiche, die für noch unbekannte Gene kodieren könnten, besonders dann, wenn man die offenen Raster verschiedener Ebenen durch Spleißen so zusammenbauen würde wie tat und art/trs. Diese dürfen noch entdeckt werden! Ein neues Genprodukt wird schon theoretisch vorhergesagt, das von einer „antisense“ mRNA von HIV abgelesen wird – also auch dort sucht man nun nach offenen Leserastern. Interessanterweise beginnt das pol-Gen in einem anderen Raster, bevor das gag-Gen beendet ist. Es bedarf eines Tricks, um so „aus dem Rahmen“ zu fallen.

Im folgenden sollen die Gene und Genprodukte von HIV im einzelnen abgehandelt werden.

Literatur

Gallo, R., Wong-Staal, F., Montagnier, L., Haseltine, W. A. and Yoshida, M.: HIV-/HTLV gene nomemclature. Nature **333**, 504 (1988).

Hidaka, M., Inoue, J., Yoshida, M., and Seiki, M. Post-transcriptional regulator (rex) of HTLV-I initiates expression of viral structural proteins but suppresses expression of regulatory proteins. EMBO J. **7**, 519–523 (1988).

Kiyokawa, T., Seiki, M., Iwashita, S., Imagewa, K., Shimizu, F. and Yoshida, M. p27xIII and p21XIII proteins encoded by the pX sequences of human T cell leukemic type I. Proc. Natl. Acad. Sci. USA **82**, 8359--8363 (1985).

Marx, J. L. The AIDS virus – well known but a mystery. Science **236**, 390–393 (1987).

Miller, R. H. HIV may encode a novel protein on the genomic DNA plus strand. Science **239**, 1420–1422 (1988).

Wong-Staal, F., and Gallo, R. C. Human T-lymphotropic retroviruses. Nature **317**, 395–403 (1985).

Das LTR (Abb. 8 und 9)

Das LTR ist das „Cockpit“ der Retroviren. Es enthält Signale für die Regulation der Genexpression, ohne für Proteine zu kodieren. Proteine der Wirtszelle legen hier an und erhalten Informationen, wie sie mit den nachfolgenden Genen, die sich „flußabwärts“ befinden (im Englischen „downstream“ genannt), verfahren sollen. Einige Virusproteine wirken auch auf das eigene LTR zurück und sorgen für den eigenen Nachschub in einer Art Rückkopplung oder feed-back, wie das tat z. B.

Das LTR, long terminal repeat, besitzt drei Eigenschaften: 1. LTR's sind Verstärkerelemente für die eigenen Virusgene, welche die effiziente Produktion von Virusnachkommen garantieren. 2. Zwei LTR's Kopf an Kopf zusammengewachsen befinden sich auf dem zirkulären DNA-Provirus und sind eine notwendige Vorstufe für die Integration des DNA-Provirus in das Zellgenom. 3. Das LTR schaltet nicht nur Virusgene an, sondern auch Zellgene und führt dadurch zu Krebs. Diese Funktion übt vor allem das zweite LTR aus, das sich am „rechten“ (3′) Ende des Virusgenoms befindet.

LTR's sind auf dem viralen Genom noch nicht vollständig ausgebildet, sondern nur als Vorstufe. Sie entstehen erst richtig nach der Reversen Transkription, bei der das virale Genom in das DNA-Provirus übersetzt worden ist, wobei es an beiden Enden ein kleines Stückchen wächst, es gelangt genetische Information vom 3′- an das 5′-Ende (von links nach rechts) und umgekehrt. Diese Regionen, unique 3′ und unique 5′ genannt, werden abgekürzt als $U_{3'}$ und $U_{5'}$, und kommen jeweils nur einmal auf dem RNA-Genom vor. Die wirklich echten Enden des Virusgenoms heißen R, was besagt, daß sie **r**epetiert sind, identisch an beiden Enden. (Dieses R hat nichts mit dem 8. Gen R von HIV zu tun!) Die Reverse Transkriptase zaubert daraus das LTR – gleich zweimal, nämlich am „linken“ (5′) wie am „rechten“ (3′) Ende des DNA-Provirus.

Wie werden Gene durch das LTR reguliert? Die Zelle verfügt über RNA-Polymerasen, Enzyme, die aus der DNA die mRNA herstellen, die dann aus dem Kern in das Zytoplasma wandert und dort als Vorlage für die Proteinsynthese dient. Die RNA-Polymerase arbeitet ähnlich wie die Reverse Transkriptase, indem sie das Genom entlang läuft und Baustein für Baustein aneinander polymerisiert – nur baut die RNA-Polymerase eine mRNA zusammen – nicht DNA wie die Reverse Transkriptase. Die RNA-Polymerase kopiert nur Gene, die einen Promotor als Startsignal tragen. Dieser besteht aus einer Anhäufung von T und A Nukleotiden,

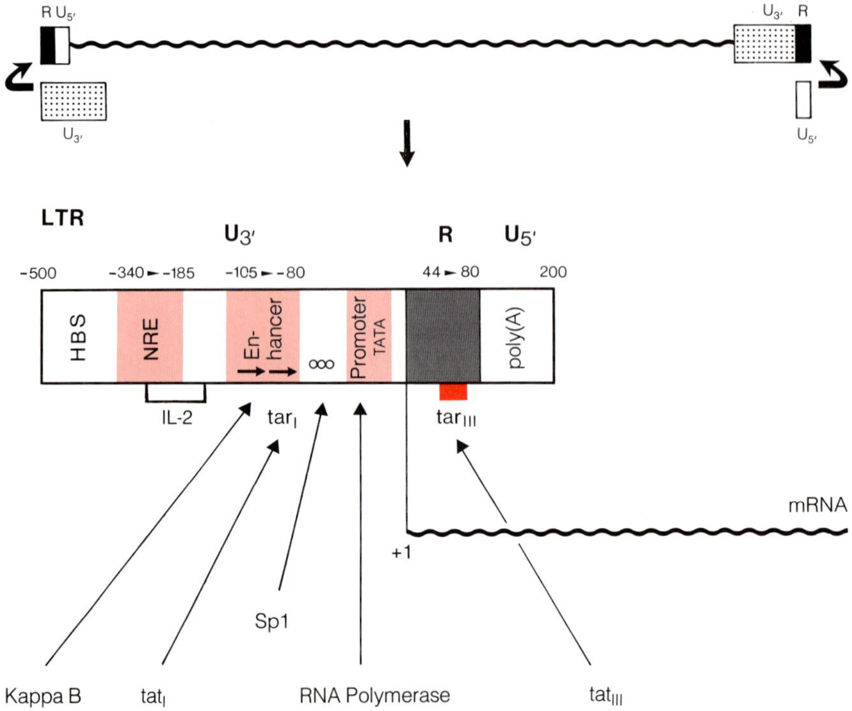

Abb. 8. Das LTR (long terminal repeat)
Das LTR entsteht erst durch den Mechanismus der Reversen Transkription, durch Anschweißen von genetischer Information von einem Ende des Genoms ans andere. Das LTR hat drei Rollen: (1) es ist nötig für die Entstehung des DNA-Provirus, (2) es regelt die virale Genexpression, (3) es schaltet Nachbargene an und führt so zu Krebs. Das LTR ist das „Cockpit" des Virus. Hier sitzen die Schalthebel für die zellulären Proteine, auf die das Virus für seine Vermehrung angewiesen ist: Bindestellen für die RNA-Polymerase (Promotor genannt, die sog. TATA box), Bindestellen für tat_I und tat_{III}, tat-Akzeptor Regionen (tar_I und tar_{III}) genannt, Bindestelle für Hormone (HBS z. B. im Falle von hormonabhängigen Viren wie dem Maus Mammatumorvirus, MMTV), Bindestellen für den Aktivierungsfaktor Kappa B, Sp1 Faktoren und für andere zelluläre Faktoren, welche die Transkription durch Wechselwirkung mit Enhancern und deren typischer Tandemsequenz verstärken oder durch Bindung an negatives Regulator-Element, NRE vermindern. Außerdem befindet sich auf dem LTR eine Region, welche homolog ist zu den regulatorischen Regionen des IL-2 sowie des IL-2 Rezeptor Gens (IL-2). Poly(A) bedeutet eine Region, in der Signale für die Poly(A)-Synthese gegeben werden, die an jede mRNA angehängt werden. Diese mRNA Synthese beginnt bei +1, Nukleotide links davon werden als negativ gezählt, rechts davon positiv.

die salopp TATA-box genannt wird. In der Nähe der TATA-box beginnt die eigentliche mRNA-Synthese. Man fängt mit dem Abzählen der Bausteine der mRNA an dieser Stelle mit +1 an. Die Bindung der RNA-Polymerase an den Promotor kann noch gesteigert werden durch sog. Enhancer, wodurch die Zahl der Transkripte erhöht wird. Enhancer-Elemente bestehen oft aus Sequenzen, die zweimal hintereinander vorkommen, sog. Reiterationen oder Tandems oder „direct repeats" (DR). Es gibt auch das Umgekehrte, Abschaltelemente auf dem LTR, sog. Dehancer, Silencer oder negative Regulator-Elemente genannt (NRE), Regionen, die zur Reduktion der Transkription führen. Ob der Silencer oder der Enhancer die Oberhand gewinnt, hängt oft von der Wirtszelle ab, denn die Proteine, die an solche Regionen binden, sind zellspezifisch oder gewebsspezifisch. Noch komplizierter sind die LTR's von Maus-Brustkrebstumorviren, MMTV, denn diese tragen zusätzlich sogar noch eine Bindestelle für Hormone. Auf dem LTR befindet sich eine Region, die homolog ist zu regulatorischen Regionen des IL-2 sowie des IL-2 Rezeptor Gens. Diese ist charakteristisch für T-Zell spezifische Aktivierungsgene. HIV ist demnach wie z. B. IL-2 ein Gen, das durch T-Zell Aktivierung angeschaltet wird.

Regulatorische Zellproteine, die im Bereich des Enhancer binden, sind z. B. das unten diskutierte Kappa B, das aber gar nicht auf B-Zellen spezialisiert ist, wie man zum Zeitpunkt der Namensgebung glaubte, sondern auch in T-Zellen vorkommt und die RNA-Polymerase zur Steigerung der HIV-Transkription veranlaßt. Drei Sp1 Faktoren steigern die Transkription zusätzlich. In dem Enhancer-Bereich bindet außerdem das tat_I aus HTLV-I, dort gibt es eine Repetition von 21 Basenpaaren, die vom tat_I erkannt wird. Schneidet man diese nämlich aus dem LTR heraus, funktioniert das tat_I nicht mehr. Man nennt die Erkennungsregion des tat_I auch „tat acceptor region", tar oder tar_I.

Das tat des HTLV-III, tat_{III}, bindet ebenfalls an das LTR, überraschend jedoch dort, wo die RNA-Polymerase anfangen soll. Das tat_{III} und die RNA-Polymerase kommen sich dabei nicht ins Gehege, sondern die frisch synthetisierte mRNA wird durch tat_{III} entfaltet und kann erst dadurch von der RNA-Polymerase verlängert werden.

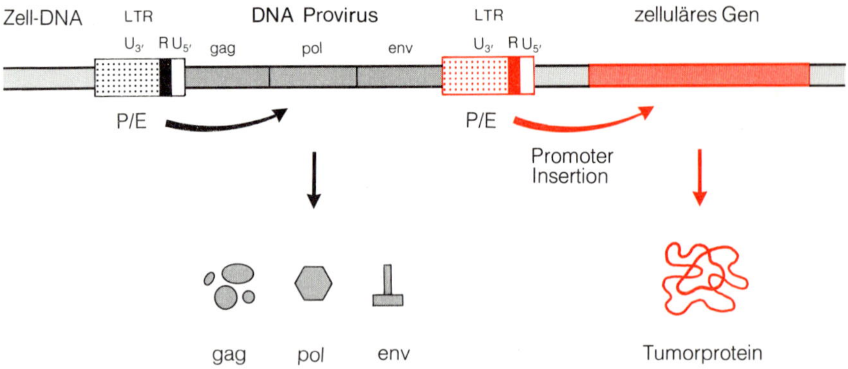

Abb. 9. Wirkung des LTR auf die viralen Genprodukte und zelluläre Nachbargene
Das LTR reguliert die Expression von gag, pol und env, wobei der Promotor-Enhancer des LTR (P/E) auf die zelluläre RNA-Polymerase besonders stark aktivierend wirkt. Das LTR am „rechten" Ende des DNA-Provirus kann auf zelluläre Nachbargene aktivierend wirken, indem die RNA-Polymerase diesen Promotor-Enhancer (P/E) benutzt, um nachfolgende (downstream) Gene in mRNA zu transkribieren. Diese Proteine sind dadurch entweder zu hoch dosiert oder in der falschen Zelle aktiviert oder mutiert durch das integrierte DNA-Provirus, so daß ihre Wirkung nicht normal ist. Das so aktivierte zelluläre Genprodukt kann daher zu Tumoren führen und ist hier als Tumorprotein bezeichnet. Der Mechanismus der Aktivierung von zellulären Genen als Ursache von Krebs wird als „Promotor-Insertion" oder „downstream promotion" bezeichnet.

Im $U_{5'}$ Bereich des LTR ist vergleichsweise wenig Information gespeichert. Dort befindet sich ein Signal, welches der fertigen mRNA einen poly(A)-Schwanz anhängt. Damit aber nicht die gerade bei +1 begonnene mRNA sofort mit poly(A) beendet wird, schaltet sich dieses Signal erst an, wenn die RNA-Polymerase das ganze DNA-Provirus zu Ende übersetzt hat und über das $U_{3'}$R des rechten LTR hinweggelesen hat.

Das LTR ist für Gentechnologen sehr nützlich. Man kann es abschneiden und vor jedes beliebige Gen pflanzen, das dann dadurch reguliert wird. Retrovirusvektoren, die man künstlich konstruiert als Träger von Genen zur sog. Genchirurgie, bestehen im wesentlichen aus den beiden flankierenden LTR's und dem gewünschten Gen dazwischen.

Das „rechte" LTR beendet zwar die virale mRNA-Synthese – aber es ist auch ein Promotor/Enhancer für die nachfolgenden Gene. Das führt zu einer besonderen Problematik. Flußabwärts kodierte Gene können durch dieses LTR angeschaltet werden. Da die Retroviren keine bestimmte Integrationsstelle im Genom bevorzugen, werden je nach Zufall benachbarte Gene angeschaltet. Diese Veränderung des normalen Zellgeschehens kann zu Krebs führen. Der Mechanismus, der dieser Art der Krebsentstehung zugrunde liegt, wird als „Promotor-Insertion" bezeichnet. Er unterscheidet sich durch die Art der Krebserzeugung, die Retroviren mit Hilfe von Onkogenen bewerkstelligen. Die Promotor-Insertion verbietet die Benutzung von Retroviren als Vakzine oder zur Genchirurgie beim Menschen. Man müßte dazu erst das zweite rechte LTR unschädlich machen – und sicherstellen, daß es nicht von der Zelle wieder repariert wird und sich doch als Zeitbombe entpuppt. Ein repariertes LTR könnte als Spätfolge Krebs hervorrufen.

Die Rolle des LTR bei der Integration wird im Kapitel der Integrase/Endonuklease erklärt.

Literatur

Jones, K. A., Kadonaga, J.T., Maier, P. A., Tijan, R. Activation of the AIDS retrovirus promoter by the cellular transcription factor Sp1. Science **232**, 753–759 (1986).

Siekevitz, M., Josephs, S. F., Dukovich, M., Pfeffer N., Wong-Staal, F., Green, W. C. Activation of the HIV-1 LTR by T-Cell mitogens and the transactivator protein of HTZV-I. Science **238**, 1575–1578 (1987).

Temin, H. M. Structure, variation, and synthesis of retrovirus long terminal repeat. Cell **27**, 1–3 (1981).

Die Strukturproteine gag (Abb. 10)

Das gag besteht im Falle von HIV aus drei Proteinen, dem p17 am „linken Ende“ (dem Aminoterminus), in der Mitte dem p24 und rechts (am Carboxyterminus) dem p15, das nach Ansicht einiger Wissenschaftler in p9 und p7 weiterzerlegt wird. Dahinter ist noch ein wenig Platz für Unbekanntes. Dieses sind die Hauptstrukturproteine des Retrovirus, sie sind die Bausteine seines Gehäuses zum Schutz der Nukleinsäuren vor Nukleasen, die es in den Körperflüssigkeiten genügend gibt, um seine Existenz und seinen Fortbestand zu gefährden. Diese Proteine werden nicht einzeln synthetisiert, sondern als ein großes Vorläufermolekül, dem Precursor $pr55^{gag}$, aus dem die Protease die einzelnen Strukturproteine herausschneidet. Dieser Precursor ist anscheinend im Falle von HIV von großer Stabilität – oder andersherum, die Protease, welche das Trimmen durchführt, ist anscheinend nicht sehr effektiv. Jedenfalls findet man den gag-Precursor zu Hauf im fertigen Virus – wo er eigentlich nichts zu suchen hat. Vielleicht ist seine Anhäufung ein Kunstprodukt der Zellzucht. Die elektronenmikroskopischen Aufnahmen zeigen nämlich keine Anhäufung von verkrüppelten Viren an der Zellmembran – die man erwarten würde, wenn das gag nicht gespalten wurde. Die Zerlegung des gag-Precursors findet vermutlich in einer sehr späten Phase des Vermehrungszyklus statt, nämlich erst an der Zellmembran beim Ausstülpen des Virus. Andernfalls würden die zerschnittenen Virusproteine zerstreut im Zytoplasma herumtreiben und der Zusammenbau eines Viruspartikels wäre höchst unwahrscheinlich und ineffizient. Um an den Ort des Geschehens zu gelangen, an die Zellmembran, an der das Virus entsteht, trägt das gag-Vorläufermolekül an seinem Ende eine Modifikation, nämlich Lipidketten, d. h. es ist myristiliert. Diese Lipidketten erlauben es dem einen Ende des gag-Proteins, in die Lipid-Zellmembran hineinzuschlüpfen. Die Lipide befinden sich am Ende von p17, dem aminoterminalen Protein des gag. An diesem Ende hängt das gag-Protein dann verankert in der Zellmembran und der Rest des Moleküls bewegt sich im Zytoplasma. Dort wedelt es z. B. an der viralen RNA vorbei, die für die Virusnachkommen in der Zelle synthetisiert worden ist. Um sich so ein RNA-Molekül greifen zu können, und festzuhalten, haben die Retroviren ein kleines basisches Protein am anderen Ende ihres gag Vorläufers, das gut an Nukleinsäuren klebt, p15 oder dessen Spaltprodukte p9 und p7. Die RNA und diese Proteine bilden sog. Ribonukleoproteinkomplexe aus. Das p9-Protein hat prolinreiche Sequenzen und hat Ähnlichkeit mit

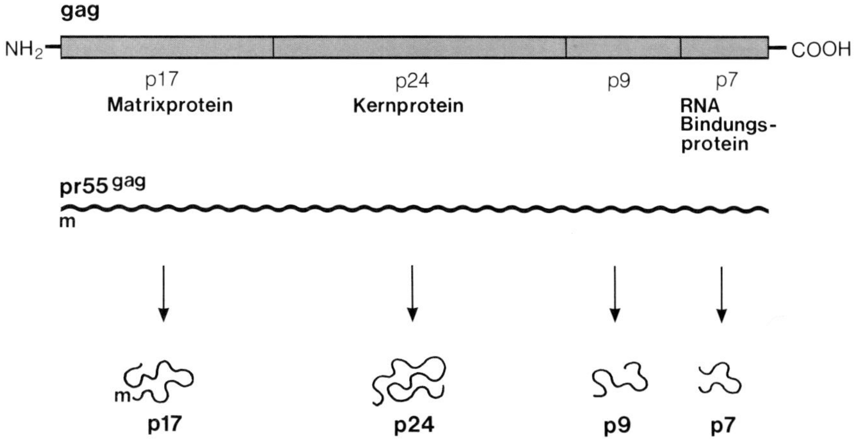

Abb. 10. Das gag-Gen und seine Produkte
gag kodiert für ein Polyprotein, Precursor 55 oder $pr55^{gag}$ genannt. Dieser Proteinvorläufer wird erst später kurz vor der Virusentstehung durch die virale Protease zerschnitten in die Proteine p17, p24, p9 und p7. Das aminoterminale Ende des $pr55^{gag}$ ist myristiliert (m), d. h. es trägt Fettsäuren, die das Einbetten des gag Proteins in die Zellmembran ermöglichen.

Histonen, Proteinen, die zum Schutz oder zur Regulation der Zell-DNA im Zellkern lokalisiert sind und fest an die DNA binden. Das p7-Protein weist typische Sequenzen für RNA-Bindungsproteine auf, bei denen drei Cysteine auf bestimmte Weise (1, 3, 9 Aminosäuren voneinander entfernt) angeordnet sind, mit Glutamin-Histidin dazwischen. Diese Anordnung wiederholt sich zweimal. P7 könnte die virale RNA entweder vor Nukleasen schützen oder sie kondensieren, d.h. raumsparend verpacken. Weiterhin hat die Reverse Transkriptase eine Affinität zur RNA, denn auch diese Moleküle müssen bei der Virusentstehung mit in das virale Kerngehäuse eingepackt werden, statistisch gesehen zwei Moleküle pro Viruspartikel. Die Größe des Kerngehäuses begrenzt wahrscheinlich die Größe und Zahl der RNA-Genome, die dort hineinpassen. Onkogene können deshalb nicht beliebig groß sein oder nur aufgenommen werden, wenn dafür ein Gen wegfällt. Künstlich in Retrovirus-Vektoren einklonierte Fremdgene dürfen deshalb nicht beliebig groß sein.

Die Entstehung des viralen Kerngehäuses erfordert interessanterweise eine ganz bestimmte Sequenz auf der viralen RNA, die **P**ack-Sequenz, abgekürzt oft mit dem großen griechischen Buchstaben Ψ. Fehlt diese auf der RNA, mißlingt die virale Morphogenese. Vermutlich ist es das p7, das an diese Ψ-Stelle bindet. Es bleibt auch im fertigen Viruspartikel nach der Knospung zusammen mit der RNA und den Reverse Transkriptase Molekülen im Inneren des Viruskerns. Die p24-Moleküle aggregieren, kristallisieren sozusagen, und gehen über in die geordnete Struktur eines Konus, ein Vorgang, bei dem Energie freigesetzt wird, so daß er spontan abläuft. p17 bleibt außen vor – es hing sowieso an der Membran und bleibt auch im fertigen Virus der Membran am nächsten. Dabei lagert es sich als Schicht von innen an die Zellmembran, die zur Virusmembran wird, und wird manchmal als Matrixprotein bezeichnet. Es bildet die erwähnte Fußballstruktur aus, die aus Fünfecken und Sechsecken besteht. Retroviren enthalten zwei Kopien der viralen RNA in ihrem Innern. Wer diese abzählt und genau einsortiert, weiß keiner. Wahrscheinlich reicht der Platz im Viruskern gerade nur für soviel RNA aus.

Literatur

Veronese, M. di., Rahman, R., Copeland, T. D., Oroszlan, S., Gallo, R. C., and Sarngadharan, M. G. Immunological and chemical analysis of p6, the carboxy-terminal fragment of HIV p15. AIDS Res. Hu. Retrov. **3**, 253–264 (1987).

Die Protease (Abb. 11)

Wer zerschneidet den gag-Proteinvorläufer, der an der Zellmembran hängt, in p24, p17, p15 und p15 weiter in p9 und p7? Wenn die Zelle dafür eine geeignete Protease hätte, bestünde die Gefahr, daß der Vorläufer vor seiner Verankerung in die Membran schon in Einzelteile zerlegt würde und kein Virus entstünde. Um diesem Problem zu begegnen, hat sich das Virus mit einer eigenen Protease beholfen. Es kodiert für eine hochspezifische Protease, welche für die Zerlegung des gag-Vorläufers in seine richtigen Endprodukte verantwortlich ist. Alle Retroviren verfügen über eine solche Protease. Sie ist nur bei verschiedenen Viren an unterschiedlichen Stellen auf deren Genomen plaziert. Bei den Vogelviren ist sie Bestandteil des gag selber, bei den meisten Viren befindet sie sich auf dem pol-Gen. In beiden Fällen ist sie jedoch selber Bestandteil eines Vorläuferproteins und muß aus diesem erst herausgeschnitten werden. Oder macht sie auch das noch selber? Vermutlich setzen sich die Proteasen aus zwei Vorläuferproteinen gegenseitig frei. Wenn die Virusformation an der Zellmembran ohne Verluste ablaufen soll, wäre es für das Virus am günstigsten, selber seine Protease durch einen autokatalytischen Prozeß zu aktivieren – sonst könnten zelluläre Proteasen zu früh losschneiden, die Protease ginge im Zytoplasma verloren und könnte das gag nicht mehr an der Membran trimmen. Aus eigenen Laboruntersuchungen gibt es Hinweise, daß bei Retroviren das isolierte gag gegen Proteasen höchst unempfindlich ist, membrangebundenes dagegen nicht. Letzteres hat vermutlich eine andere Konfiguration – und das scheint die virale Protease zu bemerken. Sie richtet sich nicht strikt nach Aminosäuresequenzen, um loszuschneiden, sondern nach der Sekundärstruktur der Proteine – die Form muß stimmen. Somit wird vorzeitiges Zerschneiden vermieden. Die richtige Form hat das gag-Protein erst, wenn es in der Membran verankert ist. Bestätigung findet diese Vorstellung außerdem aus den Sequenzanalysen der Schnittstellen. Diese sind zwischen p17 und p24, zwischen p24 und p15 und p9 und p7 nicht identisch. Entweder helfen bei diesen Schnitten zelluläre Proteasen mit, oder die virale Protease ist nicht besonders auf bestimmte Sequenzen fixiert. Nach eigenen Untersuchungen ist letzteres der Fall.

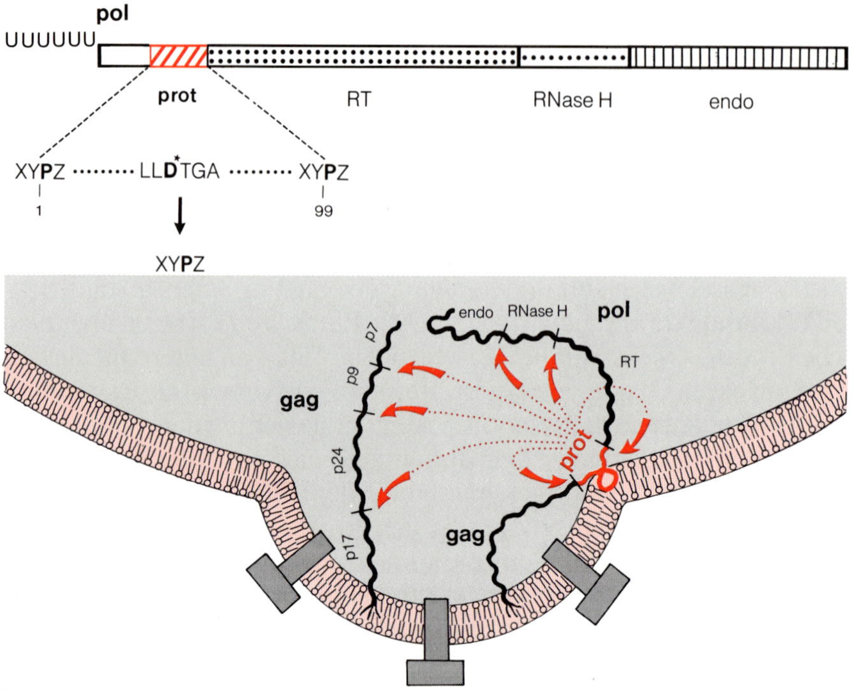

Abb. 11. Das prot-Gen und seine Wirkung
Die Protease prot ist ein Teil des pol-Polyproteins und schneidet sich durch Autokatalyse selber aus einem zu großen Vorläuferprotein heraus. Die Protease p9 besteht aus 99 Aminosäuren und ist eine sog. saure Aspartat-Protease, sie trägt diese Aminosäure in ihrem aktiven Zentrum (D*). Sie bevorzugt Schnittstellen vor einem Prolin (P) in der Umgebung XYPZ (s. Text). Die Sequenz von 6 identischen Nukleotiden (U) führt vermutlich zur Translation des pol-Gens durch sog. frame-shifting. Der myristilierte gag-Precursor befindet sich in der Membran an der Knospungsstelle des Virus und wird durch die Protease geschnitten. Die Protease setzt auch die RT, RNase H und endo aus dem Precursor frei. Die Protease ist sehr hydrophob und wirkt somit vermutlich von der Membran aus. Sie ist Pepsin-ähnlich.

Durch Vergleich der Schnittstellen läßt sich eine gewisse Regel für die von der Protease bevorzugte Sequenz ableiten: die Protease liebt es, vor einem Prolin zu schneiden. Geht man im Aufstellen der Regel noch weiter, so lautet die Schnittstelle XYPZ, wobei X eine kleine hydrophobe Aminosäure (wie z. B. Leu, Glu, Ile, Ala, Asn), Y aromatisch oder groß und hydrophob (Tyr, Phe, Leu) und Z klein und hydrophob ist (Ala, Val, Ile, Leu). Das Prolin (P) ist jedoch am wichtigsten. Analysiert man die Aminosäuresequenz der Protease im Computer, so befindet sich an ihrem vermutlichen Anfang ein Prolin und an der Schnittstelle zur nachfolgenden Polymerase ebenfalls ein Prolin. Die Flankierung der Protease im Vorläuferprotein durch zwei Proline spricht dafür, daß sich die Proteasen gegenseitig freisetzen und schon im Vorläuferprotein aktiv sind. Weiterhin ergibt die Computeranalyse, daß die Protease eine besonders hydrophobe Zusammensetzung aufweist, d. h. sie hat eine hohe Affinität zur Zellmembran – das ist in der Tat der Ort, wo sie wirken soll – z. B. um das gag zu zerschneiden. Außerdem läßt sich durch Computersimulation und Vergleich mit einer anderen bekannten Protease, z. B. Pepsin, eine Vorstellung darüber gewinnen, wie die HIV-Protease gefaltet sein könnte. Sie trägt im sog. aktiven Zentrum eine typische Aminosäure für saure Proteasen, eine Asparaginsäure (abgekürzt als D). Eine saure Protease arbeitet bevorzugt bei niedrigem (saurem) pH. Außerdem faltet sich vermutlich das Ende der Protease zur Mitte zurück und bildet so das aktive Zentrum. Ihr berechnetes Molekulargewicht ist 9000 Dalton, daher p9 (nicht zu verwechseln mit dem p9 aus gag). Wie beim Pepsin lagern sich zwei p9 Protease Moleküle zu einem sog. Dimer zusammen und bilden eine Schlüpfstelle für das zu zerschneidende Substrat aus.

Die Tatsache, daß sich Retroviren während der Evolution eine Protease bewahrt haben, spricht dafür, daß sie von besonderer Art sein muß und nicht durch zelluläre Proteasen ersetzt werden kann. Auf diese Spezifität setzen die Chemiekonzerne für eine Chemotherapie gegen AIDS – nur muß man die Protease erst einmal kennen. Bisher ist ihre Existenz nur aus Analogie zu den bekannten Retroviren postuliert worden und ihre Spezifität ist weitgehend uncharakterisiert. Man kennt ein Mäusevirus, das eine Mutation in der Protease aufweist. Im Elektronenmikroskop sieht man bei dieser Mutante, wie sich verkrüppelte gag-Proteine an der Membran anhäufen, keine geordneten Strukturen entstehen, und die Virusproduktion ausbleibt. – Das würde man gerne bei AIDS-Viren durch Proteasehemmer erzielen.

Es sei hier angemerkt, daß die virale Protease nicht für die Spaltung des Glykoprotein-Vorläufers, pr160^{env}, verantwortlich ist. Dieses Molekül durchwandert in der Zelle andere Kompartimente, z. B. das Endoplasmatische Retikulum, in welchem auch die Zuckerketten an das Proteinrückgrat angehängt werden. Hier findet vermutlich die Spaltung des Glykoprotein – Vorläuferproteins durch zelluläre Proteasen statt – räumlich weit entfernt von der membranständigen viralen Protease.

Noch eine Traumvorstellung wird an die Protease geknüpft: sie soll unschädliche Substanzen, die das AIDS-Virus hemmen, erst an Ort und Stelle zu Zellgiften aktivieren. Man stelle sich vor, daß z. B. AZT an ein Dipeptid gekoppelt inaktiv sei, wenn jedoch die virale Protease dieses Dipeptid in der infizierten Zelle aufknackt, könnte das AZT aktiv werden. So würde es nur in den virusinfizierten Zellen wirksam und im sonstigen Organismus unschädlich sein. Das würde Nebenwirkungen eines jeden Präparats erheblich reduzieren. So ein Ansatz wäre vermutlich viel wirksamer, als Proteasehemmer an Patienten zu verabreichen. Voraussichtlich müßte eine der Aminosäuren ein Prolin sein!

Literatur

Dittmar, K. and Moelling, K. Biochemical properties of p15-associated protease in an avian RNA tumor virus. J. Virol. **28**, 106–118 (1978).

Hansen, J., Billich, S., Schulze, T., Sukrow, S. and Moelling, K. Partial purification and substrate analysis of bacterially expressed HIV protease by means of monoclonal antibody. EMBO J. 1 June 1988 (im Druck).

Katoh, I., Yasunaga, T., Ikawa, Y. and Yoshinaka, Y. Inhibitor of retroviral protease activity by an aspartyl proteinase inhibitor. Nature **329**, 654–656 (1987).

Moelling, K., Scott, A., Dittmar, K. and Owada, M. Effect of p15-associated protease from an avian RNA tumor virus on avian virus-specific polyprotein precursors. J. Virol. **33**, 680–688 (1980).

Pearl, H. P. and Taylor, W. R. Sequence specificity of retroviral proteases. Nature **328**, 482 (1987).

Pearl, H. P. and Taylor, W. R. A structural model for the retroviral proteases. Nature **329**, 351–354 (1987).

Von der Helm. Cleavage of RSV polypeptide precursor into internal structural proteins in vitro involves viral protein p15. Proc. Natl. Acad. Sci. USA **74**, 911–915 (1977).

Witte, O. and Baltimore, D. Relationship of retrovirus polyprotein cleavages to virion maturation studied with temperature-sensitive murine leukemia virus mutants. J. Virol. **26**, 750–761 (1978).

Die Polymerase (Abb. 12)

Die Reverse Transkriptase ist das komplizierteste Molekül der Retroviren. Auch ihre Synthese ist kompliziert. Im Falle von HIV befindet sich die Reverse Transkriptase, die mit der RNase H komplexiert ist, zusammen mit der Protease am linken und mit der Endonuklease (oder Integrase) am rechten Ende auf demselben Vorläufermolekül – das zu einem riesigen Durchleseprotein von 160.000 führt, dem gag-pol Vorläufer, $pr160^{gag\text{-}pol}$. Im Gegensatz zu den Strukturproteinen, von denen das Virus Hunderte braucht, benötigt es von den Enzymen nur wenige Moleküle, da diese wieder und wieder benutzbar sind, und katalytisch wirken. Alle diese Enzyme sitzen daher zusammen auf einem Gen von HIV, dem pol-Gen, von dem viel geringere Proteinmengen produziert werden, nur etwa 5 % im Vergleich zum gag. Die Sequenz für dieses pol-Vorläufermolekül beginnt auf dem Genom noch vor dem Ende von gag, sie stammen aus zwei verschiedenen Leserastern, die beide überlappen.

Wie werden die Mengenunterschiede für gag und pol gesteuert? Am einfachsten stellt man sich ein großes mRNA Molekül vor, das von gag bis zum endo-Gen reicht, und überläßt den Ribosomen bei der Proteinsynthese die richtige Mengenproduktion: gag häufig abzulesen und in viele Proteine zu übersetzen und dann ab und zu einen Fehltritt zu machen, aus dem Raster zu rutschen und entsprechend seltener den pol-Protein-Vorläufer zu produzieren. Es gibt an der Stelle, an der beide Gene überlappen, sechsmal dasselbe Nukleotid. Eines davon auszulassen würde für die Ribosomen genügen, um aus dem Leseraster zu fallen und das pol-Gen zu übersetzen. Dieser Mechanismus trägt den Namen „translational frameshifting", d. h. Rasterverschiebung während der Proteinsynthese. Bei HTLV-I und -II gibt es zwischen gag und pol mehrere Tripletts, die sich nicht in Proteine übersetzen lassen. Hier machen die Ribosomen statt eines Fehltritts einfach zweimal die „Augen" zu. Sie rutschen in das Raster der Protease und danach zurück in das Raster von pol, um ein gag-pol-Protein zu synthetisieren, ein seltenes Ereignis, so daß wiederum viel gag und wenig pol-Protein produziert wird.

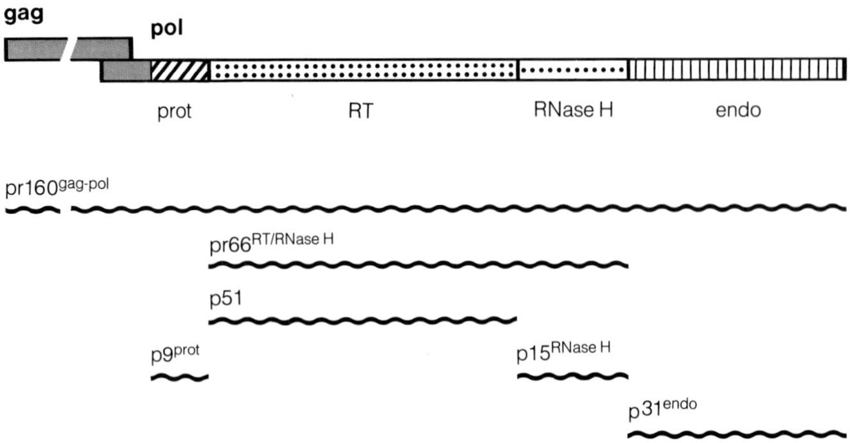

Abb. 12. Das pol-Gen und seine Produkte
Das pol-Gen umschließt prot, die Reverse Transkriptase (RT), RNase H und die Endonuklease. Alles zusammen kodiert für ein Protein von 160.000, $pr160^{gag\text{-}pol}$ genannt. Die virale Protease schneidet die eigentliche RT zu einem Molekül p66 zurecht, aus dem ein p51 durch Verkürzung am Carboxyende entsteht. Das abgeschnittene Stückchen p15 ist eine RNase H, die sowohl als Fragment wie auch als Bestandteil des p66-Moleküls aktiv ist. Das p55-Molekül ist enzymatisch inaktiv. Die Protease p9 und die Endonuklease p31 werden ebenfalls herausgeschnitten.

Nach der Entstehung des riesigen pol-Vorläuferproteins muß zunächst die Protease aus diesem Molekül aktiviert werden, entweder autokatalytisch oder durch gegenseitige Freisetzung aus Vorläufermolekülen. Die Protease muß von der eigentlichen Reversen Transkriptase abgeschnitten werden, denn auch die Reverse Transkriptase muß befreit werden, um arbeiten zu können. Schließlich muß auch die Endonuklease am anderen Ende entfernt werden, bevor die Reverse Transkriptase aktiv wird. Sind Protease und Endonuklease an beiden Enden abgeschnitten, besteht die Reverse Transkriptase aus einem Proteinstrang mit einem Molekulargewicht von 66.000. Dieses Molekül, p66, ist die eigentliche enzymatisch aktive Reverse Transkriptase. Zusätzlich sitzt auf demselben Molekül noch eine Nuklease, die RNase H, welche spezifisch RNA in RNA-DNA **H**ybriden abdaut. Diese Hybrid-spezifische RNase H spielt eine wesentliche Rolle bei der Virusreplikation. Ihre Anwesenheit auf dem p66 ist notwendig für die Aktivität der Reversen Transkriptase, schneidet man die RNase H durch gentechnische Methoden ab, so ist auch die Reverse Transkriptase inaktiv. Isoliert man dieses p66-Molekül, findet man es unter normalen Bedingungen nie alleine auf – es ist, jedenfalls in vitro, immer begleitet von einem zweiten Molekül, das ein wenig kürzer ist, aber sonst identisch. Das verkürzte Molekül stammt vom vorderen (aminoterminalen) Bereich ab und hat am hinteren Ende etwas Information verloren, sein Molekulargewicht ist nur 51.000, p51. Obwohl p51 enzymatisch gänzlich inaktiv ist und weder Reverse Transkriptase noch RNase H Aktivität besitzt, sind meistens beide Formen in gleichen Mengen vorhanden. Das läßt eine Funktion vermuten, bei der diese Mengenverhältnisse eine Rolle spielen, entweder das Enzym arbeitet als Dimer wie z. B. p66/p51 oder gar als Tetramer (p66/p51/p66/p51). So lagert es sich möglicherweise besser an die virale RNA an und vollzieht die Reverse Transkription. Das beim Übergang von p66 in p51 entstandene Reststück, p15, ist ebenfalls enzymatisch aktiv, es ist eine RNase H, die einen etwas anderen Wirkungsmechanismus hat, als die RNase H im p66 Molekül.

Bei der Reversen Transkription müssen drei bis acht Virusgene korrekt repliziert werden. Vergleicht man diese Aufgabe mit der von zellulären DNA-Polymerasen, die 200.000 Gene in jeder Zelle richtig vermehren müssen, so ist ihre Aufgabe vergleichbar gering. Die Reverse Transkriptase ist deshalb von der Evolution auch nicht so auf Präzision getrimmt wie ihre Kollegin, die DNA-Polymerase in der normalen Zelle. Sie macht einfach öfter Fehler, d. h. sie baut ein falsches Nukleotid, nicht das vom Gegenstrang vorgeschriebene, ein. Passiert ihr das bei der Reversen Transkription der gag-Moleküle, so geht das solange gut, wie dadurch nicht die Ausbildung des viralen Kerns oder die sonstige Architektur leidet. Die Anforderung an Strukturproteine ist nicht allzuhoch. Wie steht es mit dem env, den beiden Glykoproteinen, die weiter unten diskutiert werden? Diese können Fehlerraten verkraften, solange sie danach noch an den Rezeptor der Wirtszelle binden können. Für die Glykoproteine, die eine Immunantwort des Organismus hervorrufen, sind Fehler sogar von Vorteil! Die Antikörper gegen ein bestimmtes Glykoprotein wirken nicht mehr, wenn es genügend verändert ist, und so entwischt das Virus den Wächtern des Immunsystems. In der Tat scheint es so zu sein, daß diese „antigene Varianz“ der Glykoproteine, die durch die Fehlerrate der Reversen Transkriptase zustande kommt, die Überlebenschance des Virus begünstigt.

Macht denn die Reverse Transkriptase beim Überschreiben eines Gens mehr Fehler als bei einem anderen Gen? Mit Sicherheit nein. Auch bei der Reversen Transkription des pol-Gens selber macht sie vermutlich Fehler – allerdings verlaufen diese meistens „tödlich“. Entsteht dabei eine defekte Reverse Transkriptase, so schafft diese nicht alle die nötigen Schritte der Replikation, es entstehen keine Virusnachkommen. Daher ist das pol-Gen hochkonserviert. Es ist genetisch so stabil, daß seine Sequenzen zur Herstellung von Verwandtschaftsbeziehungen verschiedener Virusisolate herangezogen werden. Die Verwandtschaft der Sequenzen von HIV und Visna ist z. B. sehr groß, die zu RSV ist geringer, die zu den vermuteten Reversen Transkriptasen aus Fliegen, Hefe, E.coli oder Hepatitis B ist noch geringer. Man erstellt durch Sequenzvergleich der Reversen Transkriptasen Stammbäume, sogenannte phylogenetische Bäume (s. Abb.1).

Die unterschiedliche Präzision der Reversen Transkriptase im Vergleich zu der zellulären DNA-Polymerase weckt große Hoffnungen auf Therapieansätze mit Nukleosidanaloga. Das sind Substanzen, die Ähnlichkeit mit den Bausteinen der Nukleinsäuren, den sog. Nukleotiden haben. Analoge Moleküle sind solche, die ähnlich wirken, aber nicht genauso. Ein Nukleosidanalog ist z. B. das Azidodeoxy Thymidin (AZT), eines der hoffnungsvollsten Hemmstoffe der Reversen Transkriptase. Es trägt ein Stickstoffmolekül an der Stelle, wo die richtigen Nukleotide eine OH-Gruppe besitzen. Diese wäre aber nötig, um die Verknüpfung eines Nukleotids zum nächsten zu vollziehen, für die Ausbildung der sogenannten 3′-5′Phosphodiesterbrückenbindung, dem eigentlichen Schritt, nach welchem das Enzym Polymerase genannt wird. Das 3′-Ende ist aber durch das N-Molekül blockiert, die Synthese bricht ab, die Virusvermehrung ist beendet. Die zelluläre DNA-Polymerase sortiert das falsche Nukleotid mit viel höherer Effizienz aus und baut es nicht ein, chemisch gesprochen: die Bindungskonstante von AZT an die Reverse Transkriptase ist höher als an die zelluläre DNA-Polymerase. Diesen Unterschied der Präzision – fidelity im Englischen – will man sich durch Nukleosidanaloga zunutze machen, um die Virusvermehrung zu stören, ohne die zelluläre DNA-Synthese mitzutreffen.

Wodurch die „fidelity“, die Treue – eines Enzyms beeinflußt wird, hat man bei der sog. Kronberg DNA-Polymerase, dem Vermehrungsenzym von Bakterien, getestet. Diese E.coli DNA-Polymerase hat eine zusätzliche Korrekturlesevorrichtung eingebaut, die fehlerhafte Nukleotide wieder hinauswirft „proof-reading“ genannt. Man könnte auch an „tippex“ denken, das fehlt der Reversen Transkriptase.

Literatur

Baltimore, D. Retroviruses and retrotransposons: the role of reverse transcription in shaping the eucaryotic genome. Cell **40**, 481–482 (1985).

Jacks, T., Power, M. D., Masiarz, F. R., Lucius, P. A., Barr, P. J., Varmus, H. E. Characterization of ribosomal frameshifting in HIV–I gag-pol expression. Nature **331**, 280–283 (1988).

Jacks, T. and Varmus, H. E. Expression of the Rous sarcoma virus pol gene by ribosomal framshifting. Science **230**, 1237–1242 (1985).

Johnson, M. S., McClure, M. A., Feng, D.-F., Gray, J. and Dooplittle, R. F. Computer analysis of retroviral pol genes: assignment of enzymatic functions to specific sequences and homologies with non-viral enzymes. Proc. Natl. Acad. Sci. USA **83**, 7648–7652 (1986).

Moelling, K. Exciting days over for reverse transcriptase? Nature **256**, 258–260 (1975).

Anything new about reverse transcriptase? Nature **264**, 111–112 (1976).

Temin, H. M. Reverse transcription in the eucaryotic genome: retroviruses, para-retroviruses, retrotransponsons, and retrotranscripts. Mol. Biol. Vol **2**, (6) 455–468 (1985).

Varmus, H. E. Reverse transcriptase rides again. Nature **314**, 583–584 (1985).

Mechanismus der Reversen Transkription

(Abb. 13 und 14)

Am einfachsten wäre die Virusvermehrung, wenn das Retrovirus in seinem eigenen Innern seine RNA und Proteine verdoppeln könnte und sich dann teilen würde – so vermehren sich z. B. Bakterien. Viren verfügen jedoch nicht über die Maschinerie, RNA zu replizieren und Proteine zu synthetisieren. Sie benötigen daher eine Wirtszelle. In dieser muß die virale RNA in RNA der Nachkommen verdoppelt werden – ein Vorgang der normalerweise in einer Zelle gar nicht vorgesehen ist. Die genetische Information einer Zelle besteht nämlich aus DNA – und nur diese zu verdoppeln ist die Zelle ausgerüstet. Es wäre ein Ausweg für das Virus, sich selber ein RNA-Verdopplungsenzym mitzubringen, wenn es die Zelle befällt – wie z. B. das Grippevirus, Influenza, welches seine RNA durch eine eigene RNA-abhängige RNA-Polymerase vermehrt. Das vermag ein Retrovirus jedoch nicht. Lange war es daher ein Rätsel, wie sich ein Retrovirus vermehrt. 1971 fanden Howard Temin und David Baltimore die Antwort auf diese Frage. Sie entdeckten in Viruspartikeln die Reverse Transkriptase, die RNA in DNA überschreibt. Die Entdeckung dieses Enzyms war insofern eine Besonderheit, weil es normale zelluläre Prozesse umkehrt. Nach dem sog. „Zentralen Dogma" der Molekularbiologie, das James D. Watson und Francis Crick, den Entdeckern der DNA-Doppelhelix, zugeschrieben wird, verläuft der Informationsfluß in der Natur von DNA in eine Boten-RNA, mRNA genannt (wobei das m vom Englischen Wort messenger hergeleitet ist). Dieser Vorgang wird als Transkription bezeichnet. Im Gegensatz zur DNA, die im Zellkern festsitzt, ist die mRNA beweglich, gelangt ins Zytoplasma der Zelle und dient dort als Vorlage für die Proteinsynthese, die von den Ribosomen durchgeführt wird. Dieser Vorgang wird als Translation bezeichnet. Die Reverse Transkriptase kehrt die Transkription um, virale RNA wird zuerst in DNA übersetzt – dann geht die Reihenfolge der Ereignisse dem Zentralen Dogma entsprechend weiter. Dieser Umkehrprozeß gab dem Enzym den Namen Reverse Transkriptase und den Viren den Namen Retroviren. Die Retroviren müssen sich die Reverse Transkriptase selber mitbringen, wenn sie eine Zelle infizieren wollen, denn Zellen besitzen normalerweise so ein Enzym nicht. Daher werden bei der Virusreifung immer einige Enzymmoleküle in das Virus mit eingepackt. Die Zelle könnte sonst mit einem eingedrungenen Retrovirus-Genom überhaupt nichts anfangen,

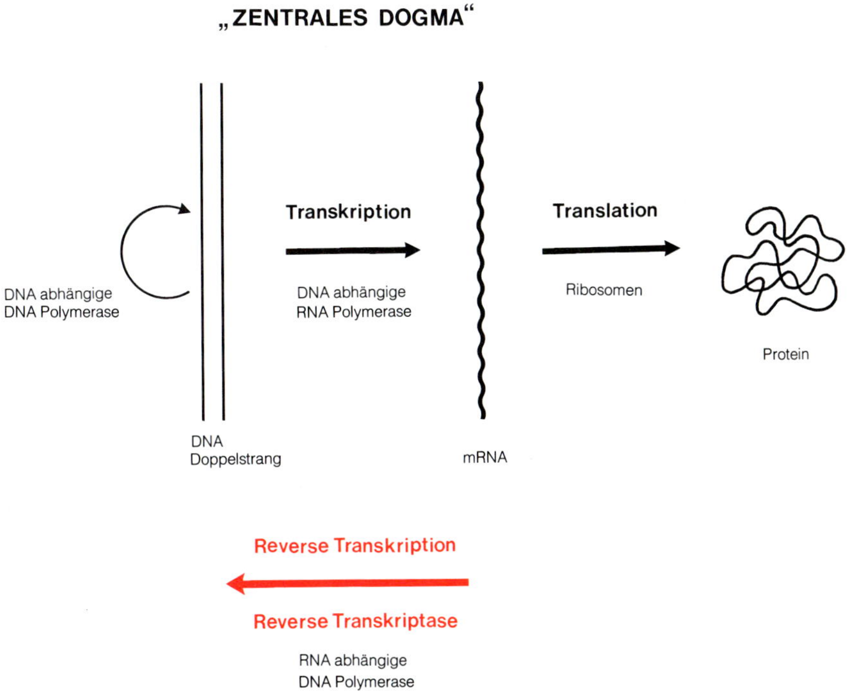

Abb. 13. Zentrales Dogma
Der Informationsfluß in der Biologie verläuft – so lautete das sog. Zentrale Dogma der Molekularbiologie seit Entdeckung der DNA-Doppelhelix – von DNA über RNA in die Proteine. DNA-abhängige DNA-Polymerasen replizieren die DNA, eine DNA-abhängige RNA-Polymerase transkribiert DNA in mRNA, ein Vorgang, der als Transkription bezeichnet wird, und von der mRNA werden durch die Ribosomen die Proteine hergestellt. Dieser Vorgang heißt Translation. Retroviren, die als primäre genetische Information RNA tragen, die zugleich mRNA ist, drehen den Vorgang der Transkription um und überschreiben RNA in DNA durch ihre eigene charakteristische RNA-abhängige DNA-Polymerase, die daher den Namen Reverse Transkriptase trägt und den Viren den Namen Retroviren einbrachte.

die RNA würde bestenfalls von einigen Ribosomen akzeptiert – nur gäbe es dann keine RNA für die Nachkommen. Die mitgebrachte Reverse Transkriptase garantiert die Virusreplikation. Nicht alle Virusproteine landen automatisch im Viruspartikel. Es war daher eine Überraschung, die Reverse Transkriptase im Virus zu finden – und intelligent, sie dort zu suchen! Immerhin war die Entdeckung der Reversen Transkriptase in Retroviren eine solche Überraschung, daß die beiden Wissenschaftler Temin und Baltimore dafür 1975 den Nobelpreis erhielten. Sie teilten ihn mit Renato Dulbecco, der wiederum dazu beigetragen hatte, diesen „Umweg" des Virus zu deuten. Er hatte zeigen können, daß die DNA von Viren in die Zell-DNA eingebaut – integriert – wird und wie ein zelluläres Gen bei der Teilung der Zelle vererbt wird. Damit war plötzlich klar, was Retroviren bezwecken: Umsetzung von RNA in ein sog. DNA-Provirus, das sie wie ein Kuckucksei der Wirtszelle unterjubeln. Diese gestattet nicht nur die Existenz des DNA-Provirus außerhalb der eigenen DNA als sog. Episom, sondern läßt sie sogar in die eigene DNA integrieren, wobei das Virus sich sein eigenes Enzym für diesen Prozeß, eine Integrase oder Endonuklease, zusätzlich noch mitbringt.

Die erste Schwierigkeit bei der Umwandlung von viraler RNA in DNA tut sich auf bei der Integration: DNA-Polymerasen, zu denen die Reverse Transkriptase gehört, können nicht ohne Starthilfe mit der DNA-Synthese beginnen. Sie brauchen einen Aufhänger, an den sie das erste Desoxynukleotid anknüpfen können. Die virale RNA bietet eine solche Starthilfe durch eine sog. t-RNA, transfer-RNA, die eigentlich bei der Proteinsynthese an den Ribosomen eine Rolle spielt und hier auf der viralen RNA völlig fehl am Platze zu sein scheint. Aber sie „paßt" auf genau eine Stelle auf der RNA, an der sie sich durch Wasserstoffbrückenbindung festhält. Dort beginnt die Reverse Transkriptase mit der DNA-Synthese und kopiert die RNA. Da die RNA als Plusstrang definiert ist, wird die komplementäre DNA als Minusstrang bezeichnet. Schon tritt die nächste Schwierigkeit auf, die Reverse Transkriptase hat gerade 100 der 10.000 Nukleotide synthetisiert, da ist das Genom zu Ende. Die t-RNA Startstelle sitzt so unglücklich nahe am Ende des Genoms, daß es gleich zum Stopp kommt (strong-stop DNA). Die DNA-Polymerasen sind richtungsgebunden, daher kann auch die Reverse Transkriptase nicht einfach am t-RNA-Start andersherum (nach „rechts") loslaufen, obwohl das lohnender gewesen wäre – jedenfalls auf den ersten Blick (s. Abb. 14).

Am „linken“ Ende des RNA-Genoms, (das 5′-Ende, sprich: fünf Strich Ende) bleibt das Enzym am Abgrund stehen. Wie soll es an das andere Ende gelangen, um den gesamten RNA-Strang fertig zu übersetzen? Die Reverse Transkriptase baut sich eine Brücke, indem sie die unter ihr liegende RNA abdaut durch eine Enzymaktivität, die sie eigens dafür gleich an sich hat, eine RNase H Aktivität, H für **H**ybrid-Spezifität, denn die RNA im RNA-DNA Hybrid wird spezifisch vom Ende her weggedaut. Man nennt das eine Exonuklease, wenn sie vom Ende her beginnt. Sie beißt aber nicht nur einmal, sondern mehrmals hintereinander kleine RNA-Stückchen ab (etwa immer vier Nukleotide gleichzeitig) – und weil sie sich den Weg freimacht, ohne den DNA-Strang dabei zu verlassen, heißt sie „prozessive Exonuklease“. Ein springender Frosch bewegt sich ähnlich voran! Das Virus hat wiederum vorgesorgt für die weiteren Schritte. Am „linken“ Ende des Genoms befindet sich eine Sequenz, die sich auch auf der anderen Seite der RNA wiederfindet (dem 3′-Ende). Diese Region wird R genannt und steht für **R**epetition oder **R**edundanz, die Sequenzen sind nämlich identisch. Da aber die linke R-Sequenz bereits in komplementäre R’-Sequenz übersetzt und freigelegt worden ist durch Reverse Transkriptase und RNase H, paßt jetzt R auf R’. Es ist nur eine Frage der Statistik, daß das eine Ende am anderen Ende vorbeiwedelt – und kleben bleibt. Das Enzym hat einen Salto mortale überstanden und befindet sich nun am anderen Ende des Genoms, wo es stur in der einzigen ihm erlaubten Richtung weiterlaufen kann bis zur t-RNA, die ihm nun wieder als nächstes im Wege steht. Jetzt muß die gesamte Virus-RNA beiseite geschafft werden, damit Platz entsteht (d. h. die Wasserstoffbrücken freigesetzt werden) für den zweiten DNA-Strang, das Ziel ist ja die Synthese eines doppelsträngigen DNA-Provirus. Dieser zweite DNA-Strang heißt nun wieder Plusstrang, weil er dieselbe Orientierung hat wie die ursprüngliche RNA. Diese Synthesearbeit nimmt ein zweites Reverse Transkriptase-Molekül auf. Erstmal muß dazu ein ganz spezifischer Schnitt in die RNA gesetzt werden – eine Startstelle geschaffen werden. Diese erfolgt wahrscheinlich durch die „kleine“ (p15)-RNase H, die vermutlich diesen einzigen Hybrid-spezifischen Schnitt durchzuführen hat. Die kleine RNase H ist nach unseren Untersuchungen eine „nichtprozessive Endonuklease“. Nun hält sich die Reverse Transkriptase wieder am RNA-Ende fest, das sie sich auf diese Weise selber geschaffen hat, und läuft los, in entgegengesetzter Richtung als das erste Enzym, sie schiebt dabei vermutlich die RNA zur Seite. Diese wird auf nicht genau bekannte Weise – vielleicht auch durch die RNase H? – beseitigt. Für diese

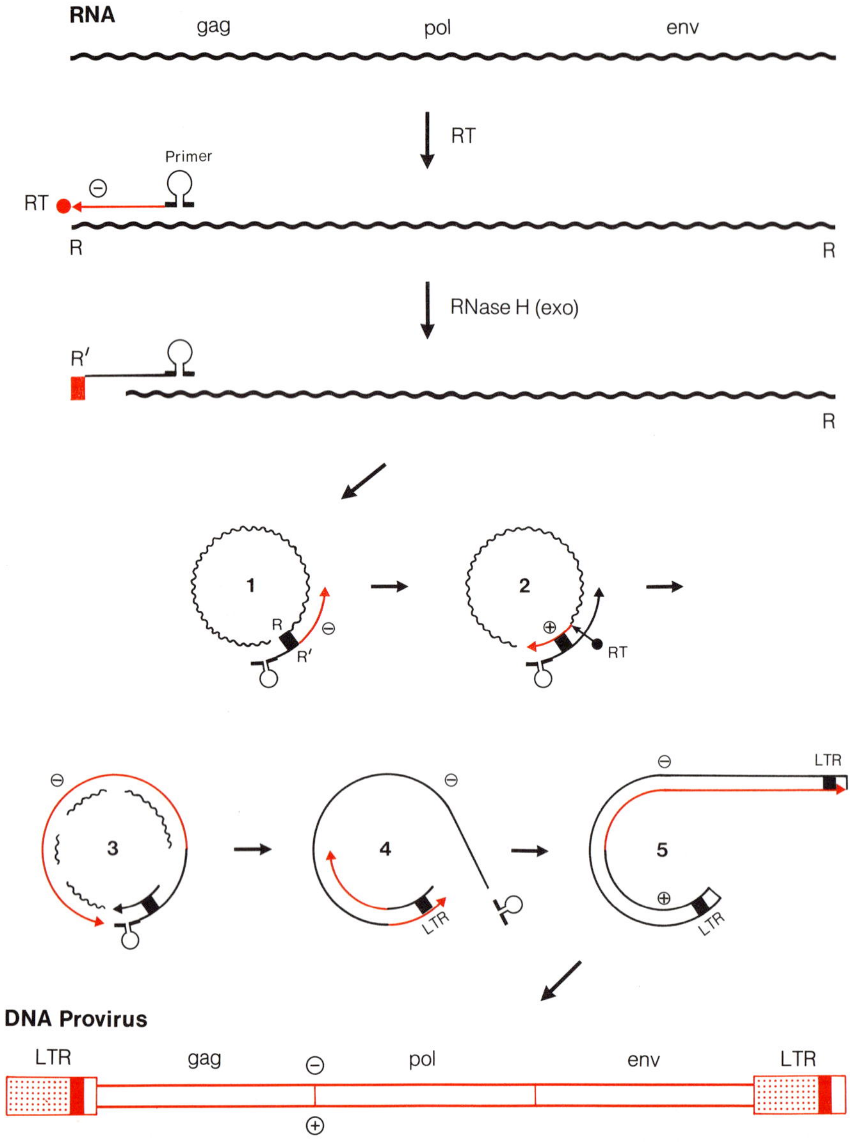
RNA
gag
pol
env
RT
Primer
RT
R
R
RNase H (exo)
R′
R
1
R
R′
2
RT
3
4
LTR
5
LTR
LTR
DNA Provirus
LTR
gag
pol
env
LTR

Abb. 14. DNA-Provirus Synthese
Die virale RNA trägt einen t-RNA Primer, an dem die Reverse Transkriptase (RT) die DNA-Synthese beginnt, den DNA-Minusstrang. Sie kopiert R in R' und erlaubt damit der RNase H aus dem entstandenen RNA-DNA Hybrid die RNA wegzudauen. R' lagert sich an das R der Gegenseite an und führt zur Zirkularisierung (1). Somit kann die Minusstrang-DNA Synthese fortgesetzt werden. Ein weiteres RT-Molekül beginnt nahe der R-Region mit einem Schnitt (vielleicht von der p15-RNase H vollzogen) und beginnt die Plusstrang-DNA Synthese (2). Ist die Minusstrang-DNA Synthese durch das erste RT-Molekül beendet, so wird die virale RNA verdaut (vermutlich ebenfalls durch die RNase H) (3). Beide RT-Moleküle laufen dann in der angefangenen Richtung weiter (4), der t-RNA Primer wird abgedaut, der Minusstrang klappt auf und gestattet die Fertigstellung eines DNA-Provirus (5) mit zwei LTR-Strukturen. Dies kann ins Zellgenom integriert werden.

so begonnene Plusstrang-DNA-Synthese schaltet die Reverse Transkriptase auf ihre zweite Polymeraseeigenschaft um, nämlich auf die DNA-abhängige DNA-Polymerase, denn sie hat jetzt DNA zu übersetzen. Wieder kommt eine gefährliche Stelle, kurz nachdem sie die R'-Region passiert hat und sich auf der Gegenseite des t-RNA Primers befindet, klafft hier ein Loch. Sie hält erstmal an und läßt ihrem Zwilling, dem ersten Reversen Transkriptase-Molekül, den Vortritt, der hier auf dem Gegenstrang ebenfalls festsaß. Diese Reverse Transkriptase räumt jetzt die überflüssige t-RNA zur Seite und knickt sie mit ihrer RNase H ab. Sie läuft so weit, wie die zweite Reverse Transkriptase ihr gerade den Weg bereitet hat. Diese kann nun auch ihrerseits ihre Reise (Plusstrang-DNA) beenden. Die Struktur klappt auf, und fertig ist die Doppelstrang-DNA, das DNA-Provirus. Wer jetzt genau nachrechnet, bemerkt folgendes: das DNA-Provirus ist gewachsen gegenüber der viralen RNA, und zwar an beiden Enden! Während des Salto mortale ist genetische Information von „links" nach „rechts" und von „rechts" nach „links" (vom 5'- zum 3'-Ende u. u.) gelangt. Es entstehen an beiden Enden der DNA identische Strukturen, abgekürzt als LTR, long terminal repeat, denn beide LTR's sind identisch. Glaubt man an Sinn und Zweck jedes Schrittes dieser Viren, so muß man vermuten, daß die t-RNA, die scheinbar so unsinnig nahe am Genomende plaziert ist und einen Salto für die Reverse Transkriptase erzwingt – dort ihren Sinn hatte. Nur auf diese Weise konnten nämlich die LTR's entstehen – und die sind fast das Wichtigste der Retroviren.

Literatur

Fields, B. N., and Knipe, D. M. „Fundamental Virology" Raven Press, 1140 Ave of the Americas, New York, NY 1oo36 (1985), Kapitel 13, S. 235 ff.

Friedrich, R., and Moelling, K. Effect of viral RNase H on the RSV-genome during early transcription in vitro. J. Virol. **31**, 630–639 (1979).

Hansen, J., Schulze, T., and Moelling, K. RNase H activity associated with bacterially expressed recombinant reverse transcriptase of HIV. J. Biol. Chem. **262**, 12393–12396 (1987).

Hansen, J., Schulze, T., Mellert, W., and Moelling, K. Identification and characterization of HIV-specific RNase H by monoclonal antibody. EMBO J. **7**, 239–243 (1988).

Moelling, K. Replikation von LAV/HTLV-III Virus. AIFO **4**, 172–176 (1986).

Moelling, K. Reverse Transkription und Reverse Transkriptase. Dt. Ärzteblatt **85**, 436–443 (1988).

Omer, C., and Faras, A. Mechanism of release of the avian retrovirus $tRNA^{Trp}$ primer molecule from viral DNA by ribonuclease H during reverse transcription. Cell **30:**797–805 (1982).

Resnick, R., Omer, C. A., and Faras, A. J. Involvement of retrovirus reverse transcriptase-associated RNase H in the initiation of strong-stop (+) DNA synthesis and the generation of the long terminal repeat. J. Virol. **51:**813–821 (1984).

Varmus, H. E. Reverse Transcription. Sci. Am. Sept., 48–54 (1986).

Die Endonuklease (Abb.15)

Das Ergebnis der Reversen Transkription von Retroviren ist eine DNA-Kopie flankiert von einem LTR auf jeder Seite des DNA-Provirus. Diese mühsam hergestellte Struktur kann vor der Integration in drei verschiedenen Zuständen in der Zelle vorliegen, als lineares Molekül oder als Zirkel der das LTR einmal oder zweimal enthält. DNA-Zirkel mit nur einem LTR sind vermutlich Fehlkonstruktionen, die beim Ringschluß durch sog. homologe Rekombination aus Versehen entstehen, denn die beiden LTR's passen so genau aufeinander, daß sie zu einem einzigen verschmelzen. Die zirkuläre Form mit dem LTR-Tandem entsteht vermutlich durch eine Ligase im Zellkern, die ein glattes DNA-Ende mit einem anderen glatten DNA-Ende verknüpt, Klonierer nennen das blunt-end ligation – im Reagenzglas eine Reaktion mit nicht besonders hoher Ausbeute. Auch in der Zelle ist sie das wohl nicht, denn es gehen nur ein paar Prozent der linearen DNA in diesen Zirkel über. Diese Struktur wird ins Zellgenom integriert, das heißt, sie kann integriert werden, muß es aber vielleicht gar nicht notwendigerweise. Wie in dem Ausflug über Visna-Viren dargestellt, bleibt so eine Ring-DNA dort außerhalb des Zellgenoms bestehen als sogenanntes Episom und repliziert sich davon unabhängig (autonom, wie man sagt), jedoch meist im Gleichschritt: teilt sich die Zell-DNA, dann auch die virale DNA. Howard Temin, einer der Entdecker der Reversen Transkriptase, hat gezeigt, daß die Zirkelvermehrung auch manchmal „davonlaufen kann", sich schneller vermehrt als die Zell-DNA, so daß die Zelle sich mit DNA-Zirkeln auffüllt. Auch Vogelviren, wie das Spleen Nekrose Virus (auch REV genannt) oder das Osteopetrosevirus, produzieren zu viele DNA-Zirkel. Bei letzterem Virus wird diese unintegrierte DNA sogar mit Tumorentstehung in Verbindung gebracht. Auch das HIV leistet sich anscheinend mehr DNA-Zirkel in der Zelle als die meisten anderen Retroviren des Tierreiches. Diese recht ungewöhnliche Eigenschaft wird deshalb mit einer anderen überraschenden Eigenschaft von HIV in Zusammenhang gebracht, dem zytopathischen Effekt, also dem Absterben der Wirtszelle. Anthony Fanci vom NIH aus USA vertritt diese Hypothese – bisher ist sie jedoch unbewiesen. Der zytopathische Effekt hat wohl eher mit dem env zu tun, wie wir später sehen werden.

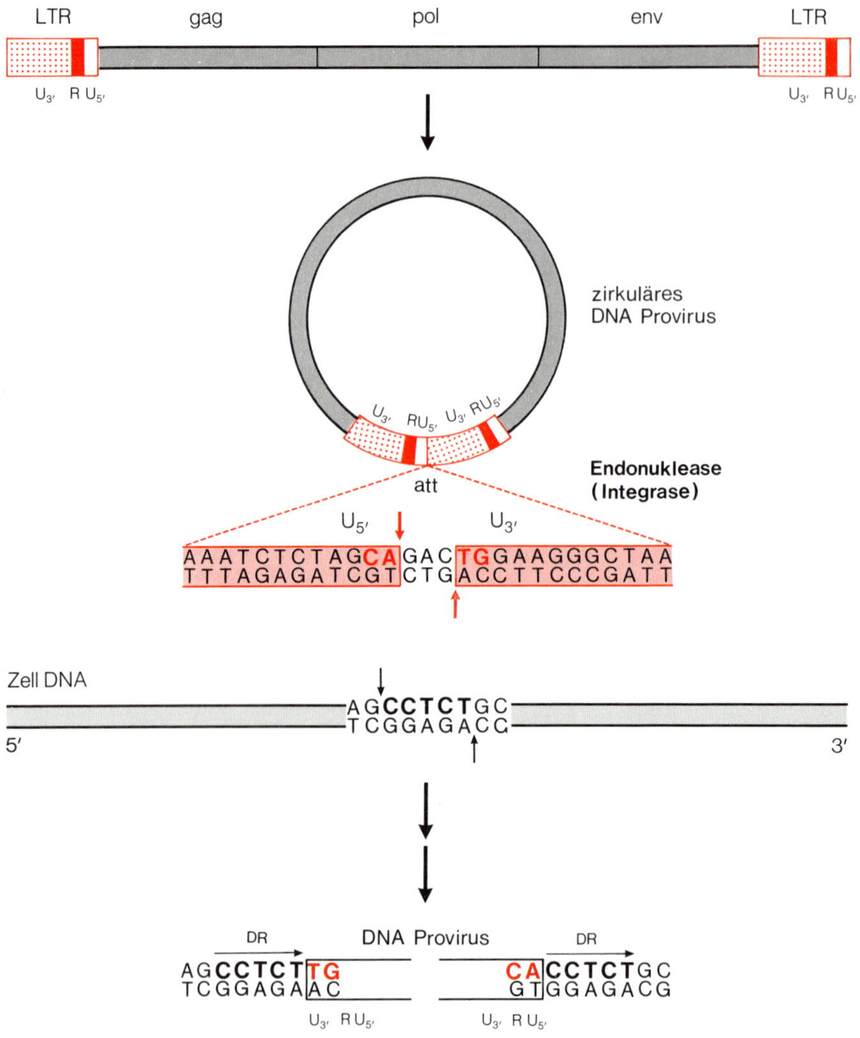
LTR
gag
pol
env
LTR
U3' R U5'
U3' R U5'
zirkuläres
DNA Provirus
U3' RU5' U3' RU5'
att
Endonuklease
(Integrase)
U5'
U3'
AAATCTCTAGCAGACTGGAAGGGCTAA
TTTAGAGATCGTCTGACCTTCCCGATT
Zell DNA
AGCCTCTGC
TCGGAGACG
5'
3'
DR
DNA Provirus
DR
AGCCTCTTG
TCGGAGAAC
CACCTCTGC
GTGGAGACG
U3' R U5'
U3' R U5'

Abb. 15. Die Endonuklease
Das DNA-Provirus wird von je einem LTR auf jeder Seite flankiert. Die beiden LTR's lagern sich durch Ringbildung zusammen und werden durch zelluläre Ligasen verknüpft. An der Schnittstelle, der sog. attachment Stelle (att), schneidet die virusspezifische Endonuklease (endo) oder Integrase die beiden LTR's wieder auseinander, auch die zelluläre DNA wird aufgeschnitten (s. Pfeile). Ob letztere Schnitte ebenfalls von der viralen Endonuklease vollzogen werden, ist nicht bekannt. Bei der Integration gehen die drei Basen GAC verloren. Reparatur unpassender Basen und anschließende Ligation führen zur Integration des DNA-Provirus, wobei das TG des U_3 mit der linken (5')DNA und das CA des U_5 mit der rechten (3')DNA der Zelle ligiert wird. Die Zell-DNA wird lokal verdoppelt zu einem sog. Direkten Repeat (DR), dessen Richtung als Pfeil angegeben ist.

Integration einiger DNA-Proviren findet möglicherweise auch dann statt, wenn sich die DNA-Zirkel als Episomen vermehren. Wie integriert sich die virale DNA ins Zellgenom? Im Zellgenom ist keine spezifische Stelle dafür vorgesehen. Mal integriert so ein Virus z. B. auf Chromosom 13, mal auf Chromosom 7 oder noch anderswo. Nach Integration entstehen rechts und links neben der Virus-DNA einige zusätzliche Nukleotide im Zellgenom – diese sind typisch für die jeweiligen Viren. Im Falle der Retroviren inklusive HIV entsteht links vom DNA-Provirus eine TG- und rechts eine CA-Sequenz. Die Integration funktioniert nur mit Hilfe der Virus-eigenen Integrase/Endonuklease, einem wenig charakterisierten, sehr komplizierten Molekül, das vielleicht ebenso ein Alleskönner ist wie die Reverse Transkriptase. Zuerst einmal ist sie hochspezifisch auf das eigene LTR eingestellt, sie schneidet die Verknüpfungsstelle zwischen den LTR's wieder auf, erkennt dort also genau eine Sequenz. Diese Stelle nennt man die Anheftstelle oder attachment site (att). Die Endonuklease ist also spezifisch für die att-Sequenz. Auf der Gegenseite, im Zellgenom, findet die Integration an willkürlicher Stelle statt, so daß die Endonuklease hier aufschneidet, ohne genau hinzuschauen. Man kennt diese Funktionen, weil man Mutanten von Vogelviren mit Defekten im Endonukleasegen hergestellt hat. Bei diesen unterbleibt die Integration der Provirus-DNA ins Zellgenom vollständig. Die Endonuklease ist bei verschiedenen Viren unterschiedlich auf dem Genom angeordnet, im Falle der Vogelviren sitzt sie nicht neben dem pol-Gen wie bei HIV, sondern ist dort ein Bestandteil der Reversen Transkriptase selber.

Beim Aufschneiden der att-Stelle in der Zell-DNA gehen drei Nukleotide aus der Nahtstelle der beiden LTR's verloren. Man vermutet, daß diese Deletion auftritt, damit erst eine Treppenstufe in die DNA geschnitten werden kann. Anschließend daut eine Exonuklease etwas von den überstehenden Enden ab, dann müssen die restlichen überstehenden Enden wieder aufgefüllt werden und außerdem die zwei neuen typischen Nukleotide rechts und links angehängt werden – vielleicht alles ausschließlich das Werk der Endonuklease. In der Tat stünde sie dann der Reversen Transkriptase an Kompliziertheit in nichts nach. Inwieweit sich Chemiekonzerne für Hemmstoffe gegen diesen Enzymkomplex interessieren werden, hängt wohl noch davon ab, ob die Integration ein notwendiger Vorgang für die HIV-Replikation ist. Wenn ja, lohnt es sich mindestens ebenso, diesem Enzym das Handwerk zu legen, wie der Reversen Transkriptase – oder noch mehr, da die Zelle vermutlich nicht über ähnliche Enzyme verfügt.

Literatur

Brown, P. O., Bowerman, B., Varmus, H. E. and Bishop, J. M. Correct integration of retroviral DNA in vitro. Cell **49**, 347–356 (1987).

Keshet, E. and Temin, H. M. Cell killing by spleen necrosis virus is correlated with a transient accumulation of spleen necrosis virus DNA. J. Virol. **31**, 376–386 (1979).

Mullins, J. J., Chen, C. S., and Hoover, E. A. Disease-specific and tissue-specific production of unintegrated feline leukemia virus variant DNA in feline AIDS. Nature **319**, 333–336 (1986).

Panganiban, R.T. Retroviral DNA integration. Cell **42**, 5–6 (1985).

Panganiban, R.T., and Temin, H M. Circles with two tandem LTR's are precursors to integrated retrovirus DNA. Cell **36**, 673–679 (1984).

Glykoproteine und das Spleißen (Abb. 16 und 17)

Retroviren besitzen auf ihrer Oberfläche zuckerhaltige Proteine, welche in der Virusmembran verankert sind. Mittels dieser Glykoproteine erkennt das Virus seine Wirtszelle, die ebenfalls Glykoproteine als Rezeptoren auf der Oberfläche trägt. Die Wechselwirkung zwischen Virus und Zelle ist so spezifisch, daß z. B. ein Vogelvirus keine Maus infizieren kann und umgekehrt. Selbst verschiedene Vogelviren infizieren nur bestimmte Vögel, einige nur Hühner, andere nur Wachteln oder Enten. Die Glykoproteine von HIV reagieren mit sog. T4-Rezeptoren von menschlichen Lymphozyten und einigen anderen Zellen, die ebenfalls T4-Rezeptoren tragen. Die Glykoproteine ragen aus dem Virus heraus, wobei die Virusmembran im wesentlichen mit der Zellmembran identisch ist. Daher sind die Glykoproteine die wichtigsten Antigene, die von der körpereigenen Immunabwehr des Wirtstieres auf dem Virus-Partikel als fremd erkannt werden. Gegen diese richtet der Organismus als Abwehr die Antikörperproduktion, die auch im heute üblichen Antikörpertest nachgewiesen wird. Die Immunabwehr des Körpers ist nur dann erfolgreich, wenn die gebildeten Antikörper die Wirkung des Virus blockieren und so die Neuinfektion einer Zelle hemmen. Solche Antikörper werden auch als neutralisierende Antikörper bezeichnet. HIV-Infizierte verfügen in der Tat über solche neutralisierenden Antikörper – nur reichen sie anscheinend nicht aus, um die HIV-Ausbreitung im Organismus dauerhaft zu verhindern und den Patienten zu schützen.

Die Synthese der Glykoproteine läuft in der Zelle ab, indem vom DNA-Provirus erst einmal env-mRNA hergestellt und diese in Proteine übersetzt wird. Da das env-Gen erst hinter dem gag- und pol-Gen plaziert ist, wäre eine mRNA, die alle drei Gene umfaßt, ziemlich lang. Außerdem werden für die Virussynthese viele Moleküle an gag benötigt, viele env-Moleküle, aber nur wenige pol-Moleküle, da letztere enzymatisch wirken und immer wieder benutzt werden können. Wie steuert das Virus nun die notwendige env-Proteinmenge? Es benutzt einen Mechanismus, den man in der Zelle kennt und der auch für die Synthese der Regulationsgene tat und art/trs zum Tragen kommt, das Splicing, zu deutsch **Spleißen**. Dieser Begriff erinnert Segler oder Seefahrer an den Buchtitel „Splissen und Knoten", ein Vorgang, mit dem man entfernte Enden eines Tampen aneinander knüpft und dabei eine Öse heraushängen läßt. Genauso verfährt die Zelle mit der env-mRNA. Das LTR wird an das env herangebracht, indem eine Öse mit der mRNA von gag und pol

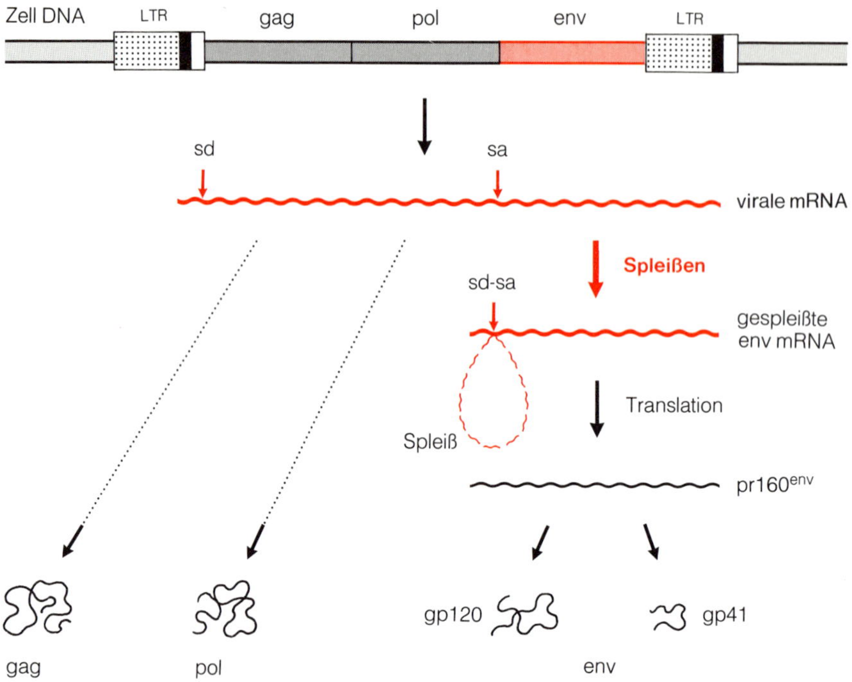

Abb. 16. Die env-Synthese

Die zelluläre RNA-Polymerase beginnt am Promotor des LTR die Provirus-DNA in virale mRNA zu übersetzen. Diese mRNA dient als Vorlage für die Ribosomen, um die gag- und pol-Proteine zu synthetisieren. Während die gag- und pol-Proteine gleich am Anfang auf der mRNA kodiert sind, liegt das env-Gen weiter entfernt. Für die env-Proteinsynthese wird daher die virale mRNA verkürzt. Auf der mRNA befinden sich Sequenzen, sog. Spleiß-Donor (s. d.)- und Spleiß-Akzeptor (s. a.)-Regionen, die sich zusammenfügen und ein Stück mRNA als Öse, sog. Spleiß, heraushängen lassen. Diese wird in der Zelle verdaut. Die so gespleißte env-mRNA wird dann durch die Ribosomen in ein env-Vorläuferprotein translatiert, an welches Zuckerketten angehängt werden. Dieser $pr160^{env}$ wird anschließend von zellulären (nicht der viralen) Proteasen zerschnitten. So entstehen die beiden Glykoproteine gp120 und gp41.

herausgespleißt wird. Dieser Spleißvorgang findet im Zellkern statt. Auf der ungespleißten RNA gibt es Sequenzen, Spleiß-Donor und Spleiß-Akzeptor genannt, die aufeinander passen und durch Proteine im Zellkern zusammengebracht werden. Diese RNA-Proteinkomplexe heißen „SNURP's", **s**mall **n**uclear **r**ibonucleoprotein **p**articles. Das Spleißen ist ein sehr schnell ablaufender spontaner Prozeß, der schwer zu unterbinden ist – vielleicht durch das art/trs-Protein (s. dort)? Durch den Spleißvorgang gerät das env unter die direkte Kontrolle der LTR-Regulatorregion und kann daher in großen Mengen synthetisiert werden. Es entsteht env-Protein – auch dieses ist erstmal wieder ein Vorläufer von 160.000 Molekulargewicht, das in zwei Teile zerlegt wird durch eine zelluläre Protease, nicht die virale, denn der Vorgang findet noch im Zellplasma nicht an der Membran statt. Nun werden die Proteine mit Zuckerketten behängt. Dafür gibt es zelluläre Enzyme, die im rauhen endoplasmatischen Retikulum auf diesen Prozeß spezialisiert sind. Zum Anknüpfen von Zuckerketten sind bestimmte Aminosäuren der beiden env-Proteine prädisponiert. Auch die Wissenschaftler wissen, welche das sind, wenn sie eine Proteinsequenz lesen. Die Endprodukte dieses Prozesses sind die Glykoproteine gp120 und gp41. Sie bestehen bis zu 20 % aus Zuckermolekülen. Die meisten Oberflächenmoleküle, die aus Viren und Zellen in die Körperflüssigkeit hinausragen, sind glykosiliert, denn so vertragen sich die Proteine besser mit der hydrophilen Umgebung. Die Zuckerketten wirken außerdem stabilisierend auf die Konfiguration der Moleküle und beeinflussen so deren Antigenität. Ob sie selber auch Antikörperantworten im Immunsystem hervorrufen, ist noch Gegenstand von Untersuchungen.

Das gp41 befindet sich auf beiden Seiten der Membran. Ein Teil des Moleküls reicht durch die Membran hindurch. Diese Region, die Transmembranregion, des gp41 ist anscheinend besonders wichtig, denn sie ist hoch konserviert. In dieser Region ähneln sich die verschiedenen Virusisolate am stärksten. Da Membranen aus wasserabweisenden Phospholipiden bestehen, gestatten sie ebenso nur hydrophoben, also wasserabweisenden Proteinbereichen, den Aufenthalt in der Membran. Daher zeichnet sich die Transmembranregion des gp41 durch eine Serie von hydrophoben Aminosäuren aus. Ein weiterer Teil des gp41 weist in das Innere des Virus bzw. der infizierten Zelle. Auch dieser Bereich scheint von außerordentlicher Bedeutung für die biologischen Eigenschaften des

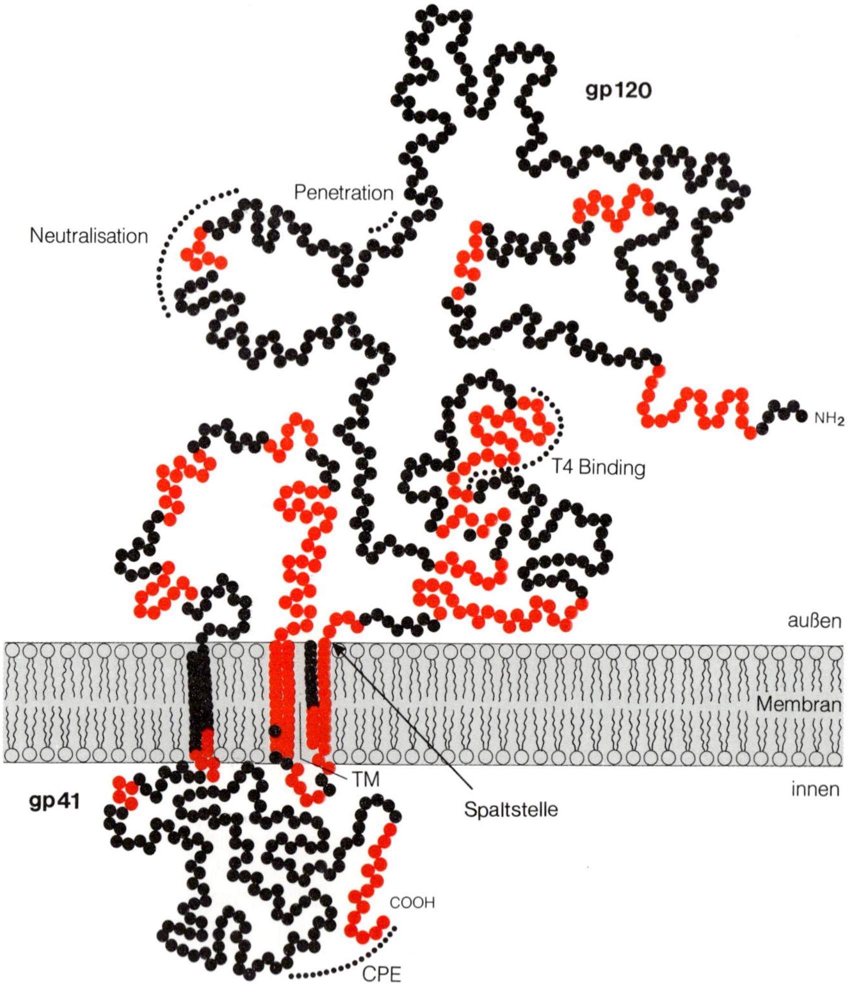
gp120
Penetration
Neutralisation
NH2
T4 Binding
außen
Membran
innen
gp41
TM
Spaltstelle
COOH
CPE

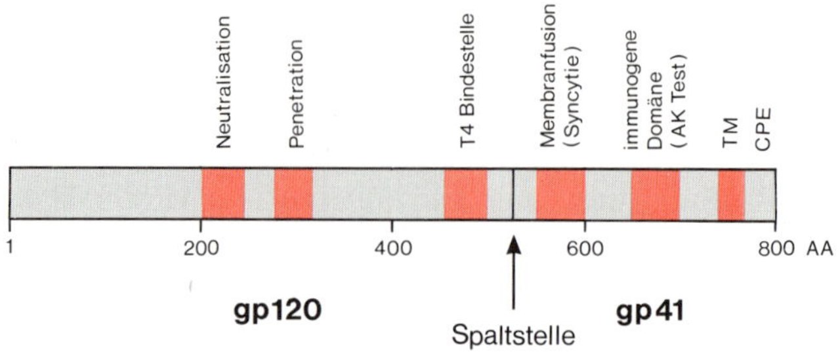
Neutralisation
Penetration
T4 Bindestelle
Membranfusion (Syncytie)
immunogene Domäne (AK Test)
TM
CPE
1
200
400
600
800 AA
gp120
gp41
Spaltstelle

Abb. 17. Tertiärstruktur der env-Proteine
Die abgebildete Tertiärstruktur der beiden Glykoproteine ist hypothetisch. Das gp41 befindet sich überwiegend innerhalb der Zelle und erstreckt sich mit drei Transmembranregionen (TM) durch die Membran, wobei eine Membranfusionsregion neben der Spaltstelle des gp41 behilflich ist. Ein Teil von gp41 ragt aus der Zelle bzw. der Virushülle heraus und hält dort das gp120 fest, das nur außerhalb der Zelle bzw. des Virus vorkommt. Diese Bindung ist nicht sehr stabil. Einige Bereiche des gp41 und des gp120 sind hoch konserviert (rot gezeichnet), vermutlich weil sie wichtige Funktionen erfüllen. Einige Funktionsbereiche sind bekannt, z. B. die Domänen, die für den zytopathischen Effekt des Virus verantwortlich sind (CPE). Die Transmembranregionen sind ebenfalls besonders hoch konserviert. Auf dem gp120 sind weitere konstante Regionen eingetragen, die für die Virus-Neutralisation, die Penetration der Wirtszelle und die T4-Rezeptorbindung verantwortlich sind.
Darunter ist schematisch das gp120/gp41 Polyprotein mit den genannten konservierten Regionen und der für den Antikörper (AK)-Test verwendeten immunogenen Domäne dargestellt. Die Zahlen bedeuten die Aminosäuren (AA) des env-Polyproteins.

HIV zu sein. Das Ende des gp41, der Carboxy-terminus, ist vermutlich mitverantwortlich für den zytopathischen Effekt (CPE) des HIV. Auch bei Katzen- und Mäuseviren kommt den dort bekannten analogen Transmembranproteinen besondere Bedeutung zu, sie wirken immunsuppressiv auf das Wirtstier, haben also eine negative Wirkung auf die Immunabwehr. Dies gilt besonders für das Katzenleukämie-Virus – das eine Art AIDS-Erkrankung hervorruft, obwohl es mit AIDS-Viren nicht verwandt ist. Bei gentechnologischen Versuchen, die dem Nachbargen des env galten, dem 3′orf, wurde dem gp41 ein Stückchen abgeschnitten. Das so verstümmelte Virus zeigte einen geringeren CPE – eine Zufallsentdeckung, die zu der Erkenntnis führte, daß das Ende des gp41 bei der Zell-Lyse eine Mitschuld trägt. Auf der anderen Seite der Membran ragt das gp41 heraus und bindet dort das gp120. Dieses wird nur durch Wasserstoffbrücken festgehalten und sitzt daher nicht sehr fest.

Das gp120 besteht ebenso wie das gp41 aus Bereichen, die bei verschiedenen Virusisolaten besonders gut übereinstimmen, den konstanten Regionen, und darüber hinaus aus den variablen Regionen. Man erwartet zu Recht, daß die Bindestelle an den T4-Rezeptor eine konstante Region darstellen muß, denn auf dieser Erkennung basiert die Aufnahme in die Wirtszelle. Insgesamt schätzt man im gp120 die Zahl der konstanten Regionen auf vier bis fünf, c1 bis c5 genannt, und die variablen auf fünf, v1 bis v5. Es gibt auch Übergänge, die nur annähernd konserviert sind.

Elegante Experimente von Craig Rosen, Joe Sodroski und Bill Haseltine erlaubten herauszufinden, wo denn die Erkennungsstelle des gp120 für den T4-Rezeptor lokalisiert ist. Durch genetische Manipulation schnitten sie einzelne Bereiche aus dem gp120 heraus und prüften die Bindung des Restproteins an T4-Rezeptoren. So konnten sie die Region identifizieren, die auf dem gp120 für die Bindung an T4-Rezeptoren verantwortlich ist. Auch die Region, die die neutralisierenden Antikörper hervorruft, läßt sich durch ähnliche Mutationen des gp120 und anschließende Untersuchung im Neutralisationstest schon ungefähr angeben. Welche Region jedoch dem Peptid T entspricht, ist kontrovers, ebenso, welche Region zum IL-2 homolog ist, und wo die 47 Aminosäuren sitzen, die dem Neuroleukin verwandt sein sollen. Letztere befinden sich möglicherweise auf dem gp120 nahe der Aminosäure 300. Das Zusammenwirken von Neuroleukin und HIV trägt vermutlich zur Demens von AIDS-Patienten bei.

Die Bereiche größter antigener Varianz sind theoretisch für die Funktionen des env-Proteins nicht so relevant, denn sie können sich, ohne Konsequenzen für die Überlebenschance des Virus, verändern. Für die antigene Varianz des env-Proteins ist die Reverse Transkriptase verantwortlich, die eine hohe Fehlerrate zuläßt. Überall dort, wo die Fehler die Vermehrungsfähigkeit des Virus nicht verringern, schleichen sich Fehler ein. An wesentlichen Stellen, wie z. B. im Bereich der Reversen Transkriptase selber oder an der T4-Bindestelle des gp120, sind nur geringfügige Veränderungen statthaft. Diese Regionen sind deshalb konservierter als andere. Vielleicht ist es sogar von Vorteil für das Virus, wenn sich die Sequenz des gp120 und auch das gp41 in einigen Regionen besonders verändert: so entkommt es der Immunantwort des Wirtes und erhöht seine Überlebenschance. Diese natürliche Selektion fördert die Entstehung der verschiedenen Serotypen oder gar neuer Viren.

Da sich die Antikörperreaktion eines Infizierten vor allem gegen gp41 und gp120 richtet, sind diese beiden Proteine die Grundlage vieler HIV-Tests. Man bezieht außerdem das p24 oder auch das p17 in die Tests mit ein, denn auch gegen diese werden oft gut nachweisbare Antikörper gebildet, jedenfalls im Frühstadium der Infektion. Sowohl im ELISA-Test wie im Western-Blot werden die Antikörper gegen die Glykoproteine als wichtigster Hinweis auf eine HIV-Infektion gewertet. Man versucht möglichst, die konstanten Proteinbereiche in den Tests anzubieten, u. a. die sehr konservierte Transmembranregion des gp41. Die Variabilität der Glykoproteine führt dazu, daß die Patientenantikörper verschieden gut im Test reagieren. Die momentan verfügbaren Tests erfassen deshalb auch nur HIV-1 und nicht HIV-2, weil die Glykoproteine von HIV-2 zu mehr als 60 % von denen des HIV-1 abweichen.

In elektronenmikroskopischen Aufnahmen von HIV-Partikeln sieht man oftmals, daß die Glykoproteine fehlen. In der Tat brechen diese relativ leicht ab. Die Scherkräfte im Blutstrom reichen anscheinend aus, um die gp120-Moleküle abzulösen. Übrig bleiben sozusagen kahlköpfige Viruspartikel. Diese Tatsache hat erhebliche Konsequenzen für die Immunabwehr. Fehlen die gp120-Moleküle auf den Viren, so greifen die Antikörper, u. a. die neutralisierenden Antikörper, die Viren nicht an. Impft man einen Patienten und sorgt für einen hohen Antikörpertiter gegen gp120 – so nützt dieser nichts, wenn das Virus gar kein gp120 auf der Oberfläche trägt. Viren können auch ohne vollständige Ausstattung mit gp120 Molekülen neue Zellen infizieren, indem sie von einer infizierten Zelle an die nächste uninfizierte durch Zell-Zellkontakt weitergereicht werden. An der Knospungsstelle der infizierten Zelle lagern sich zuerst die viralen Glykoproteine ein, die mit dem T4-Rezeptor anderer Lymphozyten reagieren können. Auf diese Weise verschmelzen die Zellmembranen, und das Virus wird hineingelassen. Gegen diesen Mechanismus wäre die Immunabwehr von Patienten, die durch eine Impfung hohe Antikörpertiter gegen gp120 entwickeln würden, ebenfalls hilflos. Es gibt weitere Hypothesen über das gp120: freischwimmende gp120-Moleküle könnten, nachdem sie vom Virus abgebrochen sind, im Organismus neutralisierende Antikörper wegfischen und diese als Waffe gegen das Virus unwirksam machen. Weiterhin lagern sich vermutlich freie gp120-Moleküle an beliebige Zellen an und machen sie so zu Zielscheiben der Immunabwehr, da sie sozusagen den Stempel „fremd“ tragen. Bisher ist es in Tierversuchen nicht gelungen, durch Impfung mit gereinigtem Glykoprotein Antikörper hervorzurufen, die gegen eine nachfolgende Virusinfektion schützen.

Nach neuesten Untersuchungen ist es möglich, gp120-Moleküle – jedenfalls im Experiment in der Zellkultur – wegzufischen und unschädlich zu machen. Dies wird durch rekombinante, d. h. gentechnologisch hergestellte, T4-Moleküle (rT4) erreicht. Sie binden freie gp120-Moleküle – und lagern sich außerdem am gp120 von Viruspartikeln an, die dann keinen T4-Lymphozyten mehr infizieren können. Wie ein „Mopp" sammeln die rT4-Moleküle gp120 und die HIV-Partikel weg – bisher allerdings nur in vitro (s. Kapitel „Impfstoffe – wann und wie?" und Abb. 31).

Literatur

Fisher, A. G., Ratner, L., Mitsuya, H., Marselle, L. M., Harper, M. E., Broder, S., Gallo, R. C., and Wong-Staal, F. Infectious mutants of HTLV-III with changes in the 3′ region and markedly reduced cytopathic effects. Science **233**, 655–659 (1986).

Hahn, B. H., Gonda, M. A., Shaw, G. M., Popovic, M., Moxie, J. A., Gallo, R. C., and Wong-Staal, F. Genomic diversitiy of the acquired immune deficiency syndrome virus HTLV-III: Different viruses exhibit greatest divergence in their envelope genes. Proc. Natl. Acad. Sci. USA **82**, 4813–4817 (1985).

Krohn, K., Robey, W. G., Putney, S., Arthur, L., Nara, P., Fischinger, P., Gallo, R. C., Wong-Staal, F., and Rauki, A. Specific cellular immune response and neutralizing antibodies in goats immunized with native or recombinant envelope proteins derived from human T-lymphotropic virus type III_B and in human immunodeficiency virus-infected men. Proc. Natl. Acad. Sci. USA **86**, 4994–4998 (1987).

Lasky, L. A., Nakamura, G., Smith, D. H., Fennie, C., Shimasaki, C., Patzer, E., Berman, P., Gregory, T., and Capon, D. G. Delineation of a region of the HIV-1 gp120 glycoprotein critical for interaciton with the CD 4 receptor. Cell **50**, 975–985 (1987).

Lee, M. R., Ho, D. D., and Gurney, M. E. Functional interaction and partial homology between HIV and neuroleukin. Science **237**, 1047–1051 (1987).

Modrow, S., Hahn, B. H., Shaw, G. M., Gallo, R. C., Wong-Staal, F., and Wolf, H. Computer-assisted analysis of envelope protein sequences of seven human immunedeficiency virus isolates: prediction of antigenic epitopes in conserved and variable regions. J. Virol. **61**, 570–578 (1987).

Robert-Guroff, M., Brown, M., and Gallo, R. C. HTLV-III-neutralizing antibodies in patients with AIDS and AIDS-related complex. Nature **316**, 72–74 (1985).

Stricker, R. B., McHugh, T. M., Moody, D. J., Morrow, W. G.W., Stites, D. P., Shuman, M. A., and Levy, J. A. An AIDS-related cytotoxic autoantibody reacts with a specific antigen on stimulated $CD4^+$ T cells. Nature **327**, 710–712 (1987).

Thiel, H. J., Schwarz, H., Fischinger, P., Bolognesi, D., and Schäfer, W. Role of antibodies to murine leukemia virus p15E transmembrane protein in immune therapy against AKR leukemia: A model for studies in human acquired immunodeficiency syndrome. Proc. Natl. Acad. Sci. USA **84**, 5893–5897 (1987).

Walker, C. M., Moody, D. J., Stites, D. P., and Levy, J. A. $CD8^+$lymphocytes can control HIV infection in vitro by suppressing virus replication. Science **234**, 1563–1566 (1986).

Willey, R. L., Rutledge, R. A., Dias, S., Folks, T., Theodore, T., Buchler, C. E., and Martin, M. A. Identification of conserved and divergent domains within the envelope gene of the acquired immunodeficiency syndrome retrovirus. Proc. Natl. Acad. Sci. USA **83**, 5038–5043 (1986).

Das tat-Protein – der Hauptschalter (Abb. 18)

Die soweit dargestellten Genfunktionen gag-pol-env sind für alle Retroviren, die sich in der Zelle vermehren wollen, essentiell. HIV ist allerdings von ganz besonderer Art und verfügt über fünf zusätzliche Regulationsgene – es ist sozusagen kopflastig!

Eines der zusätzlichen Gene ist das tat-Gen, eine Abkürzung für „**t**ranscriptional **a**ctivator **t**rans-acting". Es kodiert für ein Protein, das Fernwirkung besitzt und auf andere Gene (daher „trans") aktivierend wirkt. Seine Funktion wurde indirekt gezeigt: man zerstörte die genetische Information des tat-Gens, ein Vorgang, der durch die Anwendung gentechnologischer Methoden auf die virale DNA möglich wird, und analysierte die Restfunktionen. Das Ergebnis lautet: ohne tat kein Virus. Dreht man das Experiment herum, indem man das tat-Gen intakt läßt und andere Regionen des Virus verändert, so läßt sich eine „Akzeptorregion" auf der DNA identifizieren, die mit tat wechselwirken muß, damit Virus entsteht. Diese **t**at-**A**kzeptor-**R**egion „tar", ist auf dem LTR lokalisiert. Dort befindet sie sich an seltsamer Stelle. Die tar-Region liegt nicht im Bereich regulatorischer Elemente des LTR, wie Promotor oder Enhancer, welche die RNA-Polymerase und damit die Transkription regulieren. Vermittelt tat also keine Befehle an die RNA-Polymerase?

Vermutlich doch – nur wie ist nicht vollständig bekannt. Der Effekt von tat auf die tar Region führt jedenfalls zu einer etwa 10fachen Stimulation der viralen RNA-Synthese. Vermutlich signalisiert also tat der RNA-Polymerase, daß sie zehnmal mehr RNA-Transkripte am LTR herstellen soll. Nach neueren Untersuchungen bewirkt das tat-Protein diese Steigerung der Transkription, indem es die neuentstandene mRNA entknäuelt. Diese bildet nämlich in der tar-Sequenz spontan eine Sekundärstruktur aus, indem sich gegenüberliegende Basen zu einer Art Haarnadelstruktur zusammenlagern. Diese Struktur, die aus etwa 60 Nukleotiden besteht, führt zu einem unüberwindbaren Hindernis für die RNA-Polymerase. Sie stoppt. Das tat-Protein entwindet diese Struktur und gestattet so der RNA-Polymerase die Fortsetzung der mRNA-Synthese. So ein Vorgang ist bei Bakterien bereits seit längerem bekannt gewesen. Auch das HIV bedient sich also dieses Regulationsmechanismus. Die Wirkung des tat-Proteins wird analog zu Vorgängen in Bakterien als Antitermination bezeichnet und tat als Antiterminator. Vermutlich gibt es noch weitere Eigenschaften des tat-Proteins.

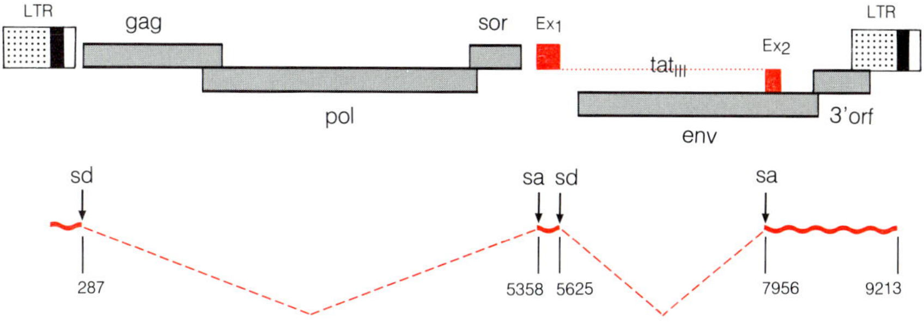

Abb. 18. Das tat_{III}-Gen
Das tat_{III}-Gen wird in zwei verschiedenen Leserastern des Virus kodiert. Durch doppelten Spleiß wird die tat-mRNA zusammengebaut, indem die Spleiß-Donor (s. d.)- und Spleiß-Akzeptor (s. a.)-Stellen zweimal aneinandergefügt werden, um eine mRNA zu bilden. Die beiden für Proteine kodierenden Bereiche sind das Exon I (Ex_1), das aus 73 Aminosäuren besteht, und das aus 14 Aminosäuren bestehende Exon II (Ex_2). Die Zahlen entsprechen den Nukleotiden der gesamten HIV-DNA.

Die Steigerung der mRNA-Synthese kommt dem tat selber wieder zugute. In einem feedback-Mechanismus wird auf diese Weise nämlich auch mehr tat-RNA produziert – und damit letzten Endes mehr tat-Protein. Diese Erhöhung der tat-Proteinkonzentration führt dazu, daß das tat-Protein seinen Januskopf enthüllt und sein zweites Gesicht zeigt – es schaltet nämlich ab einer bestimmten Mindestkonzentration von der Stimulation der Transkription auf eine Stimulation der Translation um. Diese ist gewaltig: 100- bis 1000fach wird die Proteinsynthese gesteigert. Vielleicht feuert tat die Ribosomen zu höherer Effizienz bei der Proteinsynthese an. Damit ist das tat-Protein eines der wichtigsten Regulationsproteine, die man in der Biologie überhaupt kennt – und außerdem ist es ein Novum, das beim HIV zum ersten Mal entdeckt worden ist. So ein Protein war bisher unbekannt und bis jetzt weiß man den Mechanismus seiner Wirkungsweise noch nicht. tat ist von praktischem Nutzen für Gentechnologen, man könnte vor ein gewünschtes Gen eine tar-Sequenz vorspannen und ein tat-produzierendes Gen in die Zelle hineinmanipulieren, und schon hätte man sich ein außerordentlich zugkräftiges Pferd vor seinen Wagen gespannt – die Produktion des gewünschten Gens könnte bis 1000fach effizienter verlaufen. Auch für diejenigen, welche die Virusreplikation von HIV hemmen möchten, ist tat eine willkommene Zielscheibe, man müßte „nur" das tat ausschalten – dann wäre die Virusreplikation unterbunden. Leider weiß man noch nicht, wie!

Das tat wird auf komplizierte Weise im Virus hergestellt. Ist zur Synthese von env-mRNA nur ein einziges Spleißen nötig, so braucht das tat einen doppelten Spleiß. Es besteht aus der genetischen Information, die aus zwei verschiedenen Leserastern stammt, die zudem noch recht weit voneinander entfernt sind. Erst als man die mRNA für tat genauer analysierte, bestätigte sich dieser Entstehungsmechanismus. Also zweimal werden Genbereiche wie Ösen ausgelassen und an den sog. Spleiß-Donor und Spleiß-Akzeptor Stellen wieder zusammengefügt. Die dadurch entstehenden Genbereiche, die für Proteine kodieren können, sind das $Exon_1$ und $Exon_2$. Das von $Exon_1$ und $Exon_2$ übersetzte Gesamtprotein hat ein Molekulargewicht von 14.000. Der vom $Exon_1$ abgelesene Proteinanteil ist der größere und wichtigere – er enthält siebenmal die seltene Aminosäure Cystein, die in verschiedenen Virusisolaten hoch konserviert ist. Daraus schließt man, daß die Cysteine sehr wichtig sind. Das zweite Exon ist relativ unbedeutend und besteht nur aus 14 Aminosäuren. Gentechnologen haben sich das tat-Protein zusammengebaut, indem sie die 14 Aminosäuren synthetisch an den vom ersten Exon kodierten Teil anfügten. Die Funktion des tat-Proteins versucht man über die Cysteine zu entschlüsseln. Zwei Cysteine können Disulfidbrücken bilden, bzw. binden sie an Metallionen wie Zn^{2+}, wobei die zwischen den Cysteinen liegenden Aminosäuren wie Finger ausbuchten. Diese Finger sind typisch für viele Regulatorproteine, die an Nukleinsäuren binden. Als man tat auf diese Eigenschaft untersuchte, stellte sich heraus, daß zwei tat-Proteine durch vier Zn^{2+} oder Cd^{2+} Ionen, die 14 Cysteine verknüpften, ein Pärchen bilden, ein sog. Dimer – keine Zn^{2+}-Finger, wie man erwartet hatte. Dieses Dimer könnte sehr wohl auch mit Nukleinsäuren in Wechselwirkung treten, z. B. mit den symmetrischen Bereichen der tar-Sequenzen. Dies konnte bisher noch nicht gezeigt werden. Das tat-Dimer besitzt basische Bereiche, die nach außen weisen. Vielleicht binden diese an andere Proteine und regulieren somit die Wechselwirkung zwischen tat und Nukleinsäuren. tat ist das erste Protein dieser Art und ist damit nicht nur eines der interessantesten Proteine von HIV, sondern generell in der Biologie. Da tat essentiell für die Virusreplikation ist, stellt es eine wesentliche Zielscheibe für Chemotherapie dar. Metall-fangende Substanzen, Chelatoren genannt, könnten die tat-Funktion zerstören oder Peptide oder andere Substanzen, welche die Dimerisierung blockieren. Außerdem bleibt offen, wie tat außer der Transkription auch die Translation erhöht. Ein solcher Zusatzeffekt wird von einigen Autoren neuerdings angezweifelt!

Literatur

Frankel, A. D., Bredt, D. S., Pabo, C. O. Tat protein from HIV forms a metal-linker dimer. Science **240**, 70–73 (1988).

Fisher, A. G., Feinberg, M. B., Josephs, S. F., Harper, M. E., Marselle, L. M., Reyes, G., Gonda, M. A., Aldovini, A., Debouk, C., Gallo, R. C., and Wong-Staal, F. The trans-activator gene of HTLV-III is essential for virus replication. Nature **320**, 367–370 (1986).

Kao, S., Calman, A. F., Luciw, P. A., and Matija Peterein, B. Anti-termination of transcription within the long terminal repeat of HIV-1 by tat gene product. Nature **330**, 489–493 (1987).

Marx, J. L. More about HTLV's and how they act. Nature **229**, 37--39 (1986).

Marx, J. L. The AIDS virus – well known but still a mystery. Science **236**, 390–392 (1987).

Rice, P. A., and Mathews, M. B. Transcriptional but not translational regulation of HIV-1 by the tat gene product. Nature **332**, 551–553 (1988).

Sodroski, J., Rosen, C., Wong-Staal, F., Salahuddin, S. Z., Popovic, M., Arya, S., Gallo, R. C., and Haseltine, W. A. Trans-acting transcriptional regulation of human T-cell leukemia virus type III long terminal repeat. Science **227**, 171–173 (1985).

Das art- oder trs-Gen (Abb. 19 und 20)

Die HTLV-III-Viren lassen es bei der Regulierung ihrer Nachkommenschaft mit einem Regulatorgen tat nicht genug sein, sie verfügen über ein weiteres lebensnotwendiges Regulationsgen. Seine Entdeckung war ein Überraschungsfund der Gruppe von W. Haseltine bei genauen Analysen der tat-Regulation. Während sie durch Genmanipulation am tat-Gen herumschnippelten, wurden keine Virusproteine mehr gefunden – selbst dann nicht, wenn intaktes tat zusätlich in die Zelle geschoben und damit dessen Zerstörung wieder aufgehoben wurde. gag- und env-Proteinsynthese fiel trotzdem weiterhin aus. Dies ließ eine weitere Genfunktion in der Gegend des tat-Gens vermuten. Genaueres Lesen der HIV-Sequenz im Bereich des tat- und env-Gens führte zu dem Ergebnis, daß auf dem Genom in diesem Bereich noch Platz für ein zusätzliches Gen vorhanden ist, insbesondere in anderen Leserastern. Für beide Gene wird vermutlich ein- und dieselbe mRNA zur Proteinsynthese benutzt, wobei die Ribosomen an zwei verschiedenen Ribosomenstartstellen, sog. ATG-Sequenzen, beginnen und in verschiedenen Rastern lesen (Abb. 19).

Haseltine und Mitarbeiter überprüften ihre These, daß noch ein Gen im Spiel sei, indem sie in einer Zelle, in der das neue Gen inaktiviert worden war, durch Einführen eben dieses intakten Gens die Virusvermehrung wieder herstellten. Auch dieses wirkte – wie tat – in der Zelle auf größere Entfernung, also trans-aktivierend. Dieses Genprodukt läßt jedoch die virale RNA-Menge konstant und ist daher kein Transkriptionsaktivator. Was aktiviert es statt dessen? Ohne das neue Gen werden von der vorhandenen Virus-RNA einfach keine Strukturproteine abgelesen, es wird kein gag, kein env und vermutlich kein gag-pol Protein produziert. Auch dieses neue Gen wirkt also wie die eine Funktion des tat erst nach der Transkription – posttranskriptionell, wie man sagt.

Warum geht die Translation nicht? Sitzt vielleicht ein Repressor davor und blockiert den Vorgang? Erst wenn dann das neue Genprodukt diesen hypothetischen Repressor (R) fortstößt, geht die gag- und env-Proteinsynthese los. So lautet jedenfalls eine Interpretation, die zu dem Namen **art** für das neue Gen führte, **a**nti-**r**epressor, und das t steht wieder für **t**rans. Dieses Modell ist spekulativ. In der Tat gibt es Alternativen – die vermutlich richtiger sind! Der Befund, daß gag- und env-Protein ohne „art“ nicht gebildet werden, ist unumstritten. Er läßt sich jedoch auch anders erklären. Z. B. könnte das neue Gen für das korrekte Spleißen oder den richtigen Transport der mRNA aus dem Kern ins Zytoplasma verantwortlich sein – ein „**t**rans-**r**egulator of **s**plicing" sein – so lautet daher sein zweiter Name trs, den Flossie Wong-Staal prägte. Sie hat mit ihren Mitarbeitern in der Gruppe von R. C. Gallo beobachtet, daß ein inaktives **trs**-Gen zur Überproduktion gespleißter mRNA führte. Zerstörten sie das trs, so entstand ungespleißte mRNA. Dieser Befund läßt sich folgendermaßen verstehen: In HIV-infizierten Zellen ist der Prozeß des Spleißens ein spontan ablaufender Vorgang. Sobald die RNA-Polymerase die virale Provirus-DNA in mRNA überschrieben hat, wird sie noch im Zellkern unter Beteiligung der kleinen nukleären Ribonukleoprotein-Partikel (SNURP's) gespleißt. Damit wird also die gespleißte gegenüber der ungespleißten mRNA vorzugsweise hergestellt und anschließend in Proteine übersetzt. Durch einen derartigen Doppelspleiß entstehen tat- und art/trs-Proteine. Ihr Nachschub ist also in der HIV-infizierten Zelle am besten garantiert. Sie treten zuerst auf, und daher werden die regulatorischen Gene tat und trs/art als „frühe Gene" definiert. Bei einem soforti-

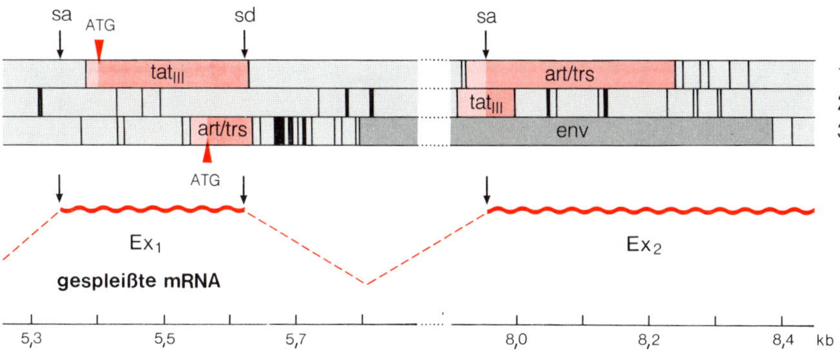

Abb. 19. Das art/trs-Gen
Die drei möglichen Leseraster des HIV-Genoms sind in drei Ebenen übereinander angeordnet. Dabei läßt sich ersehen, daß tat_{III} und art/trs auf denselben DNA-Bereichen überlappend kodiert werden. Es werden von der DNA jedoch für die beiden Proteine nicht zwei verschiedene mRNA-Moleküle hergestellt, sondern nur eine einzige mRNA, die an den angedeuteten Spleiß-Donor (sd)- und Spleiß-Akzeptor (sa)-Regionen verknüpft wird. So entsteht die angedeutete mRNA, die aus zwei Exons, Ex_1 und Ex_2, besteht. Von dieser mRNA übersetzen die Ribosomen, die jeweils an einem ATG beginnen, entweder das tat-Protein oder das art/trs-Protein. Es werden weder beim tat- noch beim art/trs-Gen die gesamten offenen Leseraster für die Proteinsynthese ausgenutzt, weil die mRNA diese Bereiche nicht vollständig abdeckt (bedingt durch die sa, sd Sequenzen).

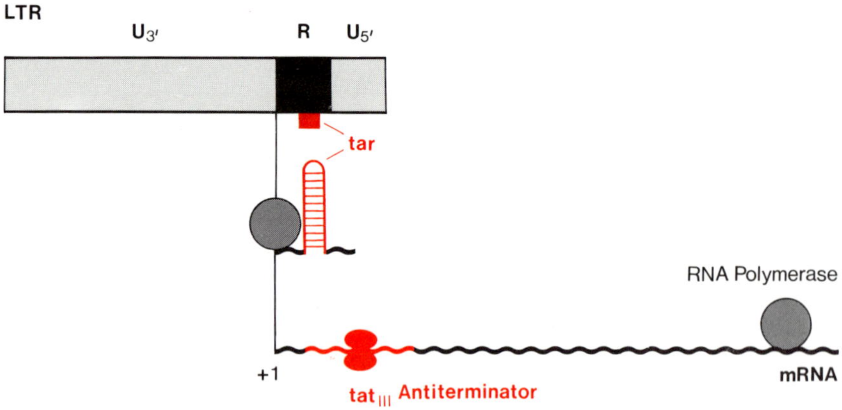
LTR
U3'
R
U5'
tar
RNA Polymerase
+1
mRNA
tat III Antiterminator

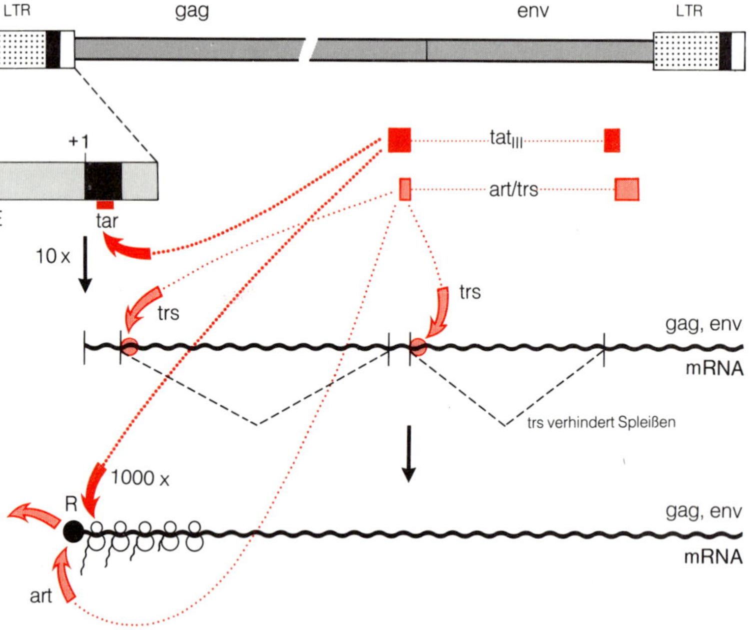
LTR
gag
env
LTR
+1
P/E
tar
tat III
art/trs
10 x
trs
trs
gag, env
mRNA
trs verhindert Spleißen
1000 x
R
gag, env
mRNA
art

Abb. 20. Wirkungsmechanismen von tat und art/trs
oben: Das tat-Protein wirkt auf die tat-Akzeptor-Region (tar) des LTR im Bereich von +44 bis +80 und steigert dort die Transkriptionsrate der mRNA. Nach neuesten Untersuchungen bewirkt das tat diese Aktivierung der Transkription, indem es die frisch gebildete mRNA, die sich spontan verknotet, entknäuelt. Damit wird der RNA-Polymerase sozusagen ein Stein aus dem Weg geräumt, und sie kann die mRNA-Synthese fortsetzen. Dieser Effekt wird als Antitermination bezeichnet und das tat entsprechend als Antiterminator.
unten: Ob tat am LTR noch andere Wirkungen ausübt, ist unbekannt. Bei dieser Transkriptionserhöhung wird u. a. auch der Nachschub an tat-Protein selber erhöht. Bei höherer tat-Protein-Konzentration wirkt es dann auf die Ribosomen und steigert die Translation bis zu 1000fach. Das art/trs-Protein aktiviert die Proteinsynthese von gag, pol und env. Entweder es entfernt dazu einen (bisher hypothetischen) Repressor R von der mRNA von gag, pol und env, daher der Name Anti-Repressor in trans (art) – oder es verhindert das Spleißen der viralen mRNA und unterbindet weitere tat- und art/trs-Synthese, ermöglicht aber statt dessen gag-, pol- und env-Synthese (daher der Name Transregulator des Spleißens, trs). Ohne das art/trs-Protein wäre die virale mRNA sofort einem Spleißmechanismus ausgesetzt. Gespleißte mRNA gestattet aber nur tat- und art/trs-Synthese. art/trs schaltet diesen Syntheseweg ab und dafür einen neuen Prozeß an, die Synthese der Strukturproteine gag, pol und env, die ungespleißte (oder maximal einmal gespleißte) mRNA als Vorlage benötigen. Das Virus entsteht also in einem Zweistufenprozeß: zuerst treten die frühen Regulationsgene in Kraft und treffen die Vorbereitung für die effiziente Produktion der späten Genprodukte gag, pol und env. Diese zweite Phase führt zu einer explosionsartigen Virussynthese und damit zum Tod der Zelle.

gen Spleißzwang in der Zelle hätte ungespleißte mRNA nie eine Chance zu entstehen. Um auch ihre Entstehung zu ermöglichen, gibt es in der HIV-infizierten Zelle das trs. Sobald sich genügend trs-Protein gesammelt hat, interveniert es mit dem Spleißen. Damit dreht es zwar letzten Endes sich selber auch den Hahn ab, ebenso wie dem tat (reguliert sich selber, durch negative Rückkopplung) – schaltet dafür aber auf die Entstehung ungespleißter gag- und gag-pol mRNA und nur einfach gespleißter env-mRNA um. Auf diese Weise entstehen endlich die viralen Strukturproteine. Da sie erst spät im Lebenszyklus des Virus notwendig sind und zuletzt entstehen, werden gag, pol und env als „späte“ Gene bezeichnet. Regulation der Virusreplikation durch frühe und späte Gene ist ein wohlbekanntes Phänomen von DNA-Tumorviren, war aber bei Retroviren bisher unbekannt.

Die ungespleißte bzw. nur einmal gespleißte gag- und env-mRNA werden möglicherweise anschließend durch die Mitwirkung des tat besonders effizient translatiert, so daß die Virusproduktion explosionsartig vonstatten geht. Die Einflußnahme von tat und art/trs auf die mRNA-Synthese führt zu dem bei den Retroviren des Tierreichs unbekannten Phänomen der Latenz und der Lyse. Die frühen Genprodukte aktivieren die späten Genprodukte, schalten sich selber ab und bewirken somit einen Zweistufenprozeß der Virusreplikation (Abb. 20).

Wie das trs mit den SNURP's in Wechselwirkung tritt, weiß man nicht. Theoretisch könnte trs auch den Transport der mRNA aus dem Kern in das Zytoplasma beeinflussen und zu demselben Ergebnis führen, ohne das Spleißen zu stören. Interessanterweise wurde von Japanern auch bei HTLV-I ein trs-analoges Gen gefunden. Bei HTLV-I gibt es eine Region X, die für das p42 tat_I (von HTLV-I) kodiert und im selben Sequenzabschnitt, versetzt in einem anderen Leseraster, befindet sich eine Funktion, die das Spleißen reguliert, rex genannt. Wegen der Zugehörigkeit zur X-Region wird das tat_I auch neuerdings von einigen Autoren tax genannt. tax und rex von HTLV-I entsprechen zusammen in ihrer Funktion den Wirkungen von tat und art/trs von HIV.

Literatur

Aldovini, A., Debouck, C., Feinberg, M. B., Rosenberg, M., Arya, S. K., and Wong-Staal, F. Synthesis of complete tat gene product of HTLV-III in E.coli: demonstration of immunogenicity in vivo and expression in vitro. Proc. Natl. Acad. Sci. USA **83**, 6672–6676 (1986).

Feinberg, M. B., Jarrett, R. F., Aldovini, A., Gallo, R. C., and Wong-Staal, F. HTLV-III expression and production involve complex regulation at the levels of splicing and translation of viral RNA. Cell **46**, 807–817 (1986).

Hidaka, M., Inoue, J., Yoshida, M., and Seiki, M. Post-transcriptional regulator (rex) of HTLV-I initiates expression of viral structural proteins but suppresses expression of regulatory proteins. EMBO J. **7**, 512–523 (1988).

Inoue, J., Yoshida, M., and Seiki, M. Transcriptional ($p40^x$) and post-transcriptional ($p27^{x\text{-}III}$) regulators are required for the expression and replication of human T-cell leukemia virus type I genes. Proc. Natl. Acad. Sci. USA **84**, 3653–3657 (1987).

Sodroski, J., Goh, W. C., Rosen, C., Dayton, A., Terwilliger, E., and Haseltine, W. A second posttranscriptional trans-activator gene required for HTLV-III replication. Nature **321**, 412–417 (1986).

sor und 3′orf – und was noch? (Abb. 21)

Erst 1987 wurden Untersuchungen über sor bekannt. Wieder konstruierte man Viren, denen dieses Mal sor fehlte. Sie vermochten neue Zellen nicht so effizient zu infizieren wie normales HIV. Wird das Virus jedoch durch Zell-Zellkontakt an andere Zellen weitergegeben, so zeigt sich kein Unterschied, wenn sor fehlt. Wodurch sor die Virusvermehrung erhöht, ist noch Gegenstand von Theorien. So könne sor z. B. ein Strukturprotein des Virus sein – HIV hat im Vergleich zu anderen Retroviren nämlich eigentlich ein Strukturprotein zu wenig! Dies Protein könnte als zweite Hülle für effizientere Infektion sorgen. Jedoch findet man viel weniger sor-Protein im Virus als Strukturproteine. Alternativ könnte sor bei den frühen Ereignissen der Virusreplikation mitwirken, z. B. beim Eintreten des Virus in die Zelle, beim Freilegen des Viruskerns, bis hin zur DNA-Provirus-Synthese. Im Endeffekt entsteht ohne sor kein reifes infektiöses Virus. Oder verändert sor die Zelle so, daß dadurch die Virusvermehrung besser geht? Es gilt auch hier, die Funktion eines viralen Genprodukts zu verstehen, das man bisher noch überhaupt nicht kannte.

Auch dem 3′orf-Genprodukt konnte man nicht durch Analogieschluß zu replizierenden Vogel- und Mäuseviren auf die Spur kommen, denn es ist spezifisch für HIV. Wiederum erlaubten gentechnologische Methoden einen Einblick in seine Funktion. Es wurden Viren konstruiert, denen man das 3′orf-Gen herausschnitt oder durch Mutationen untauglich machte. Dabei ergab sich, daß sie trotzdem fast alles noch konnten: Replikation ebenso wie das Abtöten der infizierten Zelle. Sie führten weiterhin zum zytopathischen Effekt. Nur, wenn man genauer hinschaute, stellte sich heraus, daß sich die Viren etwas effizienter vermehrten: ohne 3′orf geht's also besser! Das 3′orf ist demnach ein negatives Kontrollelement, welches die Virusvermehrung bremst. Ohne 3′orf verläuft die Vermehrung etwa 5-10fach effizienter. Diese Analysen vom NIH, Bethesda, brachten noch einen weiteren Befund, eher zufälliger Art. Bei der Konstruktion der Mutanten wurde ein Stückchen des benachbarten env, des gp41, mitabgeschnitten, etwa 15 Aminosäuren (vergl. Abb. 6 und 7). Dieses schien eine beachtliche Wirkung hervorzurufen, nämlich einen schwächeren zytopathischen Effekt. Damit nährt sich der Verdacht, daß dem gp41 eine wichtige Rolle beim Abtöten der Wirtszelle zukommt.

Eine Studie der Franzosen führt auf eine ganz neue Spur für die Funktion des 3′orf. Demnach könnte 3′orf so etwas sein wie ein Onkogen! Sequenzanalysen ergaben, daß es an seinem Aminoterminus den Onkogenen src und erbB verwandt ist und typische Sequenzen aufweist, die von der Proteinkinase C phosphoryliert werden. Auch kann 3′orf sich selber phosphorylieren, in der Aminosäure Serin, nicht Tyrosin wie src. Außerdem ist 3′orf selber ein Enzym, das GTP abbaut, eine GTPase. Um dieses bewerkstelligen zu können, ist es ein sog. GTP-Bindungsprotein. Das klingt vertraut: das Onkogen ras hat dieselben Charakteristika. Darüber hinaus fanden die Forscher von der Firma Transgène aus Straßburg, daß das 3′orf-Protein myristiliert ist, Lipidketten an seinem Carboxyende trägt, mit dem es sich in der lipidhaltigen Zellmembran verankern kann.

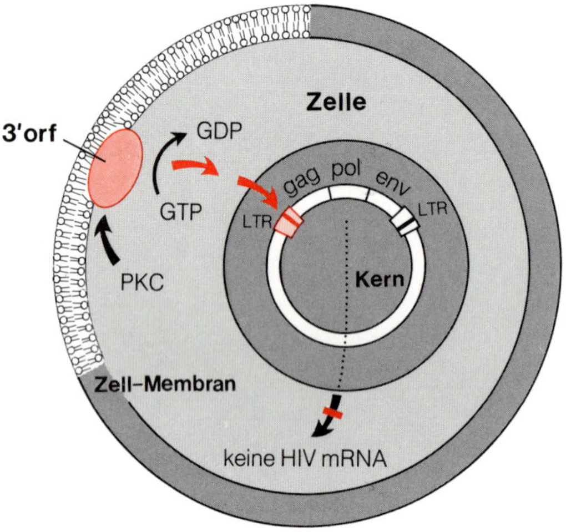

Abb. 21. Wirkungsweise des 3' orf-Proteins
Das 3' orf-Protein ist phosphorylierbar durch Proteinkinase C (PKC) und bewirkt die Spaltung von GTP in GDP, indem es als GTPase fungiert. Dieser Vorgang aktiviert sog. „second messengers“, welche bis zum LTR des integrierten DNA-Provirus wirken (Pfeile), wo sie die Transkription von viraler mRNA blockieren. Somit hält das 3' orf-Protein die Latenzphase des Virus aufrecht. Es ist ein negatives Regulatorgen. Außerdem ist 3' orf daran beteiligt, T4-Rezeptoren des Lymphozyten herunterzuregulieren (nicht dargestellt).

Das myristilierte Protein hat eine etwas kleinere Wanderungsgeschwindigkeit im Lauftest, p25^{m}, im Vergleich zu seiner nicht-myristilierten Form p27. Wenn man jetzt aus der Onkogenforschung wüßte, was denn das ras genau tut und welche Reaktionsmechanismen src und erbB zur Folge haben, brauchte man über 3′orf nicht zu spekulieren. Leider weiß man das nicht genau. Das ras ist den G-Proteinen verwandt, einer Familie von Signalüberträgern. 3′orf sitzt vermutlich in der Zellmembran der HIV-infizierten Zelle und spielt wie ras eine Rolle bei der Signalübertragung von der Membran zum Zellkern, bei der Phosphorylierungs- und Dephosphorylierungsreaktionen und sog. Proteinkinasekaskaden eine wesentliche Rolle spielen. Das 3′orf wird vermutlich durch Proteinkinase C phosphoryliert, spaltet GTP zu GDP und setzt eine Signalkette bis zum Zellkern in Gang, wo es andere Gene abschaltet. Als besonderen Effekt des 3′orf beobachtete man die Abnahme der T4-Rezeptoren bei T4-Lymphozyten. Genau dasselbe geschieht auch in HIV-infizierten Lymphozyten, deren T4-Rezeptoren verschwinden. Vielleicht schaltet 3′orf deren Synthese ab? Diese Abnahme beobachtet man besonders in der Latenzphase. 3′orf greift anscheinend in zelluläre Regelkreise ein und spielt – so spekulieren die Autoren – eine Schlüsselrolle während der Latenzphase – zumal 3′orf-Protein Synthese stattfindet, ohne daß andere frühe virale Genprodukte nötig sind. Es ist damit das zuallererst produzierte HIV–Genprodukt in der infizierten Zelle und diktiert dem Virus Latenz indem es das LTR, vermutlich über eine komplizierte Signalkette, blockiert und somit die HIV-mRNA Synthese stark (10fach) reduziert – nicht vollständig, denn sonst würde sich das 3′orf ja selber abschalten.

Die Aufrechterhaltung der Latenz durch 3′orf könnte einen interessanten Therapieansatz liefern: man müßte erreichen, daß das 3′orf niemals abgeschaltet wird! Dann bliebe das Virus im Infizierten immer nur latent vorhanden und würde niemals zur AIDS-Erkrankung führen. Auch würde der Infizierte nicht mehr durch freie Viruspartikel ansteckend sein. Leider ist das bisher nur Zukunftsmusik.

Was wird es noch an neuen Genprodukten geben? Ein Blick in die offenen Leseraster genügt, um zu verraten, daß dort noch für einige Überraschungen Platz ist!

Literatur

Arya, S. K. 3′orf and sor genes of human immunodeficiency virus: in vitro transcription-translation and immunoreactive domains. Proc. Natl. Acad. Sci. USA **84**, 5429–5433 (1987).

Fisher, A. G., Ensoli, B., Ivanoff, L., Chamberlain, M., Petteway, S., Ratner, L., Gallo, R. C., and Wong-Staal, F. The sor gene of HIV-I is required for efficient virus transmission in vitro. Science **237**, 888–893 (1987).

Guy, B., Kieny, M P., Riviere, Y., Le Peuch, C., Dott, K., Girard, M., Montagnier, L., and Lecocq, J.-P. HIV F/3′orf encodes a phosporylated GTP-binding protein resembling an oncogene product. Nature **330**, 266–269 (1987).

Strebel, K. The HIV 'A' (sor) gene product is essential for virus infectivity. Nature **328**, 728–730 (1987).

III Wechselwirkung Virus – Zelle

Extragene für die Lyse? (Abb. 22 und 23)

Es bleibt noch immer die Frage offen, mit welchem Gen HIV die Wirtszelle lysiert. Man hatte anfangs die neuen durch die übrigen Retroviren nicht bekannten Genprodukte wie z. B. das tat als lytisches Gen in Verdacht. Das hat sich nicht bestätigt, und tat und art/trs wirken höchstens indirekt auf die Zell-Lyse, indem sie die env-Proteine anschalten – die unter anderem eine wichtige Rolle bei der Lyse spielen. Auch das sor- und das 3′orf-Gen sind nicht direkt für die Lyse verantwortlich. Entfernt man diese Gene und schaut, was die restlichen Gene noch vermögen, so finden Virusreplikation und Zell-Lyse unverändert statt. Demnach kann man auch diesen beiden Genen bis jetzt keinen direkten Beitrag zur Lyse zuordnen.

Statt dessen mehren sich die Hinweise, daß für die Zell-Lyse eventuell gar kein HIV-typisches Extragen nötig ist, sondern das env-Gen dafür verantwortlich ist. Schafft man das env-Gen in eine Zelle und läßt dort env-Proteine entstehen, so führen diese allein schon zum cytopathischen Effekt. Gelangt eine nicht-infizierte Zelle in die Nachbarschaft einer env-haltigen Zelle, so verschmelzen die Zellen zu sogenannten Syncytien, Riesenzellen, die zugrunde gehen – vorausgesetzt die Nachbarzellen tragen T4-Rezeptoren. Dieser Effekt könnte erklären, wieso in Patienten nur wenige T4-Lymphozyten von Viren infiziert sind und dennoch so viele Lymphozyten zugrunde gehen. Das Prinzip ist also keine „Ansteckung" der gesunden Lymphozyten mit Virus, sondern Berührung und Verschmelzung vieler gesunder T4-Lymphozyten – sozusagen unschuldiger Zuschauer in der Umgebung von wenigen infizierten Zellen. Nur etwa ein Lymphozyt aus 10.000 Lymphozyten trägt das HIV – dennoch kann dieser einige Hunderte von gesunden Lymphozyten mit ruinieren (Abb. 22).

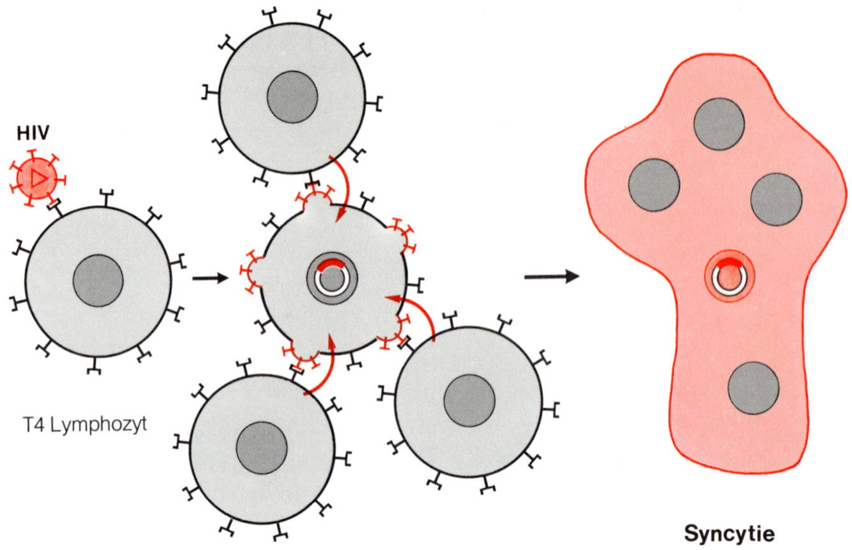
HIV
T4 Lymphozyt
Syncytie

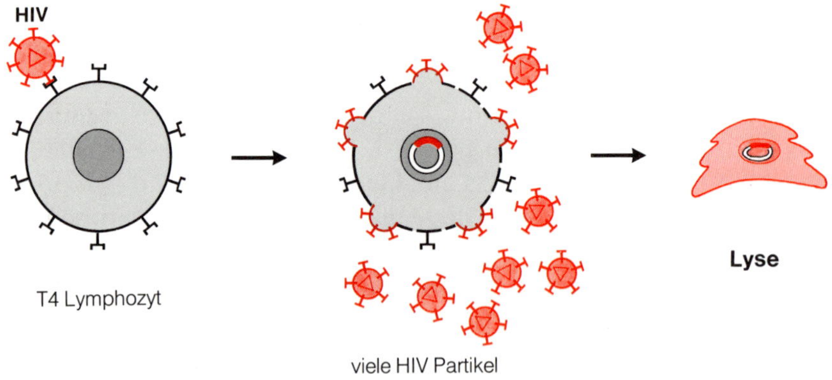
HIV
T4 Lymphozyt
viele HIV Partikel
Lyse

Abb. 22. Zelltod durch Syncytienbildung oder Lyse
Nur etwa einer von 10.000 Lymphozyten ist mit HIV infiziert. Dieser Lymphozyt trägt auf seiner Oberfläche überall dort, wo ein Virus ausknopsen will, virale Glykoproteine. Diese verkleben mit den T4-Rezeptoren anderer uninfizierter Lymphozyten der Umgebung – im Englischen oft „innocent bystanders" genannt. Viele gesunde Lymphozyten können so von einem einzigen infizierten Lymphozyten adsorbiert werden. Die Zellmembranen verschmelzen miteinander, und es entsteht eine vielkernige Riesenzelle (Syncytie). Da diese zugrunde geht, werden auf diese Weise viele hundert Lymphozyten von einem einzigen HIV-infizierten Lymphozyten eliminiert. Hierbei sind keine freien Viruspartikel beteiligt. Im unteren Teil der Abbildung ist der Tod eines T4-Lymphozyten dargestellt, der durch die Freisetzung einer großen Zahl von Viruspartikeln und dem Auslaufen des Zytoplasmas zustandekommt (Lyse).

Eigentlich ist es nicht überraschend, daß das virale Glykoprotein für Zellfusionen verantwortlich ist, denn ein klassischer historischer Test zum Nachweis von Mäuse-Retroviren, der „Plaque-Test", beruht auf genau demselben Prinzip. Früher „zählte" man Viren durch die von ihnen produzierten Plaques, zugrunde gegangene Riesenzellen, die sich als Löcher im Zellrasen besonders nach Zusatz von einer Art Tinte identifizieren ließen. Der Test wird auch XC-Test genannt.

Befunde aus dem Labor von R. C. Gallo weisen darauf hin, daß nicht das gp120, sondern besonders das gp41 für die Lyse wichtig sein soll. Entfernt man das Ende des gp41 aus dem Virusgenom mittels gentechnologischer Methoden und prüft, was ein so verstümmeltes Virus noch vermag, so führt es zu einer Reduktion der Zell-Lyse. Der carboxyterminale Teil des gp41 leistet demnach zumindest einen Teilbeitrag zur Zerstörung der Zellen, zum zytopathischen Effekt (CPE, s. Abb. 17). Allerdings ist das gp41 dafür nun auch wieder nicht ganz allein verantwortlich.

Es besteht der Verdacht, daß die Anhäufung von unintegrierter viraler DNA, die bei HIV-infizierten Zellen besonders ausgeprägt ist, ebenfalls zur Lyse beiträgt. Diese episomale DNA wird nur bei wenigen Retroviren beobachtet, nur bei solchen mit cytopathischem Effekt, wie dem Spleen Nekrosis Virus. Warum die virale DNA als Episom in der Zelle liegen bleibt und sich dort autosomal vermehrt, ist nicht bekannt. Es könnte die Integrase/Endonuklease defekt sein oder die T4-Lymphozyten könnten eine Integration in ihre Zell-DNA nicht immer gestatten.

Außer den drei genannten Lyse-Mechanismen: (1) Syncytienbildung (2) CPE durch das gp41 und (3) episomale toxische DNA muß ein vierter Mechanismus diskutiert werden, denn die drei genannten erklären noch nicht, wieso einige Zelltypen lysiert werden und andere nicht. T4-Lymphozyten sind z. B. lysierbar – Makrophagen jedoch nicht. Warum nicht? Dazu gibt es eine Theorie, die die Zahl der T4-Rezeptoren auf den verschiedenen Zelltypen mit einbezieht. Zellen mit vielen T4-Rezeptoren werden lysiert, Zellen mit wenigen dagegen nicht. Sowohl neu-entstehende wie neu-infizierte Viren können intrazellulär mit T4-Rezeptoren verkleben und zu deren Verlust führen. Da Makrophagen über nicht sehr viele T4-Rezeptoren verfügen, ist deren Verlust für diesen Zelltyp kein besonderes Ereignis. Im Falle von T4-Lymphozyten hingegen werden von den explosionsartig entstehenden vielen Viruspartikeln, besonders nach Antigen-Stimulation, sehr viele T4-Rezeptoren weggefischt, eine dramatische Veränderung für die Zelle, die zur Lyse beiträgt. Zusätzlich zum Verlust an T4-Rezeptoren spielt die Größe der Virusmenge eine entscheidende Rolle. Diese ist in T4-Lymphozyten wesentlich höher als in den Makrophagen, da nur erstere durch Antigenstimulation zu explosiver Virusreplikation angestachelt werden (Abb. 23). Infizierte Makrophagen sind vermutlich Dauerausscheider von HIV-Partikeln, vor allem in der Latenzphase.

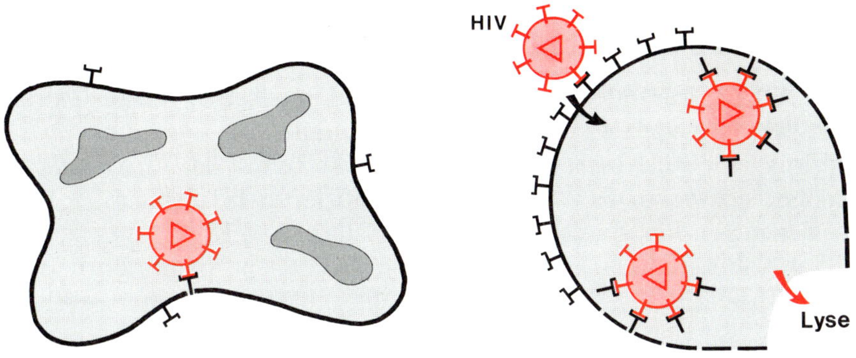

Abb. 23. Einfluß der T4-Rezeptoren auf die Lyse
Obwohl HIV T4-Lymphozyten, Makrophagen und andere Zelltypen infiziert, werden nur die T4-Lymphozyten, nicht die Makrophagen lysiert. Die beiden Zellarten unterscheiden sich u. a. durch die Zahl der T4-Rezeptoren. Zellen mit vielen T4-Rezeptoren unterliegen durch Wechselwirkung dieser Rezeptoren mit den viralen Glykoproteinen stärkeren Membranveränderungen als z. B. die Makrophagen. Diese Wechselwirkung trägt zum Absterben der T4-Lymphozyten, nicht der Makrophagen bei. Weiterhin ist schematisch dargestellt, daß HIV die Zahl der T4-Rezeptoren auf dem infizierten Lymphozyten vermindert (Rezeptor down-regulation genannt) (s. a. 3'orf).

Literatur

Fischer, A. G., Ratner, L., Mitsuya, H., Marselle, L M., Harper, M. E., Broder, S., Gallo, R. C., and Wong-Staal, F. Infectious mutat of HTLV-III with changes in the 3′ region and markedly reduced cytopathic effects. Science **233**, 655–659 (1986).

Keshet, E., and Temin, H. M. Cell-killing by spleen necrosis virus in correlated with a transient accumulation of spleen necrosis virus DNA. J. Virol. **31**, 376–386 (1976).

Maddon, P. J., Dalglish, A. G., McDougal, S. J., Clapham, P. R., Weiss. R. A., and Axel, R. The T4 gene encodes the AIDS virus receptor and is expressed in the immune system and in the brain. Cell **47**, 333–348 (1986).

Sodroski, J., Goh, W. C., Rosen, C., Campbell, K., and Haseltine, W. A. Role of the HTLV-III envelope in syncytium formation and cytopathicity. Nature **322**, 470–474 (1986).

Wer triggert das AIDS-Virus? (Abb. 24)

Das AIDS-Virus unterscheidet sich von anderen Retroviren aus Tieren durch zwei besondere Eigenschaften: Latenz und Lyse. Die Latenzphase des Virus kann viele Jahre andauern; in dieser Zeit ist das Virus vorhanden, ohne sich viel zu vermehren, und der Infizierte wird nicht krank. Erst Lyse der infizierten Treffzellen führt zu Zelltod und Krankheit.

Gary Nabel und David Baltimore vom Whitehead Institute for Biomedical Research in Cambridge, Massachusetts/USA haben möglicherweise eine Antwort darauf gefunden, wie das HIV zur Lyse getriggert wird. David Baltimore, der 1975 zusammen mit Howard Temin den Nobelpreis für die Entdeckung der Reversen Transkriptase erhielt, interessierte sich in den letzten Jahren u. a. für die Regulierung unseres Immunsystems und die Aktivierung der Immunglobulinsynthese in den Antikörper-produzierenden B-Lymphozyten. In diesen B-Zellen hat er mit seinem Kollegen einen Faktor identifizieren können, der einige Immunglobulingene, Kappa genannt, anschaltet. Dieser Faktor erkennt eine bestimmte Sequenz auf der Nukleinsäure, bindet dort und induziert die mRNA-Synthese der Kappa-Kette. Da der Faktor sich im Kern der B-Zellen befindet, nannten sie ihn Kernfaktor Kappa B. Baltimore hat mit seinem Kollegen die Erkennungssequenz auf der DNA identifiziert. Sie besteht aus 11 Nukleotiden und kommt zweimal hintereinander vor, getrennt durch drei Nukleotide, die dazwischen sitzen. Solche Tandem-Strukturen sind in letzter Zeit häufiger als Anlegestelle auf der DNA für regulatorische Proteine identifiziert worden. Die Tandemsequenz erlaubt z. B. zwei Proteinen, genau nebeneinander zu sitzen, oder einem einzigen Protein, mit beiden Bereichen zu reagieren und daher besonders fest zu binden. Da 11 Nukleotide in einer bestimmten Reihenfolge nicht zufällig auftreten, haben sie daher sicher eine Bedeutung.

Ohne die Leistung von Gary Nabel und David Baltimore schmälern zu wollen: sie haben auch etwas Glück gehabt, als sie dieselbe Sequenz, die vom Kappa B erkannt wird, auch im LTR von HIV entdeckten. Von den 11 Nukleotiden ist nur ein einziges Nukleotid verändert. Wieder einmal gab der Knopf auf den Computer den Anstoß zum Verständnis von biologischen Vorgängen, wie so oft in den letzten Jahren. Das gesamte HIV mitsamt seinem LTR ist sequenziert und im Computer gespeichert. Dieser hätte nicht einmal angeschaltet werden müssen, denn die Methode des „scharfen Hinsehens“, des Lesens der Sequenz, hätte ausreichen müssen, um das Motiv im LTR zu entdecken. Nabel und Baltimore haben sich

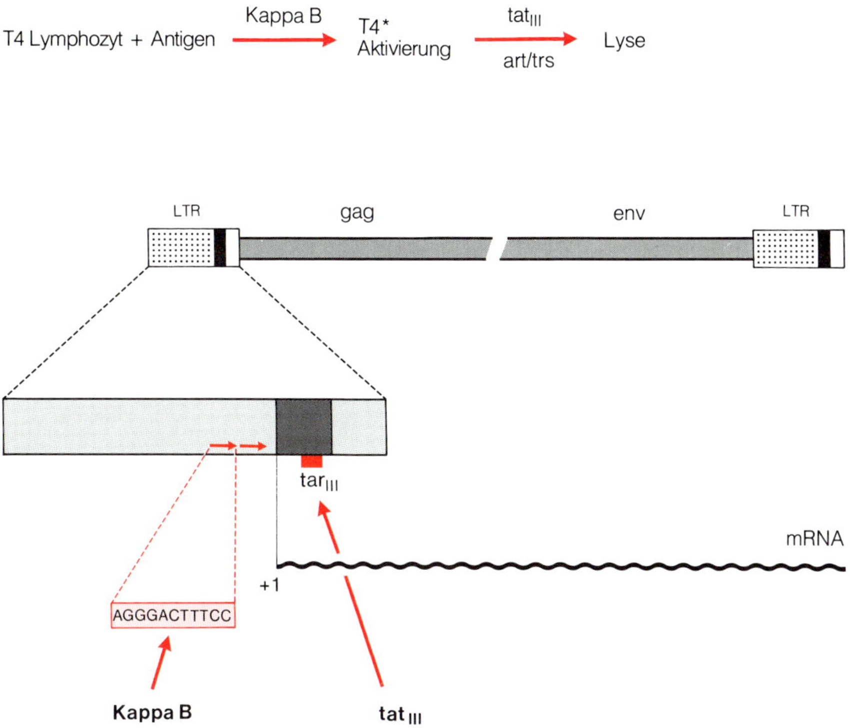

Abb. 24. Aktivierung des latenten HIV
Eines von vermutlich vielen Ereignissen, die das latente HIV in T4-Lymphozyten aktivieren, ist die Stimulation des ruhenden T4-Lymphozyten durch Antigen. Auf molekularer Ebene tritt im aktivierten T4-Lymphozyten (T4*) ein Protein in Aktion, das ursprünglich in B-Zellen bei der Immunglobulinsynthese der Kappa-Kette gefunden wurde, Kappa B genannt. Dieses Protein wirkt auf das HIV-LTR in T4-Lymphozyten. Es bindet an eine Region, die aus 11 Nukleotiden besteht, die als Tandem (zweimal hintereinander) vorkommen (Pfeile). Diese Bindung steigert die Transkription der HIV-mRNA. Die Bindestelle von Kappa B stört die Bindung von tat an die tat-Akzeptor Region (tar) nicht, im Gegenteil, die virale mRNA-Synthese wird durch tat zusätzlich gesteigert, so daß es im aktivierten Lymphozyten zu einem plötzlichen hohen Anstieg an viraler mRNA kommt und unter Mitwirkung von art/trs schließlich zur Lyse. Auch andere Viren, wie z. B. das Zytomegalovirus oder Epstein-Barr-Virus, können das LTR aktivieren.

daraufhin sofort an die Arbeit gemacht, um zu beweisen, daß der Kappa B-Kernfaktor auch wirlich an diese LTR-Sequenz bindet. Sie fanden überraschend in T-Zellen denselben Faktor, so daß er das B in seinem Namen zu Unrecht trägt. Nabel und Baltimore führten Experimente durch, um zu klären, welche Rolle der Kappa B-Faktor spielt und wie er auf das HIV-LTR wirkt. Sie konnten zeigen, daß Kappa B in ruhenden HIV-infizierten T-Lymphozyten nichts ausrichtet. Stimulierten sie die HIV-infizierten T-Lymphozyten durch Antigene oder analog wirkende Substanzen, so entstand ein Komplex aus dem Kappa B-Protein mit dem HIV-LTR. Es band genau an das 11er Motiv im LTR. Diese Bindung führte zu 50facher Stimulation der Transkription von HIV-RNA und damit letztlich zu entsprechender Erhöhung der Virusproteine. Eines der dabei angeschalteten Virusproteine ist das tat-Protein. Dieses wirkt zurück auf das LTR und schraubt den Vermehrungsprozeß des Virus noch einmal hoch. Kommen sich nun der Kappa B-Faktor und tat bei der Bindung an das LTR in die Quere? Die Antwort lautet: nein, sie steigern sich gegenseitig, tat verstärkt die Virustranskription nochmals um den Faktor 30, Kappa B und tat zusammen führen zu 50 x 30 = 1500facher Virusvermehrung: ein explosionsartiger Anstieg!

Die Stimulation von T-Lymphozyten durch Antigene läßt sich in vitro durch verschiedene Substanzen, sogenannte Mitogene, nachvollziehen. Statt PHA, das Nabel und Baltimore verwendeten, lassen sich auch TPA, ein chemisches Carzinogen, Ca-transportierende Substanzen und sogar das tat_I von HTLV-I verwenden. Jede der Substanzen wirkt zusammen mit tat_{III} vieltausendfach aktivierend auf das HIV-LTR. Interessant werden diese Untersuchungen besonders durch den Zusatz von Cyclosporin A (CyA), welches Mitogen – Stimulation von T-Lymphozyten blockiert. CyA hemmt die PHA-Wirkung, aber nicht die von TPA oder tat_I. Der Erfolg einer klinischen Anwendung von CyA bei HIV-Infizierten, um T-Zell-Aktivierung zu unterbinden, hängt also von der Art der Lymphozyten-Aktivierung ab. Eine Kombination von tat_I mit dem HIV-LTR ist keine experimentelle Spielerei, sondern durchaus von potentieller klinischer Bedeutung, da in einigen Populationen von Drogenabhängigen 27 % eine Doppelinfektion mit HIV und HTLV-I aufwiesen. Die Wirkung von tat_I ist außerdem analog zu der anderer, früher viraler Genprodukte von Herpes simplex, Varizellen zoster und Papova-Viren auf das HIV-LTR.

Der wichtigste neue Befund dieser Untersuchungen beruht darauf, daß eine derartig hohe Virusvermehrung nur in Gang gesetzt wird, wenn die T-Lymphozyten durch Begegnung mit Antigenen stimuliert werden. In ruhenden Lymphozyten verbleiben beide Faktoren, Kappa B und tat stumm. In der Natur geht die Stimulation der Lymphozyten auf Begegnungen des Organismus mit viel Fremdeiweiß zurück. Dieses Ergebnis erinnert an Beobachtungen bei Infizierten: besondere Belastungen des Immunsystems scheinen bei HIV-Infizierten zum Ausbruch der AIDS-Erkrankung beizutragen. Aktivierende Umweltfaktoren in Afrika sind Infektionskrankheiten wie Malaria, Parasiten, schlechte Hygiene etc. Im Falle von Risikogruppen gelten ebenfalls Infektionen als Kofaktoren der Erkrankung, z. B. Hepatitis oder Herpes-Viren – oder die Konfrontation des Organismus mit viel Fremdeiweiß bei hoher Partnerfrequenz. Tatsächlich konnten Baltimore und Mitarbeiter inzwischen direkt im Experiment zeigen, daß Herpes-Viren Kappa B ersetzen können und das HIV-LTR aktivieren. Die Untersuchungen von Nabel und Baltimore zeigen eindeutig: Stimulation des Immunsystems durch Antigene oder Virusinfektionen führt zum explosionsartigen Anstieg der AIDS-Virus-Vermehrung und damit zum Ausbruch der Erkrankung. Dagegen ist der T-Lymphozyt sozusagen nicht gefeit. Er platzt förmlich und läuft leer – der Zelltod tritt ein. Warum nur die T4-Zellen getötet werden und nicht die anderen HIV-infizierten Zellen, wie z. B. die Makrophagen, könnte u. a. auch mit dem Kappa B-Faktor zusammenhängen – vielleicht gibt es ihn in Makrophagen nicht!

In einem Interview wiesen Nabel und Baltimore auf die Konsequenzen des Kappa B-Faktors für eine mögliche AIDS-Therapie hin. Eine Hemmung der Bindung von Kappa B an das LTR würde die HIV-Replikation blockieren. Kann man jedoch die Kappa B-Synthese hemmen – ohne das Immunsystem zu ruinieren? Das ist kaum vorstellbar. Nach wie vor bleibt die Hemmung von tat_{III} ein besserer Ansatzpunkt. Nur leider geht auch das bisher noch nicht.

Literatur

Marx, J. L. Control protein for AIDS virus identified. Science **236**, 393 (1987).

Nabel, G. and Baltimore, D. An inducible transcription factor activates expression of human immundeficiency virus in T cells. Nature **326**, 711–713 (1987).

Nabel, G. J., Rice, S. A., Knipe, D. M. and Baltimore, D. Alternative mechanism for activation of HIV enhancer in T cells. Science **239**, 1299–1302 (1988).

Siekevitz, M., Josephs, S., Dukovich, M., Peffer, N., Wong-Staal, F., and Green, W. Activation of the HIV-1 LTR by T-cell mitogens and the transactivator protein of HTLV-I. Science **238**, 1575–1578 (1987).

Latenz und Lyse – oder wie öffnet sich das Trojanische Pferd?

(Abb. 25 und Tabelle 4)

Der Zustand der latent oder chronisch infizierten T4-Lymphozyten ist durch die Existenz eines integrierten oder nicht-integrierten DNA-Provirus gekennzeichnet, von dem nur wenig mRNA abgelesen wird. Diese reicht gerade aus, um die Synthese eines einzigen HIV-Genom-Produkts zu gewährleisten, des 3′orf-Proteins. Dieses lagert sich an die Zellmembran und aktiviert „second messengers“, die wiederum das LTR des HIV-DNA-Provirus abschalten. Das 3′orf-Protein spielt sozusagen den despotischen Unterdrücker der HIV-Produktion und garantiert Ruhe – den Zustand der Latenz oder chronischen Infektion. Möglicherweise werden in dieser Phase geringe Mengen an tat-und art/trs-Protein produziert – jedoch kein gag, pol oder env.

Lyse tritt ein, wenn ein ruhender HIV-infizierter T4-Lymphozyt durch Antigen stimuliert wird. Aktivierung des T4-Lymphozyten ist ein komplizierter Prozeß, der sich voraussichtlich nicht allein mit der Wirkung eines Kappa B-Faktors beschreiben läßt. Doch nur den kennt man bisher. Nach der Antigenstimulation des T4-Lymphozyten läuft folgender Mechanismus ab: der Kappa B-Faktor aktiviert die virale mRNA-Synthese über das LTR des integrierten Provirus. Die Erhöhung der Transkriptionsrate ist etwa 30fach. Die virale mRNA, die so entsteht, wird sofort gespleißt und sorgt erstmal für tat- und art/trs-Protein Produktion. Das tat-Protein wirkt auf die am LTR entstehende mRNA durch Antitermination, wodurch die Transkriptionsrate nochmals 10- bis 50fach gesteigert wird, so daß bis zu 30 x 50 = 1500 mal mehr virale mRNA angesammelt wird – die aber immer noch nicht in die Strukturproteine translatiert, sondern dem Prozeß des Spleißens unterzogen wird. Die gespleißte mRNA wird in tat- und art/trs-Proteine übersetzt. Damit es zur Produktion von Strukturproteinen kommt, muß die dafür nötige ungespleißte (bzw. nur einmal gespleißte) mRNA bereitgestellt werden. Diese Aufgabe erfüllt das bereits vorhandene art/trs-Protein. Denn eine seiner Funktionen, die des trs, ist es, das Spleißen zu verhindern. Damit können jetzt große Mengen gag-pol und env-mRNA angesammelt werden. Inzwischen sind die durch Autokatalyse entstandenen tat-Mengen so groß, daß das tat-Protein auf Grund seiner bifunktionellen Eigenschaften oberhalb einer bestimmten Konzentration nun auf die Ribosomen wirkt. Eine bis zu 1000fache Steigerung der Proteinsynthese soll durch das tat-Protein möglich sein. Das art/trs-Protein hat durch das Inhibieren des Spleißens den Nachschub an tat- und art/trs-mRNA und damit der tat- und seiner eigenen Proteinsynthese ein Ende gesetzt (negative Rückkopplung). Die vorhandenen art/trs-Moleküle wirken außerdem auf die Proteinsynthese der Strukturproteine stimulierend mit ihrer vermuteten art-Funktion, durch die sie einen hypothetischen Repressor von der mRNA entfernen. mRNA-Synthese und Synthese der Strukturproteine sind nun in vollem Gange. Explosionsartig setzt eine große Virusproduktion ein – in solchen Mengen, daß der infizierte T4-Lymphozyt ausläuft – und stirbt. Die Virusproduktion nach Beendigung der Latenz ist deutlich durch zwei Stadien gekennzeichnet, eine frühe und eine späte Phase. Erstere ist gekennzeichnet durch die Wirkung der Regulationsgene und letztere durch die Expression der Strukturproteine als später Genprodukte. Diese Regulationsprozesse sind von DNA-Viren bekannt, sind aber eine Neuentdeckung bei Retroviren. Ashley Haase veranschaulichte diese Situation durch Hinweis auf das Trojanische Pferd, in dem sich die Krieger zur Schlacht rüsten und plötzlich ausbrechen. Die Tür öffnet sich durch Antigenstimulation und Wirkung von Kappa B in stimulierten Lymphozyten.

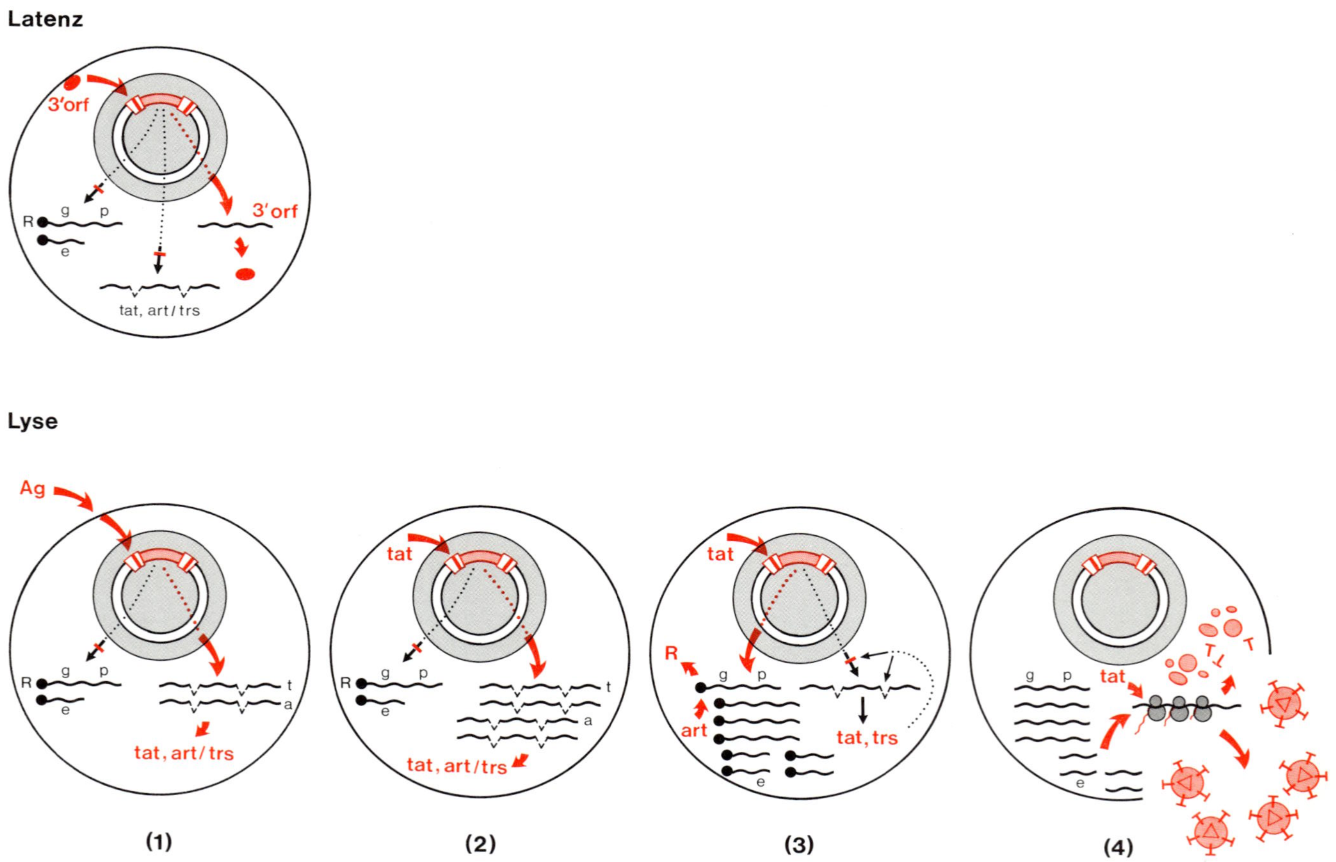
Latenz
3'orf
R g p
e
tat, art/trs
3'orf
Lyse
Ag
R g p
e
t
a
tat, art/trs
(1)
tat
R g p
e
t
a
tat, art/trs
(2)
tat
R g p
art
e
tat, trs
(3)
g p
e
tat
(4)

Abb. 25. Latenz und Lyse
Latenz: Im HIV-infizierten T4-Lymphozyten wird während der Latenzphase, die viele Jahre andauern kann, vom integrierten DNA-Provirus wenig Virus produziert, solange der T4-Lymphozyt nicht aktiviert wird. Das virale Genprodukt 3' orf wirkt als negativer Regulator auf das DNA-Provirus und unterdrückt virale mRNA-Synthese. gag-, pol-, env-mRNA und Proteine werden wenig produziert, die Doppelspleiß-RNA für tat und art/trs ebenfalls kaum.
Lyse: (1) Antigen (Ag)-Stimulation führt über die Wirkung des Kappa B Faktors zur Aktivierung des HIV-LTR's. Es wird die HIV-mRNA Synthese angeschaltet. Die Zelle unterwirft die mRNA sofort dem Spleißen, so daß zuerst die Genprodukte der gespleißten mRNA's wie tat und art/trs gebildet werden, die sog. frühen Gene, die regulatorisch wirken. (2) tat steigert die Transkription durch Rückwirkung auf das HIV-LTR weiter, die Proteinmenge von tat und art/trs steigt an. gag-, pol- und env-mRNA werden noch immer nicht produziert. (3) Die Umschaltung früher auf späte Gene erfolgt vermutlich durch das art/trs. Es verhindert das Spleißen der mRNA (darauf beruht der Name trs: Transregulator des Spleißens) und ermöglicht damit die gag-, pol- und env-mRNA Synthese. Die zweite hypothetische Wirkung des art/trs-Proteins beruht auf der Beseitigung eines vermuteten Repressors R, der die gag-, pol- und env-mRNA's vor der Translation blockiert. Beseitigung des R durch den anti-Repressor art setzt gag-, pol- und env-Protein Synthese in Gang. Das art/trs-Protein bewirkt weiterhin die Beendigung des Nachschubs an tat und für sich selbst. (4) Hohe tat-Mengen wirken stimulierend auf die Translation, sie steigern die Proteinsynthese der späten HIV-Gene gag, pol und env und führen zum explosionsartigen Anstieg der Virusproduktion. Diese tötet die Zelle.

Tabelle 4

Latenz und Lyse

LATENZ oder chronische Infektion:	
	DNA-Provirus ist vermutlich integriert
	wenig virale mRNA-Synthese
	3'orf-Protein unterdrückt virale mRNA-Synthese
	Produktion von tat- und art/trs-Proteinen gering
	keine gag-, pol- und env-Proteinsynthese
	keine Virusproduktion
LYSE	Aktivierung der T4-Lymphozyten durch Antigene
	Viren und sonstige Infektionen als Kofaktoren
	Stimulation der viralen mRNA-Synthese durch Kappa B (50x)
	tat-Protein-Produktion (noch keine gag-, pol- und env-Proteine)
	tat stimuliert mRNA-Synthese (5–10x) durch Antitermination, dadurch noch mehr tat- und art/trs-Protein
	art/trs schaltet „frühe" Gene ab
	tat und art/trs aktivieren Proteinsynthese der „späten" Gene gag, pol und env (100–1000x)
	explosionsartige Virusproduktion
	Zelle lysiert (nur wenn viele T4-Rezeptoren vorhanden sind)

Literatur

Sadaie, M. R., Benter, T., and Wong-Staal, F. Site-directed mutagenesis of two trans-regulatory genes (tat_{III},trs) of HIV-1. Science **239**, 910–913 (1988).

Wie funktioniert das Immunsystem? (Abb. 26)

Eine entscheidende Rolle bei der Immunantwort spielen die Lymphozyten. Ihre Stammzellen teilen sich zunächst in zwei Klassen auf, in die B-Zellen, die im Knochenmark ausreifen (englisch: **b**one marrow) und die T-Zellen, die zwar ebenfalls aus dem Knochenmark stammen, ihre Entwicklung aber in der **T**hymusdrüse vollenden. Ausreifung dieser jeweiligen Zellen hängt von spezifischen Wachstumsfaktoren ab.

Sowohl T- wie B-Zellen sind darauf spezialisiert, Antigene zu erkennen und dagegen zu reagieren. Zur Erkennung des Antigens tragen T- und B-Lymphozyten immer zwei Rezeptoren, sozusagen Antennen, die nur, wenn sie beide gleichzeitig angesprochen werden, die Lymphozyten aktivieren. Einer der Rezeptoren dient der Erkennung des Antigens, T- oder B-Zell Rezeptor genannt. Die Ausstattung der Lymphozyten mit einem zweiten Rezeptor hat einen besonderen Sinn. Dieser hilft bei der Entscheidung, ob das Antigen von einem fremden Eindringling abstammt oder ein eigenes Antigen aus dem eigenen Organismus ist – gegen den keine Immunabwehr in Gang gesetzt werden soll. Diese körpereigenen Proteine, die den Lymphozyten bei der Entscheidung „fremd" oder „eigen" ('self' im Englischen) helfen, heißen „major histocompatibility complex", MHC. Sie befinden sich auf jeder Körperzelle und wurden zuerst bei Transplantationen entdeckt. Sie führen zur Abstoßung gespendeter Organe im Empfänger, wenn das MHC des transplantierten Organs vom MHC des Empfängers verschieden ist (immer, außer bei eineiigen Zwillingen). Es gibt zweiKlassen von MHC's, das MHC I und MHC II.

Dringt ein Fremdantigen in den Organismus ein, so wird dieses von den Makrophagen, den Freßzellen, aufgenommen und zerlegt. Die Makrophagen präsentieren zerlegte Antigenfragmente auf ihrer Oberfläche den Lymphozyten an. Sie tragen zusätzlich zum Antigen das MHC-Protein der Klasse II. Eine T-Zelle mit passenden Rezeptoren für das MHC II und das Fremdantigen heftet sich an den Makrophagen an und wird zur Teilung angeregt, einer sog. klonalen Vermehrung. Der Makrophage sondert den Botenstoff IL-1 ab, der andere Makrophagen anlockt und die T-Lymphozyten aktiviert. IL-1 führt außerdem zu Fieber und Entzündungen. Die aktivierten T-Lymphozyten sezenieren ihrerseits den Wachstumsfaktor IL-2, der sie selber zur Teilung anregt, da er mit den IL-2 Rezeptoren auf der Oberfläche der T-Lymphozyten reagiert und eine sog. autokrine Schleife ermöglicht. Auf die Nachrichtenübermittlung durch den Botenstoff IL-2 fangen die identischen Schwester T-Zellen an, sich in zwei ver-

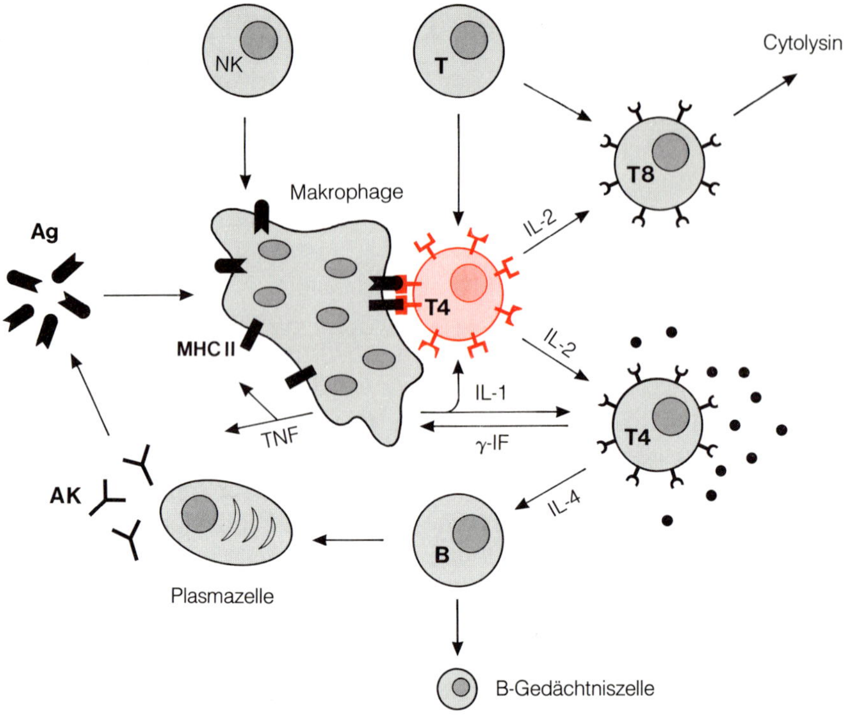

Abb. 26. Wechselwirkungen der Zellen unseres Immunsystems
Aus den T-Zellen entwickeln sich T4- und T8-Lymphozyten. T4-Lympohzyten erkennen Antigene, die ihnen von Makrophagen präsentiert werden, mittels ihres Antigenrezeptors, jedoch nur, wenn gleichzeitig das MHC II (major histocompatibility complex class II) -Protein vom T4-Rezeptor erkannt wird. Die gleichzeitige Anregung beider Rezeptoren aktiviert den T4-Lymphozyten zur Proliferation, Interleukin-2 (IL-2) und IL-2-Rezeptor werden produziert, ebenso wie Interleukin-4 (IL-4), das auf die B-Zellen wirkt. T8-Lymphozyten werden durch IL-2 angeregt oder reagieren auf die gleichzeitige Erkennung von Antigenen und MHC I-Molekülen (nicht dargestellt). Sie produzieren Zytolysin, womit infizierte Zellen lysiert werden. γ-Interferon (γ-IF) lockt weitere Makrophagen an. Diese produzieren Interleukin-1 (IL-1), womit sie auf die T4-Lymphozyten wirken. B-Zellen entwickeln sich in Plasmazellen, die Antikörper (AK) produzieren und das Antigen (Ag) neutralisieren. NK sind Natürliche Killerzellen, Tumor-Nekrosis-Faktor (TNF) stimuliert die IL-1 Produktion der Makrophagen und wirkt zytotoxisch auf Virus-infizierte Zellen und Krebszellen. Aus den B-Zellen entwickeln sich B-Gedächtniszellen.

schiedene Richtungen zu entwickeln. Sie differenzieren in zwei Zelltypen aus, indem sie zellspezifische Rezeptoren, die T4- und T8-Rezeptoren, ausbilden. Sowohl die T4- wie die T8-Zellen treten in zwei Versionen auf, den T4-Helfer und T4-Inducer Zellen sowie den T8-Killer (oder zytotoxischen T8-Zellen) und T8-Suppressor Zellen. T8-Zellen, die zu zytotoxischen Zellen werden sollen, binden Antigene, die mit MHC-Proteinen der Klasse I assoziiert sind. Sie zerstören die infizierte Zelle, sobald sie ein Antigen und das MHC I erkennen. Künftige T4-Helferzellen dagegen binden solche Antigene, die mit MHC-Proteinen der Klasse II assoziiert sind und sich auf der Oberfläche der Makrophagen befinden. Die von den Makrophagen präsentierten Antigene können aus allen Virusbereichen stammen, da das ganze Virus verschlungen und zerkleinert wird. So werden auch die Proteine des Viruskerns wie die Reverse Transkriptase zu Peptidfragmenten zerkleinert und führen über diesen Weg zur sog. zellulären Immunreaktion. Die T4-Zellen helfen außerdem noch bei einem weiteren Mechanismus. Antigene können, ohne von Makrophagen gefressen zu werden, frei im Blut und der Lymphe herumschwimmen. Diese freien Antigene können von B-Zellen erkannt werden und regen sie zur Differenzierung in Plasmazellen an, die wiederum freischwimmende Antikörper produzieren. Dazu werden sie zusätzlich stimuliert durch den von den T4-Helferzellen abgesonderten Wachstumsfaktor IL-2 und direkten Kontakt mit den T4-Helferzellen. Diese Immunantwort ist die nicht-zellgebundene oder humorale Immunabwehr im Gegensatz zu derjenigen der zytotoxischen T8-Zellen, der zellulären Immunabwehr. Die humoralen Antikörper gegen das virale Glykoprotein von HIV sind diejenigen, die im Antikörpertest erfaßt werden. Für die Abwehr einer HIV-Infektion oder Erkrankung durch Impfung eines Infizierten versucht man die zellgebundene Immunabwehr besonders zu steigern. T4-Helferzellen schütten außerdem noch gamma-Interferon (γ-IF) aus, mit dem sie weitere Makrophagen anlocken.

Wie wird diese ganze Abwehrmaschinerie wieder abgeschaltet? Während die zytotoxischen T8-Zellen infizierte Zellen lysieren, wachsen langsam die T8-Suppressor Zellen nach. Sie greifen erst später ins Geschehen ein und stoppen die zytotoxischen T8-Zellen. Es bleiben außerdem einige Gedächtniszellen der zytotoxischen T8-Zellen und der T4-Helferzellen übrig. Weiterhin bleiben auch von den aktivierten B-Zellen einige als Gedächtniszellen übrig. Sie alle sorgen für eine beschleunigte Reaktion auf einen erneuten Angriff auf das Immunsystem durch dasselbe Antigen, der Jahre später erfolgen kann.

Die Erkennung von Antigen durch die T- und B-Zellen ist erst in letzter Zeit aufgeklärt worden. Jahrelang hat es die Forscher beschäftigt, wie der Organisus die Vielfalt der Antigen-spezifischen Rezeptoren ausbildet. Der Körper hat 10^{12} Lymphozyten und annähernd 10^{7} Antigenrezeptoren unterschiedlicher Spezifität. Die Antigen-erkennenden T- und B-Zell Rezeptoren bestehen jeweils aus konstanten identischen Regionen, denen nur ein kurzes Stück variabler Region angefügt wird. Diese variable Region bildet sich im reifenden Lymphozyten durch sog. Genrearrangement aus. Die Genfragmente bestehen aus 100 variablen (V) DNA Stücken, zwei diversen Stücken (D) und 13 Verbindungsstücken (joining J). Jeder reife Lymphozyt trägt eine spezifische VDJ Kombination von der es insgesamt 5×10^{8} geben kann. Für die Aufschlüsselung dieses Mechanismus erhielt der Japaner Tonegawa den Nobelpreis für Medizin 1987.

Soweit fand in dieser Darstellung nur die spezifische Immunabwehr Beachtung. Es gibt jedoch außerdem noch die unspezifische Immunabwehr, die sich gegen Merkmale besonders häufig auftretender Organismen richtet wie bestimmte Zuckerketten auf Bakterien und Tumorzellen. Sie wird durch die Granulozyten (kleine Freßzellen), Makrophagen und Mastzellen geleistet. Auch die Natürlichen Killerzellen (NK) stehen hierfür zur Verfügung.

Literatur

Lawrence, J. Der Immundefekt bei AIDS. Spektrum der Wissenschaft Feb., 54–64 (1986).

Was sind Immunmodulatoren? (Abb. 27)

Erst in den letzten Jahren gelang es herauszufinden, wie sich aus einer Stammzelle die verschiedenen spezifischen Zelltypen entwickeln können. Dafür sind Wachstumsfaktoren verantwortlich. So entstehen unter dem Einfluß des sog. Granulozyten-Makrophagen spezifischen Wachstumsfaktor GM-CSF (CSF heißt colony stimulating factor, durch das Zählen von Kolonien wurde die Hormonwirkung historisch nachgewiesen) und zwei weiterer Faktoren, G- und M-CSF, die Granulozyten und Makrophagen. Das Hormon Erythropoetin (E) ist ebenfalls ein Wachstumsfaktor und verursacht die Entstehung der roten Blutkörperchen, deren rotes Pigment, das Haemoglobin, Sauerstoff bindet und liefert. Die Granulozyten sind kurzlebige mobile Zellen, die zugleich die häufigsten weißen Blutkörperchen sind und Bakterien bekämpfen. Dann gibt es noch die Thrombozyten oder Blutplättchen, deren Differenzierungsfaktor noch nicht genau bekannt ist. Sie sondern einen Wachstumsfaktor (PDGF, platelet-derived growth factor, platelets sind die Thrombozyten) ab, der bei der Wundheilung und der Blutgerinnung eine Rolle spielt.

Diese spezifischen Wachstumsfaktoren wie auch die Interleukine, die zusammen mit dem Interferon bei der Immunabwehr eine Rolle spielen, werden neuerdings als „Immunmodulatoren" zusammengefaßt. Dieses Wort ist das Zauberwort bei der Therapie nicht nur von AIDS-Kranken, sondern auch Krebskranken. Im Prinzip sollen Immunmodulatoren aus unreifen Zellen diejenigen Zellpopulationen auffrischen, die dem Patienten fehlen. GM-CSF wurde von der Gruppe um Groopmann in Boston bei 16 AIDS-Patienten eingesetzt, um ihre weißen Blutkörperchenzahlen anzuheben. Erythropoetin wird verabreicht, um die Produktion von roten Blutkörperchen zu steigern, die vor Operationen vielleicht mal so hoch gesteigert werden können, daß Bluttransfusionen überflüssig werden! Auch G-CSF wurde bereits bei Krebspatienten ausprobiert, die immunsuppressiv therapiert worden waren und mit dieser Behandlung schneller neue Granulozyten bildeten. IL-3 und M-CSF sind bisher beim Menschen noch nicht eingesetzt worden. Zellen, die Fremdantigen tragen, sollen von einer durch M-CSF erhöhten Zahl der Makrophagen vernichtet werden. Es gab spektakuläre Ergebnisse, als Steven Rosenberg, Chefchirurg des National Cancer Institute in Bethesda (der auch Präsident Reagan operierte) Krebspatienten behandelt hatte und maligne Melanome und andere Krebsarten heilte (leider nur in Ausnahmefällen).

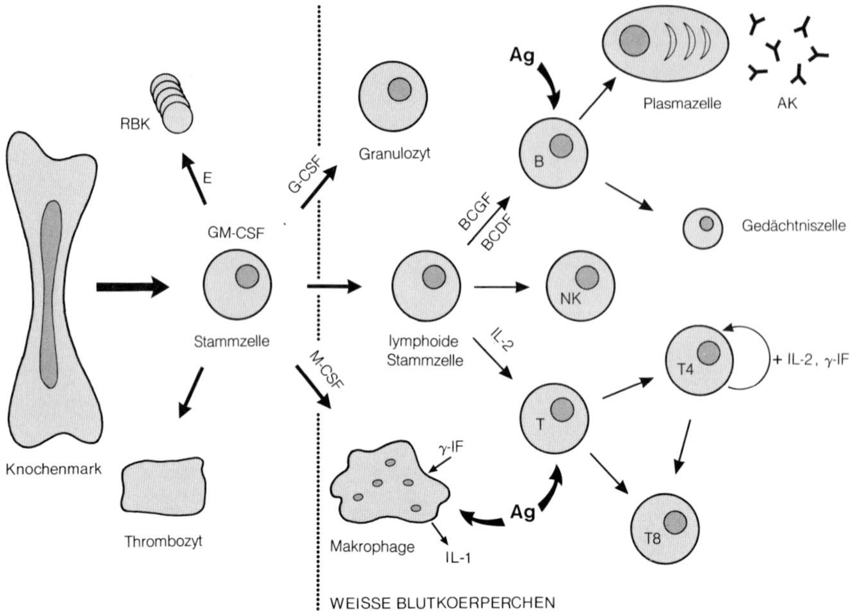

Abb. 27. Stammzellentwicklung
Aus Zellen unseres Knochenmarks, den sog. Stammzellen, entwickeln sich unter dem Einfluß spezifischer Wachstums- und Differenzierungsfaktoren spezialisierte Zellen wie die Roten Blutkörperchen (RBK), Thrombozyten (Blutplättchen, die bei der Blutgerinnung eine Rolle spielen), Granulozyten (kleine Freßzellen) und die Makrophagen (große Freßzellen). Dabei bewirken die Faktoren Erythropoietin (E) und Granulozyten-Makrophagen – Kolonie-stimulierende Faktoren (GM-CSF, G-CSF, M-CSF) die Differenzierung der Stammzelle in die Spezialzellen. Gamma Interferon (γ-IF) stimuliert die Makrophagen, die nach Antigen (Ag)-Aufnahme den Faktor Interleukin-1 (IL-1) sezernieren. Aus der lymphoiden Stammzelle entwickeln sich durch Antigenstimulation mittels des B-Zell-Wachstums- und Differenzierungsfaktor (BCGF, BCDF) die B-Lymphozyten, aus denen nach Antigen-Stimulation die Antikörper (AK)-produzierenden Plasmazellen sowie Gedächtniszellen entstehen. Weiterhin bilden sich aus dieser Stammzelle die Natürlichen Killer (NK)-Zellen und die T-Lymphozyten, die nach Antigen-Stimulation entweder in T4-Helfer oder Inducer Zellen differenzieren oder in die T8-cytotoxischen oder Suppressor Zellen. Interleukin-2 (IL-2) stimuliert das T-Zell Wachstum.

Er züchtet aus einigen T-Lymphozyten, die er dem Patienten entnimmt, mit Hilfe von IL-2 astronomische Zellmengen in vitro und reinfundiert diese in den Patienten zurück – ein Ansatz, der wegen des großen technischen Aufwandes nur in Ausnahmefällen zur Anwendung kommen kann und nicht immer gelingt, in einigen Fällen aber zu frappierenden Heilungserfolgen führte. Wie bei allen Therapien, gibt es auch hier schwerwiegende Nebeneffekte. Therapie mit IL-2 wurde auch bei AIDS-Patienten versucht, aber ohne großen Erfolg. Ebenso brachte bisher γ-IF Behandlung bei AIDS-Patienten keine Besserung. IL-2 liefert durch Stimulation der T-Lymphozyten den AIDS-Viren Nachschub an gesunden Zellen, die zerstört werden – also wirkt IL-2 wie Futter für das Virus. Man will daher IL-2 mit AZT kombinieren – das könnte helfen! Die Wirkung von GM-CSF bei AIDS-Patienten liegt in der Erhöhung der weißen Blutkörperchen als Schutz gegen Infektionen. Groopmann spekuliert weiterhin, daß es zusätzlich zu Chemotherapeutika gegeben werden könnte und so z. B. die Verträglichkeit von AZT erhöhen könnte.

Vielleicht bewirkt eine GM-CSF-Gabe aber auch das genaue Gegenteil: statt Therapie eine Aktivierung des HIV. Anthony Fauci und Thomas Folks aus Bethesda, USA, benutzten HIV-infizierte Zell-Linien, die sie aus Monozyten herstellten und die kein Virus produzieren (U1 Zellen genannt). An diesen wollten sie testen, wodurch HIV-Produktion angeschaltet werden kann. Sie stellten fest, daß dies durch GM-CSF geschieht und nicht, wie erwartet, durch IL-1, IL-2 oder γ-IF. Dies Ergebnis zeigt, wie komplex und unverstanden das Gebiet der Wachstumsfaktoren in unserem Immunsystem noch ist.

Literatur

Barnes, D. M. Cytokines alter AIDS virus. Science **236**, 1627 (1987).

Hammer, S. M., Gillis, J. M., Groopmann, J. E., and Rose, R. M. In vitro modification of human immunodeficiency virus infection by granulocyte-macrophage colony-stimulating factor and γ interferon. Proc. Natl. Acad. Sci. USA **83**, 8734–8738 (1986).

Die Treffzellen des HIV – Wächter des Immunsystems

(Abb. 28, s. a. Abb. 26)

Was geschieht, wenn ein HIV-Partikel in den Blutstrom eines Menschen gerät? Das Virus kann nur in ganz bestimmte Zellen eindringen, und zwar in solche, die Rezeptoren tragen, an denen es sich anheften kann. Dabei benutzt es seine Glykoproteine gp41 und gp120, da diese genau auf Oberflächenrezeptoren von T4-Lymphozyten passen, die T4-Moleküle oder T4-Rezeptoren, auch CD4 genannt werden. Die Virusproteine und die T4-Moleküle treten in Wechselwirkung, die Membran des Virus gelangt nahe an die Zellmembran – und beide verschmelzen – ein spontaner Prozeß, den man mit Fettkügelchen (Lipidvesikeln) im Reagenzglas nachvollziehen kann, wenn man sie durch Vibration nahe aneinander bringt. Sie verschmelzen dann – ein Prozeß, der Fusion genannt wird. Ein anderer Aufnahmeprozeß ist die Endozytose, die durch Rezeptoren vermittelt wird, bei der das Virus von der Zellmembran umschlungen und nach innen gezogen wird – ein üblicher Vorgang, wie Moleküle, vor allem viele Viren, in die Zelle gelangen. Beide Mechanismen sind für die Aufnahme von HIV möglich.

Die T4-Rezeptoren auf den T4-Lymphozyten sind für die Virusaufnahme verantwortlich, wie mehrere Untersuchungen bewiesen haben. Robin Weiss aus dem Londoner Hospital Chester Beatty und David Klatzmann, Hôpital Salpetrière, Paris, fanden beide, daß man mit Antikörpern gegen T4 die Virusaufnahme blockieren kann – die Wechselwirkung wird dadurch gestört. Der eleganteste Beweis für die Rolle der T4-Moleküle wurde von Richard Axel von der Columbia University, New York, zusammen mit McDougal vom CDC, Atlanta, geliefert. Mittels gentechnologischer Methoden pflanzten sie T4-Rezeptoren in Zellen ein, die normalerweise keine tragen. Danach konnten die Zellen mit HIV infiziert werden – vorher nicht.

T4-Moleküle gibt es auf vielen Zellen im Körper, sie wurden auf sehr verschiedenen Zellinien nachgewiesen, außer auf T-Lymphozyten und auf B-Lymphozyten, Monozyten, Makrophagen, Dendritischen Zellen, Langerhans-Zellen der Haut und Follikulären Zellen des Keimzentrums von Lymphknoten – und sogar in einer Colon Zell-Linie (Zellen, die sich von der Darmschleimhaut herleiten; dies ist eventuell nur ein Einzelfall). T4-Lymphozyten sind die irritierbarsten aller Zellen, denn sie müssen Antigene erkennen und mit anderen Zellen des Immunsystems kommunizieren. Attackiert z. B. ein Virus (**nicht** HIV) oder ein Parasit den Organismus und aktiviert das Immunsystem, so geht eine zentrale Rolle von den T4-Lymphozyten aus, sie werden aktiviert und produzieren Substanzen, mit denen sie andere Zellen des Immunsystems und ihre eigene Vermehrung in Gang setzen. Das von den aktivierten T4-Lymphozyten produzierte IL-2 läßt weitere T4-Lymphozyten heranwachsen. Ebenfalls durch IL-2 angestoßen werden die Natürlichen Killerzellen, NK, die eindringenden Mikroorganismen zerstören. Das IL-2 triggert außerdem die Reifung von T8-Zellen, die zytotoxischen Zellen oder T-Killerzellen, die infizierte Körperzellen angreifen und zerstören. Eine weitere wichtige Aufgabe eines aktivierten T4-Lymphozyten beruht darauf, zur Reifung der nächst wichtigen Lymphozyten, den B-Zellen, beizutragen. Dies geschieht durch

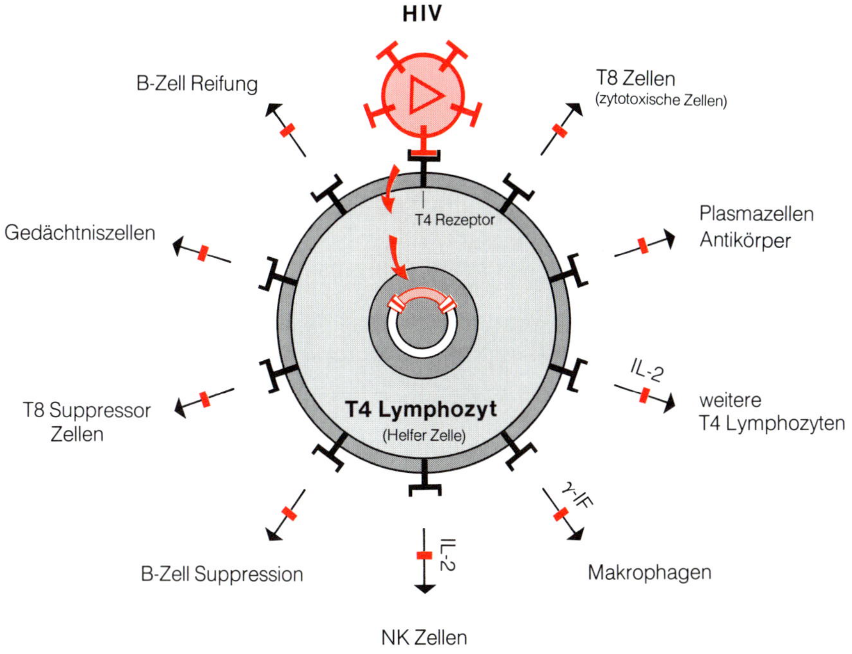

Abb. 28. Zentrale Rolle der T4-Lymphozyten
T4-Lymphozyten beeinflussen direkt oder indirekt alle aufgeführten Zellarten. Nach HIV-Infektion unterbleiben sämtliche Funktionen und führen so zu dem verheerenden Effekt auf das Immunsystem. Abkürzungen siehe Abb. 27.

direkten Zell-Zellkontakt mit den B-Zellen. Wenn B-Zellen reifen, differenzieren sie aus zu Plasmazellen, welche Antikörper produzieren. Auch bei dieser Aufgabe helfen die T4-Lymphozyten. Im Falle einer HIV-Infektion sind es diese Antikörper, Immunglobuline, welche man im HIV–Test nachweist. Es gehen vom T4-Lymphozyten noch andere Botenstoffe aus, z. B. das gamma Interferon, γ-IF, welches von den Makrophagen, den Freßzellen unseres Organismus, benötigt wird. Auch die Freßzellen zerstören infizierte Körperzellen. Ist eine Infektion unter Kontrolle gebracht, schalten die T4-Zellen das weitere Ausreifen von B- und T-Zellen wieder ab – sie induzieren sog. T8-Suppressor Zellen (Unterdrücker).

Als letzte Sicherheitsvorkehrung wachsen einige der T4-Lymphozyten zu Gedächtniszellen aus. Sie zirkulieren als Wächter im Blut, jederzeit bereit, das einmal erfahrene Fremdantigen sofort wieder zu erkennen und ohne Verzögerung denselben Abwehrmechanismus wieder in Gang zu setzen. Diese Funktionen der T4-Zellen gaben ihnen auch den Namen T4-Helferzellen.

Alle bekannten Infektionen setzen diese Abwehrmechanismen in Gang – nur HIV nicht. Was geschieht nach einer HIV-Infektion? HIV infiziert die T4-Lymphozyten, also genau die Zellen, mit denen sich der Organismus gegen das HIV wehren soll. Die Abwehr unterbleibt – ein Zustand, der sehr lange andauern kann. Treffen jedoch weitere Antigene auf einen HIV–infizierten T4-Lymphozyten, so wird dieser aus der Ruhephase gebracht, aktiviert. Statt jetzt Botenstoffe, wie z. B. IL-2 abzusondern, die die anderen Zellen des Immunsytems ebenfalls aktivieren – produziert der T4-Lymphozyt neue Viruspartikel und stirbt in wenigen Tagen ab. Die T8-Lymphozyten wurden nicht induziert, die B-Zellen reifen nicht heran, die spezifische Immunantwort gegen HIV ist lahmgelegt. Aus bisher unerklärlichen Gründen werden die B-Zellen hyperaktiv und produzieren große Mengen polyklonaler Antikörper (Hypergammaglobulinämie genannt). Nur richten sich diese nicht gegen das HIV und deshalb helfen sie dem Patienten nicht bei der Abwehr. Das EBV und CMV, beides häufige Virusinfektionen von AIDS-Patienten, sind polyklonale B-Zell-Aktivatoren und tragen zum charakteristischen Anstieg von Serum-Immunglobulinen bei. Antikörper gegen HIV-Proteine verschwinden in der späten Phase der Erkrankung und Hauttests, mit denen man die Immunabwehr feststellt, zeigen keine Reaktion. Der Patient kann keine spezifischen Antikörper gegen neue Krankheitskeime, die ihn jetzt befallen, mehr produzieren und somit lassen sich diese auch schlecht diagnostizieren. Die γ-Interferon Produktion der T4-Lymphozyten versiegt, und daher werden keine weiteren Makrophagen mehr aktiviert. Intrazellulär lebende Mikroorganismen werden nicht mehr vernichtet, und die Tumoranfälligkeit steigt. Die Zahl der T4-Lymphozyten kann bis auf Null zurückgehen. Der Verlust aller Abwehrkräfte führt dazu, daß normalerweise harmlose sog. opportunistische Infektionen nicht mehr beherrscht werden können.

HIV könnte über die T4-Moleküle auch in andere Treffzellen eindringen. Das tut es in der Tat auch. Obwohl die Zerstörung des Immunsystems eines der auffälligsten Merkmale der HIV-Infektion ist, zeigt sich außerdem ein starker Effekt auf das Zentralnervensystem. HIV wurde im Hirn und in der Spinalflüssigkeit von AIDS-Patienten nachgewiesen. Dafür sind vermutlich T4-Moleküle auf Monozyten und Makrophagen verantwortlich. Diese Zellen werden vielleicht sogar zuallererst von HIV infiziert. Im Gegensatz zu den T4-Lymphozyten werden sie jedoch nicht abgetötet, sondern überleben. Sie dienen als Vehikel, mit deren Hilfe das Virus überall im Körper hingetragen wird. Diese Zellen vermögen die Blut-Hirnschranke zu überwinden – und somit gelangt das Virus ins Gehirn. Die dort beobachteten pathologischen Befunde bestehen aus einer abnormen Vermehrung von Gliazellen, welche die Neuronen umgeben, und führen zum Verlust der weißen Hirnsubstanz. Wie diese anatomischen Befunde zustande kommen, weiß man nicht. Letztlich sind viele Symptome die Folge, Demenz und andere neurologische Syndrome, die der Multiplen Sklerose ähneln. Ob auch die anderen T4-Moleküle tragenden Zellen von HIV infiziert werden, ist noch unbekannt. Es wäre außerordentlich interessant zu wissen, ob Colon-Zellen des Darmes ebenfalls T4-Moleküle tragen. Malcom Martin vom NIH in Bethesda hat gezeigt, daß Zellen der Darmschleimhaut besonders empfänglich für HIV-Infektion sind. Vielleicht sind T4-Moleküle daran schuld?

Warum sterben die einen Zelltypen durch HIV und andere nicht? William Haseltine vom Dana Farber Cancer Institute aus Boston hat vorgeschlagen, daß die Zerstörungsrate der Wirtszelle proportional zur Konzentration der T4-Moleküle ist (s. Abb. 23). Weiterhin haben die T4-Lymphozyten die Besonderheit, aktivierbar zu sein. Begegnung mit Antigenen führt zu einem plötzlichen Anstieg von Virusproduktion und damit zur Lyse von T4-Lymphozyten und keinen anderen Zellen.

Literatur

Fauci, A. S. The human immunedeficiency virus: Infectivity and mechanisms of pathogenesis. Science **239**, 617–622 (1988).

Was ist ein T4-Rezeptor? (Abb. 29)

Für den Verlauf einer HIV-Infektion und den Ausbruch der AIDS-Krankheit ist das Verhältnis der T4- zu T8-Lymphozyten bedeutsam. T4 und T8 (auch CD4 und CD8 genannt) sind Abkürzungen für Oberflächenproteine auf Lymphozyten, ursprünglich hergeleitet von zwei verschiedenen monoklonalen Antikörpern, mit denen sich die beiden Zelltypen unterscheiden lassen. Der T4-Rezeptor dient dem HIV zur Aufnahme. Das ist jedoch nicht seine normale Funktion, diese beruht vielmehr auf der Erkennung von Zellen des eigenen Organismus. Fremde Zellen, z. B. die von Spendern, werden als fremd erkannt und abgelehnt. Die Proteine, die der T4-Rezeptor erkennt, sind ausschlaggebend für immunologische Abwehrreaktionen gegen transplantiertes fremdes Gewebe. Auf diese Weise wurden sie entdeckt. Sie befinden sich ebenfalls auf der Oberfläche und werden MHC genannt, major histocompatibility complex, oder HLA, human leukocyte system A. Es gibt zweierlei MHC-Moleküle, MHC I-Moleküle befinden sich auf allen kernhaltigen Körperzellen, MHC II auf Makrophagen. T8-Rezeptoren erkennen MHC I, während die T4-Rezeptoren an das MHC II binden. Hat z. B. ein Makrophage eine infizierte Zelle aufgefressen, dessen Proteine verdaut und an seine Membran geschoben, um sie dem T4-Lymphozyten zur Immunabwehr zu präsentieren, so akzeptiert dieser mit seinem dafür zuständigen Antigenrezeptor das Fremdantigen nur, wenn der T4-Rezeptor zugleich das eigene ihm bekannte MHC II-Molekül erkennt. Antigenerkennung umfaßt also immer Erkennung von „eigen“ und „fremd“ zugleich. Dadurch wird der Lymphozyt zur Immunantwort getriggert. Eine ähnliche Absicherung gibt es bei der Wechselwirkung zwischen MHC I und dem T8-Rezeptor.

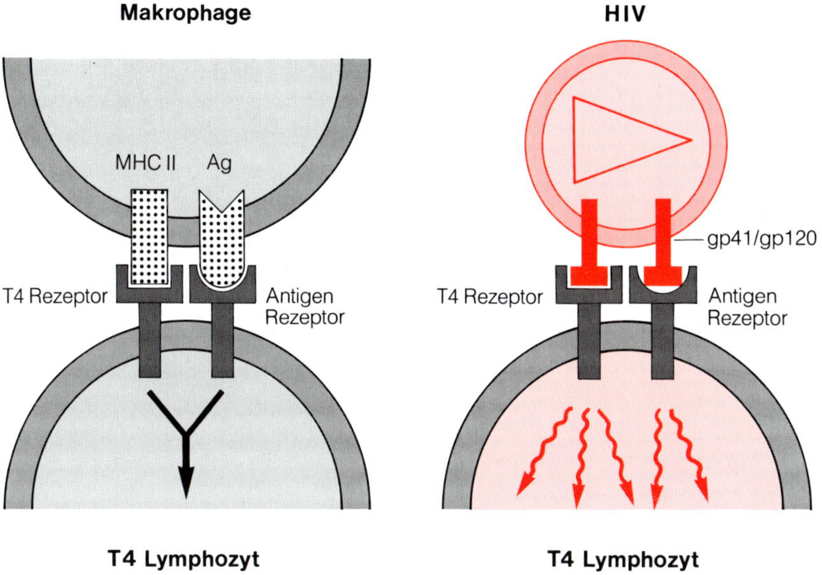

Abb. 29. Wechselwirkung zwischen T4-Lymphozyt und Antigen
Im Normalfall (links) erkennt der T4-Rezeptor das MHC II-Molekül auf dem Makrophagen. Gleichzeitig erkennt der Antigenrezeptor des T4-Lymphozyten das vom Makrophagen präsentierte Antigen (Ag). Diese Kontakte lösen intrazelluläre Signale im Lymphozyten aus und aktivieren ihn zur Immunabwehr.
Im Falle einer Begegnung des T4-Lymphozyten mit HIV (rechts) reagiert das virale Glykoprotein mit dem Antigenrezeptor, aber auch „unerlaubt“ mit dem T4-Rezeptor. Diese letztere Wechselwirkung ist fatal, da sie im T4-Lymphozyten nicht die richtigen Signale auslöst. Ob ein oder zwei virale Glykoproteine bei der Wechselwirkung mit dem T4-Rezeptor und dem Antigenrezeptor beteiligt sind, ist nicht bekannt. Hier sind schematisch zwei gp120 Moleküle dargestellt. Die HIV-Infektion des T4-Lymphozyten führt zum Verlust von T4-Rezeptoren und damit zur Unfähigkeit dieser Zelle, weitere Antigene zu erkennen.

Bei einer HIV-Infektion läuft alles anders. Das gp120 von HIV bindet an den T4-Rezeptor einerseits und den Antigenrezeptor andererseits. Damit gehen T4-Rezeptoren für die Erkennung von weiteren Antigenen verloren. Die Bindung des gp120 an den T4-Rezeptor führt nicht zu denselben intrazellulären Signalen, die zur Immunabwehr nötig wären.

Literatur

Doyle, C., and Strominger, J. L. Interaction between CD4 and class II MHC molecules mediates cell adhesion. Nature **330**, 256–269 (1987).

Gay, D., Maddon, P., Sekaly, R., Talle, M. A., Godfrey, M., Long, E., Goldstein, G., Chess, L., Axel, R., Kappler, J., and Marrack, P. Functional interaction between human T-cell protein CD4 and the major histocompatibility complex HLA-DR antigen. Nature **328**, 626–629 (1987).

Marrack, P., and Kappler, J. The T cell receptor. Science **238**, 1073–1078 (1987).

IV Therapie

Impfstoffe – wann und wie?

(Abb. 30 und 31, Tabelle 5 bis 7)

Der Name Vakzine geht zurück auf den Impfschutz, den Eduard Jenner 1798 gegen die Pocken erreichte, indem er einen Jungen mit Kuhpocken – Vaccinia – injizierte. Die Kuhpockeninjektion führte zu einem milden Krankheitsverlauf und schützte gegen die „richtigen" schwarzen Pocken. Heute bezeichnet man Impfstoffe allgemein als Vakzine. Ziel einer jeden sog. aktiven Immunisierung ist es, den Körper zur Abwehrreaktion anzuregen, indem man ihm ungefährliches oder totes Virus oder Virusteile anbietet. Im Falle einer nachfolgenden Infektion ist die Immunabwehr vorbereitet und wird mit dem Virus fertig, einer Erkrankung ist somit vorgebeugt. Das Charakteristische einer Impfung ist, daß sie Gesunden verabreicht wird. Damit muß die Impfung möglichst risikolos sein – oder jedenfalls ein geringeres Risiko aufweisen, als das Ansteckungsrisiko beträgt. Impfzwischenfälle fürchtet nicht nur jeder, der sich freiwillig impfen läßt – sondern auch die pharmazeutische Industrie wegen der hohen Schadensersatzansprüche. Deshalb werden die Anforderungen an die Sicherheit von Impfstoffen sehr hoch gestellt – jedenfalls in der westlichen Welt. Im Falle von AIDS wurden Vorteste zuerst in Afrika durchgeführt, auch weil dort ein Impfstoff am dringendsten benötigt wird.

Die Impfung nach einer vorangegangenen Infektion ist oft nur noch passiv erfolgreich, d. h. dem Betroffenen werden Antikörper gespritzt, die ein anderer Organismus gegen die Krankheit bereits entwickelt hat. Sie sollen den Krankheitsverlauf mildern. Solche Antikörper werden heute meist noch aus Tieren gewonnen. Die Möglichkeit, monoklonale menschliche Antikörper unter Zellkulturbedingungen herzustellen, wird vielerorts versucht, und soll diesen Ansatz verbessern.

Bisher gibt es keinen Antikörperschutz, mit dem man HIV-Infizierten helfen könnte.

Eine Impfung ist nur erfolgreich, wenn der Impfstoff genau die Komponente enthält, die eine schützende (neutralisierende) Antikörperantwort hervorruft. Da man diese oftmals nicht genau oder nicht vollständig kennt, ist der am häufigsten beschrittene Weg zur Impfung ein Totimpfstoff (s. Tabelle 5). Man züchtet das gefährliche Virus und inaktiviert es durch Erhitzung, Detergensbehandlung oder andere Methoden in der Hoffnung, daß diese stark denaturierende Behandlung die viralen Proteine nicht zu sehr verändert, sonst wird nicht die richtige Immunantwort im Körper induziert. Andererseits muß die Abtötung wirklich sicher sein, Reste von aktivem Virus dürfen nicht auftreten, die Methoden müssen reproduzierbar sein, und das abgetötete Virus darf keine Chance haben, im Organismus wieder aktiv zu werden, z. B. durch Rekombination mit genetischer Information der Zelle oder durch andere Ereignisse. Man braucht außerdem ein geeignetes Testsystem, Tiere, in denen der Impfstoff auf seine Zuverlässigkeit vorgetestet und seine Wirksamkeit überprüft werden kann.

Tabelle 5

Übersicht über verschiedene Impfstoffe

1. Totvakzine	(HIV inaktiviert durch UV, Hitze, Röntgenstrahlen, u. a.); gentechnologisch verändertes HIV durch Deletion von tat oder LTR, u. a.)
2. Lebendvakzine	(Vaccinia-HIV Rekombinante)
3. Spaltvakzine	(HIV-gp120 oder andere Proteine, rekombinantes gp120/gp41, synthetische Peptide)
4. Anti-idiotypische Antikörper als Antigenersatz	
5. Monoklonale neutralisierende Antikörper	

Im Falle von HIV sind alle diese Forderungen besonders schwer oder bisher gar nicht zu erfüllen. Es gibt z. B. kein gutes Tiermodell für AIDS. Selbst wenn man die uns ähnlichsten Tiere, Affen, zum Testen verwendet, kann man in ihnen keine AIDS-Erkrankung hervorrufen und somit auch nicht herausfinden, ob eine Impfung erfolgreich vor AIDS geschützt hat.

Primaten werden durch HIV nicht krank, obwohl sie die Vermehrung des Virus, eine sog. Virämie, erlauben. Somit kann man im Primaten nur testen, ob ein Probeimpfstoff eine nachfolgende Virusinfektion verhindert, ob also die nach der Impfung im Tier gebildeten neutralisierenden Antikörper ausreichen, um eine Virämie zu verhindern. Es stehen nur etwa 600 Primaten auf der ganzen Welt für die gesamte biomedizinische Forschung zur Verfügung. Sie lassen sich nur schwer in der Gefangenschaft vermehren und limitieren die Forschungsmöglichkeiten (Tabelle 6).

Tabelle 6

Probleme der Vakzine-Herstellung:
1. Genomische Varianz von HIV im Glykoprotein
2. Immunität nötig gegen a) freies Virus b) virus-infizierte Zellen
3. Es gibt kein Tiermodell
4. Primaten lassen sich mit HIV infizieren, werden aber nicht krank (also kann man nur testen, ob Vakzine gegen Virusvermehrung hilft, kein Test, ob Schutz gegen AIDS!)
5. 600 Primaten weltweit maximal für gesamte Medizinforschung

Ein weiteres Problem einer HIV-Totvakzine beruht auf der Besonderheit der Retroviren, sich in das zelluläre Genom zu integrieren. Selbst wenn die virale Nukleinsäure zerstört wird, bleiben potentiell die LTR-Regionen mit Genresten übrig, die ins Zellgenom integrieren können – und das genetische Material der Zelle verändern. LTR's von Retroviren können nach längerer Inkubationszeit zu Tumoren führen. Die Retroviren schleppen außerdem in ihrer Hülle zelluläres Material mit. Dieses würde bei einer Impfung in den Körper zurückgelangen und eine Reaktion gegen körpereigene Proteine hervorrufen. Auch so eine Reaktion ist eine unerwünschte Nebenwirkung. Weiterhin befinden sich auf der Virushülle HLA-Moleküle. Ein Geimpfter wird dagegen Antikörper entwickeln, die seine eigene Immunabwehr in Gefahr bringen könnten, weil sie sich gegen seine eigenen Lymphozyten richten. Kürzlich glaubten Wissenschaftler aus Boston, Max Essex und seine Kollegen, eine HIV-

Variante gefunden zu haben, das HTLV-IV, welches aus nicht (noch nicht?) erkrankten Prostituierten in Afrika isoliert worden sein sollte. Dieses Virus wäre damit eine Analogie zum Kuhpockenvirus, das nicht oder nicht schwer krank macht und schützen könnte. Es wäre eine Lebendvakzine. Abgesehen davon, daß die nicht-krankheitsauslösende Wirkung des Virus wissenschaftlich umstritten ist, wird man damit nicht impfen können, aus den oben genannten Gründen der Integration und Rekombinationsfreudigkeit von Retroviren.

Eine weitere Lebendvakzine ist ein gentechnologisch verändertes Kuhpockenvirus (Tabelle 5). Dem Vaccinia-Virus werden heute bereits Hepatitis B, Tollwut, Malaria, Influenza und Herpes simplex-Gene eingebaut – und neuerdings auch HIV-Gene. Das Vaccinia-Virus trägt dann außer seinen eigenen Oberflächenantigenen auch HIV-Hüllproteine und diese rufen neutralisierende Antikörper im Organismus hervor. Da man die Impfwirkung von Vaccinia-Viren weltweit ausprobiert hat und damit die Pocken erfogreich ausgerottet hat, ist dieses Virus gut erforscht. Es hat allerdings auch Gefahren gezeigt und zu Impfzwischenfällen geführt. Deshalb unterliegen Vaccinia-Impfstoffe in USA und Europa strengen Auflagen. Dennoch haben mehrere Gruppen, vor allem französiche, diesen Weg der Impfung in Angriff genommen. Spektakulär waren die Versuche des französischen Wissenschaftlers Dr. Daniel Zagury, der zusammen mit Kollegen aus Zaire sich selbst und eine Gruppe von Freiwilligen mit solchem Impfstoff behandelt. Er hat neutralisierende Antikörper induzieren können. Einer ersten Impfung ließ er später zur Steigerung der Abwehr eine Auffrischung mit Vaccinia/HIV-infizierten Zellen als zweite Impfung folgen – vermutlich benutzte er dazu die Zellen des Probanden, die er künstlich mit dem Impfvirus im Reagenzglas infizierte und dem Impfling erneut injizierte – ein sehr aufwendiges Verfahren. Er soll damit neutralisierende Antikörper nicht nur gegen einen einzigen Virustyp (sog. typ-spezifische), sondern solche von breiterer Wirkung (gruppenspezifische) erreicht haben. Darunter versteht man Antikörper gegen Regionen, die bei verschiedenen Virustypen übereinstimmen. Der Geimpfte wäre also nicht nur gegen dasselbe, sondern auch gegen verwandte Viren gefeit. Und wie weiß man, ob Zagury sich selber und die Freiwilligen wirklich geschützt hat? Sie müßten sich bewußt einem Risikoverhalten aussetzen und ausprobieren, ob sie danach erkranken – ohne sicher zu wissen, ob sie geschützt sind.

Weiterhin bietet sich eine Spaltvakzine als Impfstoff an (Tabelle 5). Statt zerstörtes Virus einzusetzen, isoliert man Viruskomponenten, z. B. nur das virale Glykoprotein. Da dieser Isolierungsprozeß die Gefahr nicht völlig ausschließt, daß doch noch intaktes Virus in geringsten Spuren übrig bleibt, nutzt man heute die Gentechnologie. Man produziert HIV-Proteine in Bakterien, Hefe, Insektenzellen, Säugerzellen, u. a. und isoliert die dort oftmals in immensen Mengen überproduzierten HIV-Proteine. Schlimmstenfalls bleiben geringe Mengen z. B. an Bakterienproteinen als Kontamination übrig, und die sind ungefährlich für den Impfling. Dieser Weg ist heute der häufigste und wird vielerorts aktiv verfolgt. Eine Variante hierzu stellen die synthetischen Peptide dar, kurze Stückchen von Proteinen, 20 bis 40 Aminosäuren lang, die man synthetisch herstellen kann, wenn man die Aminosäuresequenz des Antigens kennt – und die „richtigen", d. h. die für die Antikörperantwort wesentlichen Bereiche (sog. Epitope) findet. Dazu gehört trotz Computerprogrammhilfe noch immer Glück. Außerdem sind die Antikörperreaktionen gegen Peptide oft nur schwach. Peptide sind jedoch mit der größten Wahrscheinlichkeit frei von ungewollten Zellresten. Die richtigen rekombinanten Antigene herzustellen, ist oft schwierig. Im Falle von HIV sind die Hüllproteine die wichtigsten Kandidaten. Diese tragen Zuckerketten, die für die Antikörperantwort oft sehr wichtig sind – gentechnologisch jedoch nicht ganz leicht herstellbar sind. Ob auch das gag oder andere HIV-Proteine für guten Impfschutz nötig sind, weiß man ebenfalls noch nicht so genau. Die Firma Repligen aus USA soll ein Peptid synthetisiert haben, das einen Treffbereich für neutralisierende Antikörper enthält. Die dadurch induzierten neutralisierenden Antikörper sollen die Bindung zwischen gp120 und T4-Rezeptor nicht direkt, sondern indirekt verhindern, indem sie die Konfiguration des gp120 so verändern, daß es nicht mehr an den T4-Rezeptor bindet. Weil das Epitop so versteckt ist, wird es als „Canyon-Epitop" bezeichnet.

Alle bisherigen Impfversuche von Primaten mit gentechnologisch hergestellten Spaltvakzinen sind fehlgeschlagen! Um auf die Schwierigkeit dieser Experimente hinzuweisen, sei erwähnt, daß man nicht einmal weiß, wieviel Virus man denn einem vorbehandelten Schimpansen spritzen soll, um herauszufinden, ob er gegen eine Virusvermehrung erfolgreich geschützt ist. Man braucht dazu Testreihen – nur diese lassen sich mit Primaten nicht durchführen. Es ließen sich nur einige wenige „Schrotschußexperimente" durchführen, und die gingen bisher daneben.

Mit Hilfe der Methoden der Gentechnologie könnten auch maßgeschneiderte Viren hergestellt werden. Man müßte das LTR modifizieren, Gene wegschneiden, die für die Integration nötig sind, und andere essentielle Replikationsgene wegoperieren oder Regulationsgene wie z. B. das tat. Solche Kunstprodukte werden oft erwähnt, sie sind ohne weiteres herstellbar. Nur auch für diese besteht die Gefahr, daß sie sich wieder zu gefährlichen Viren im Körper des Geimpften regenerieren können und daß sie langfristig zu Tumoren führen.

Zur Steigerung der Impfwirkung verwendet man Hilfsmittel, welche die Antigenwirkung erhöhen. Dabei konzentrieren sich die Anstrengungen besonders auf die Glykoproteine wegen ihrer zentralen Rolle in der Immunabwehr (Tabelle 7). Statt das gereinigte Glykoprotein zur Impfung einzusetzen, pflanzt man es z. B. in Phospholipide ein, in sog. Liposomen, die Virusmembranen vortäuschen. Neuerdings gibt es sog. ISCOM's (**i**mmune **s**timulating **com**plex) – eine Art künstlicher Virushülle, bestehend aus Proteinen und einer Substanz (QuilA), die zur Ausbildung von Gitterstrukturen führt. Es bilden sich Hexamere oder Pentamere aus dem viralen Glykoprotein. Technisch ist dieser Ansatz noch nicht ausgereift, führte aber für die Behandlung der Katzenleukämie zu ersten Erfolgen (Abb. 30).

Ebenfalls Neuland betritt Hilary Koprowski vom Wistar Institute mit einem weiteren Ansatz zur Impfung. Statt mit einem HIV-Antigen zu immunisieren, stellt er zuerst einen Antikörper gegen dieses Antigen her und nimmt diesen wieder als Antigen, um einen zweiten Antikörper herzustellen. Dieser ist – jedenfalls partiell – wieder mit dem ersten Antigen

Tabelle 7

Bedeutung der Glykoproteine

Wechselwirkungen zwischen gp120 und T4-Rezeptor führen zu

1. Virusinfektion der Zelle
2. Zell-Zell Fusion
3. Absterben von Zellen mit vielen T4-Rezeptoren

gp41 bewirkt

1. Immunsuppression
2. Zytopathischen Effekt (CPE)

identisch und wird stattdessen zur Immunisierung verwendet. Er ist garantiert frei von ungewollten Viruskontaminationen. Dies Antigen wird als antiidiotypischer Antikörper bezeichnet (Tabelle 5). Bisher gibt es noch keinen Impfstoff, der so hergestellt wurde.

Selbst wenn alle technischen Probleme einer Impfstoffherstellung gegen HIV überwunden sein sollten, bleibt Ungewißheit, wie gut ein Impfschutz helfen wird. Neutralisierende Antikörper findet man in Patienten – aber sie werden trotzdem krank. Reicht die Antikörpermenge nur nicht aus? Weiterhin unterliegt das Virus der Antigenvarianz, Änderungen, mit denen es die Impfung unterlaufen kann. Ein Patient hat außerdem oft mehrere serologisch verschiedene HIV-Infektionen – bis zu 14 hat man in einem einzigen Infizierten gefunden. Obwohl mit Sicherheit freie Viruspartikel im Infizierten vorkommen, ist nicht garantiert, daß die neutralisierenden Antikörper am Virus haften und die Infektion einer Zelle blockieren, denn die Glykoproteine, gegen die sich die neutralisierenden Antikörper richten, scheinen leicht abzubrechen. Schließlich kann das Virus auch von Zelle zu Zelle weitergereicht werden – ein Prozeß, den kein Impfstoff verhindern würde. Prognosen, wann ein Impfstoff verfügbar sein wird, sind angesichts der vielen Probleme nicht zu machen.

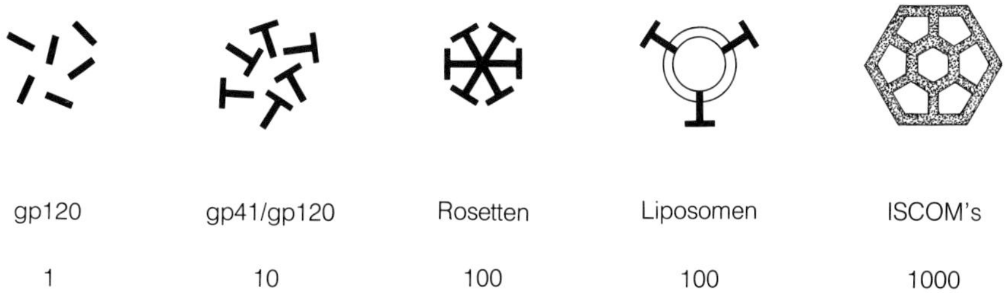

Abb. 30. Immunogenität des gp120
Das HIV-Glykoprotein gp120 ist die Grundlage vieler Impfungsansätze. Dabei zeigt sich, daß das gentechnologisch hergestellte oder gereinigte gp120 (egal ob glykosiliert oder nicht) nicht besonders immunogen wirkt (willkürlich gleich 1 gesetzt). gp120 mit gp41 zusammen wirkt 10fach besser. Noch besser wirken die sich spontan ausbildenden Rosetten, deren hydrophobe Bereiche nach außen weisen. Ähnlich wirken sog. Lipidvesikel (Liposomen), künstliche Fetttropfen, in welche die Glykoproteine eingepflanzt sind. Am stärksten immunogen sind ISCOM's (immune stimulating complex), die mit einem Detergens Quil A gebildet werden. Sie sind im Augenblick Hoffnunsträger für Immunisierungsversuche (1000fach immunogener als gp120 allein).

Im Januar 1988 erschienen gleichzeitig fünf wissenschaftliche Publikationen über Laborbefunde, die möglicherweise zu einer Therapie gegen das HIV führen können. Eigentlich handelt es sich um eine Zwischenform zwischen Impfung und Chemotherapie, die man anstrebt. Die Gruppen haben das T4-Molekül, den Rezeptor für HIV auf Lymphozyten und Hirnzellen, durch gentechnologische Ansätze hergestellt, ein rekombinantes T4, rT4, genannt. Dieses Protein tritt mit dem echten T4-Rezeptor der Wirtszelle um das virale Glykoprotein gp120 in Konkurrenz – sowohl, wenn dieses auf dem Virus sitzt, als auch, wenn es frei herumschwimmt. Das rT4 wirkt wie ein „Mopp“, so schreiben die Autoren einer Arbeit, der sowohl Virus wie freie virale Glykoproteine wegsammelt und damit die Infektion von Wirtszellen verhindert. In Laborexperimenten erwies sich dieser Ansatz bisher als voller Erfolg. rT4 verhindert z. B. in der Zellkultur die durch HIV verursachte Syncytienausbildung (Abb. 31).

Ob rT4 eines Tages eine Therapie für HIV-Infizierte sein wird, hängt von vielen Faktoren ab, z. B. davon, wie es im Körper metabolisiert wird, wie es das übrige Immunsystem trifft, ob mit der Virusblockade auch die Infektion eines Infizierten verhindert wird. Eine Funktion des rT4's könnte im Patienten günstige Auswirkungen haben, wenn es nämlich frei herumschwimmendes gp120 wegfängt. Freies gp120 lagert sich sonst an irgendwelche Zellen an, die dann von der Immunabwehr angegriffen werden, weil diese Zellen durch gp120 als „fremd“ angesehen werden. rT4 könnte andererseits als Erkennungsmolekül von MHCII-Proteinen Unheil anrichten, in dem es sie blockiert. rT4 interagiert potentiell auch mit anderen Zellen des Immunsystems, die normalerweise bei Infektionen aktiviert werden. Damit könnte die rT4 Therapie selber zu Immunsuppression führen. Das rT4 soll bereits für klinische Versuche vorgesehen sein.

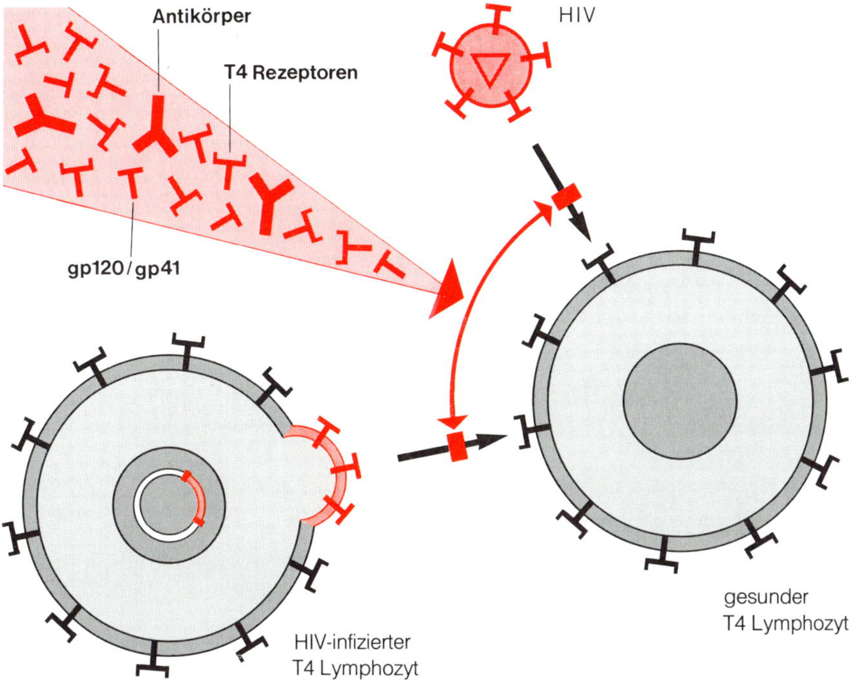

Abb. 31. Blockierung der Wechselwirkung zwischen gp120 und T4-Rezeptor
Es gibt drei Möglichkeiten, die Wechselwirkung zwischen HIV und dem T4-Rezeptor bzw. von einem HIV-infizierten Lymphozyten mit dem T4-Rezeptor eines gesunden Lymphozyten zu blockieren. Entweder sorgt man für Überschuß an isoliertem Antigen gp120/gp41 oder Antigenfragmenten, so daß diese die T4-Rezeptoren absättigen und weder Virus noch Virus-infizierte Zellen mit gesunden T4-Lymphozyten reagieren können. Die zweite Möglichkeit besteht in der Zugabe von neutralisierenden Antikörpern, welche das virale Glykoprotein auf der Virusoberfläche oder der Oberfläche des infizierten Lymphozyten neutralisieren. Auch dann kommt keine Wechselwirkung mit gesunden Lymphozyten mehr zustande. Die dritte Möglichkeit erwies sich **in vitro** als sehr erfolgreich und beinhaltet Zugabe an überschüssigen gentechnologisch hergestellten sog. rekombinanten T4-Rezeptoren. Diese sammeln wie ein Mopp freie gp120-Moleküle und Viruspartikel weg, indem sie die viralen Glykoproteine abdecken, wodurch eine Wechselwirkung mit T4-Lymphozyten nicht mehr stattfinden kann. Dies gelang bisher nur in der Zellkultur.

Literatur

Barnes, D. M.: Strategies for an AIDS vaccine. Science **233,** 1149–1152 (1986)

Brown, F., Schild, G. C., and Ada, G. L.: Recombinant vaccinia viruses as vaccines. Nature **319,** 549–550 (1986)

Fisher, R. A., Bertonis, J. M., Meier, T., Johnson, V. A., Costopoulos, D. S., Liu, T., Tizard, R., Walker, B. D., Hirsch, M., Schooley, R. T., and Flavell, R. A.: HIV-infection is blocked in vitro by recombinant soluble CD4. Nature **331,** 76–78 (1988) (und drei weitere Arbeiten im selben Heft)

Levine, J.: Viruses. Time, Nov. 3, 42–52 (1986)

New Scientist, 14. Jan, 37 (1988) Molecule could map up AIDS virus

New Scientist, 17. Sept, 34–39 (1987), Array of viral proteins may make a good vaccine

New Scientist, 26. Aug, 24–27 (1987) The quest for an AIDS vaccine

New Scientist, 11. June, 26 (1987) Researchers want trials with anti-antibodies

Salk, J.: Prospects for the control of AIDS by immunizing seropositive individuals. Nature **327,** 473–746 (1987)

Smith, D. H., Byron, R. A., Marsters, S. A., Gregory, T., Groopman, J. E., and Capon, D. J.: Blocking of HIV-1 infectivity by a soluble secreted form of the CD4 antigen. Science **238,** 1704–1707 (1987)

Zagury, D. et al. A group-specific anamnestic immune reaction against HIV-1 induced by a candidate vaccine against AIDS. Nature **332**, 728–731 (1988)

Zarling, J. M., Morton, W., Moran, P. A., McClure, J., Kosowski, S. G., and Hu, Hin-Lok: T-cell to human AIDS viruses in macaques immunized with recombinant vaccinia viruses. Nature **323,** 344–346 (1986)

Anti-virale Chemotherapie

(Abb. 32 und Tabelle 8 bis 11)

Praktisch an jeder Stelle des viralen Replikationszyklus läßt sich eine Unterbrechung durch Hemmsubstanzen denken, die weitere Virusproduktion verhindert. Die einzelnen blockierbaren Schritte sind in Abbildung 32 und Tabelle 8 bis 11 angedeutet.

Der erste Schritt des Virus besteht in der Wechselwirkung seiner Glykoproteine mit den T4-Rezeptoren der Treffzelle. Diese spezifische Bindung könnte entweder durch Antikörper gegen das T4-Protein oder gegen die viralen Glykoproteine verhindert werden. Auch Überschuß an T4-Protein würde durch Kompetition die Bindung reduzieren (Abb. 31). Statt Antikörper könnten auch chemische Substanzen oder Peptide dienen, die die Rezeptoren von Virus oder Zelle besetzen.

Nach der Anheftung an die Treffzelle erfolgt die Virusaufnahme durch Fusion der Lipidmembranen oder Endozytose. Dieser Prozeß ist zwar nur wenig untersucht, jedoch vermutet man, daß Polyanionen wie Dextransulfat, Polyvinylsulfat oder auch das Suramin den Adsorptionsprozeß des Virus an die Zelle blockieren. Polyanionen wie Pentosanpolysulfat hemmen auch andere Virusinfektionen erfolgreich wie z. B. die von Scrapie, wie Heino Diringer vom Robert Koch Institut, Berlin, an Ratten untersucht hat. Nach der Virusaufnahme in die Zelle wird die virale RNA freigesetzt – auch das erfolgt auf unbekannte Weise. Theoretisch ist aber auch hierfür eine Hemmsubstanz denkbar.

Als nächstes tritt dann die Reverse Transkriptase in Aktion. Sie läßt sich in vielen Funktionen hemmen wie der Primerbindung, der DNA-Synthese, beim Hybridverdau und der Initiation der Plusstrang-DNA-Synthese. Die Reverse Transkriptase ist durch gentechnologische Ansätze in vielen Instituten und im eigenen Labor für Inhibitoranalysen verfügbar. Hemmsubstanzen gegen die eigentlichen polymerisierenden Eigenschaften der Reversen Transkriptase müssen auch bei zellulären DNA-Polymerasen getestet werden. Davon gibt es mehrere in Säugerzellen wie die DNA-Polymerase α, mit einer Schlüsselrolle in der DNA-Synthese, die DNA-Polymerase β, ein Reparaturenzym, und die DNA-Polymerase γ aus Mitochondrien. Auch zelluläre RNase H's gibt es in Säugerzellen, wenn auch mit anderer Spezifität als der viralen RNase H, die eine Exonuklease ist. Die zellulären RNase H's dagegen sind alle Endonukleasen. Inhibitoren der Reversen Transkriptase sollten möglichst wenig Effekt

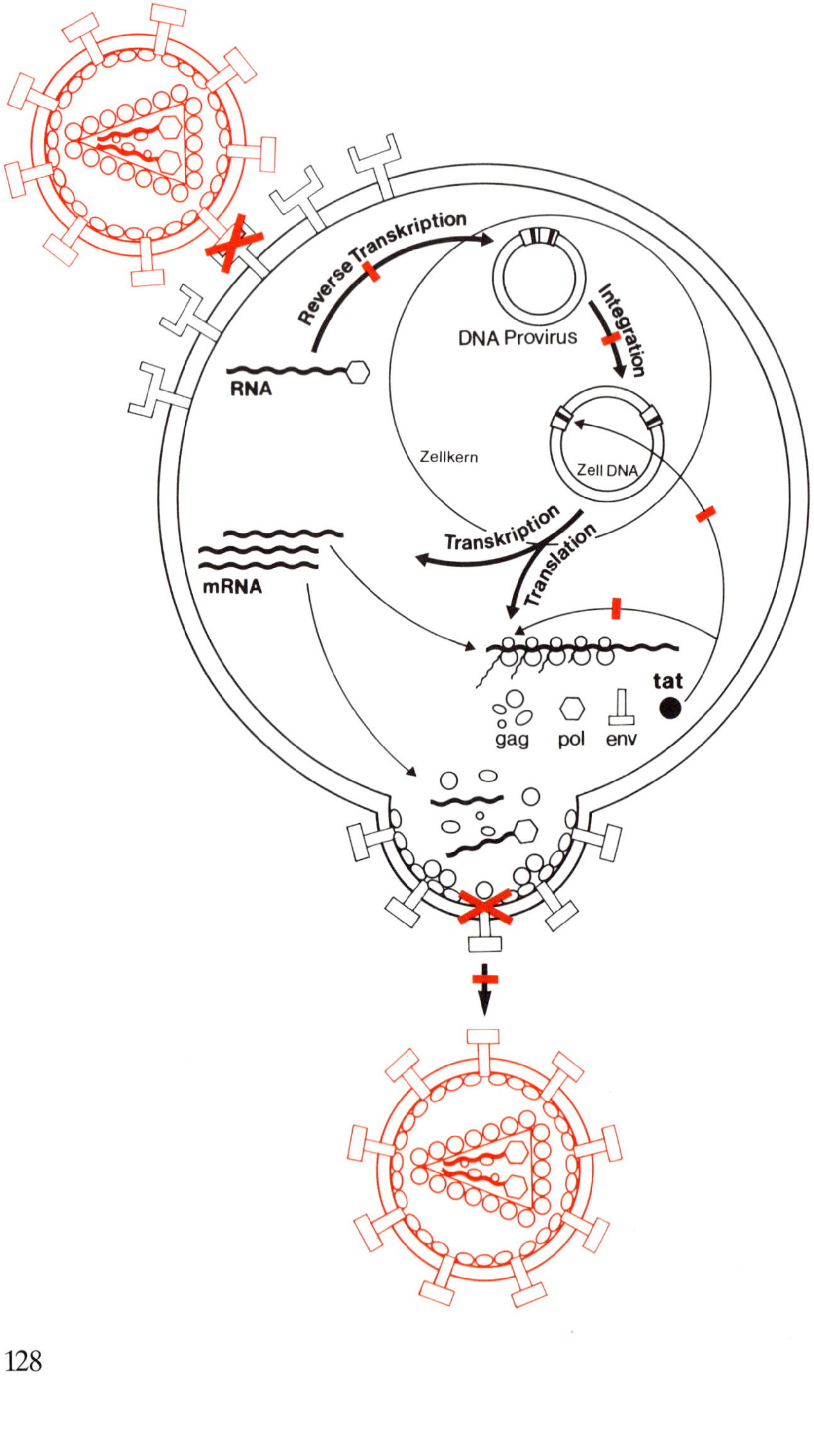

Reverse Transkription
DNA Provirus
Integration
RNA
Zellkern
Zell DNA
Transkription
Translation
mRNA
tat
gag
pol
env

Abb. 32. Blockierungsstellen der HIV-Replikation
Die Replikation von HIV läßt sich am ehesten dort unterbrechen, wo Virus-spezifische Reaktionen ablaufen, die möglichst in der Wirtszelle keine Rolle spielen. Theoretisch geeignete Reaktionen sind die Virus-Wirtszell-Wechselwirkung, die Virusaufnahme, die Reverse Transkription mit den dabei beteiligten verschiedenen Virus-spezifischen Enzymaktivitäten (RNA-abhängige DNA-Polymerase und RNase H) und die Integration mittels der Endonuklease. Weiterhin will man die Wirkung des tat verhindern, entweder indem man die tat-Synthese unterbindet oder die Wirkung des tat-Genprodukts auf das LTR und die Translation. Antisense-RNA könnte die virale RNA wegneutralisieren, wenn sie in genügendem Überschuß in der Zelle vorhanden ist. Eine wichtige Zielscheibe der Chemotherapie ist die virale Protease, die hoch spezifisch ist. Stört man sie, so entstehen keine oder nur verkrüppelte nicht-infektiöse Viren. Den Prozeß des Knospens könnte man theoretisch auch beeinflussen, nur sind dafür keine Substanzen bekannt. Die normalen Zellprozesse wie Transkription, Spleißen und Translation zu stören, würde auch die normale Zelle beeinflussen. Dennoch läßt sich denken, daß Hemmsubstanzen die HIV-infizierte Zelle stärker treffen als die normale, z. B. Inhibitoren gegen Doppelspleißmechanismen zur Hemmung der tat- und art/trs-Produktionen.

auf diese zellulären Enzyme ausüben. Weiterhin muß die Wirkung der Substanzen auf lebende Zellen getestet werden. Es gibt Zellinien, die für diese Teste geeignet sind, wie z. B. ATH8 Zellen, immortalisierte T-Zellen, die von Hiroaki Mitsuya und Samuel Broder benutzt werden. Hemmung der HIV-Replikation in diesen Zellen läßt sich daran erkennen, daß der zytopathische Effekt des Virus auf die Zelle unterbleibt. Danach müssen diese Substanzen im Tierversuch analysiert werden. Ruth Ruprecht aus dem Dana Farber Cancer Center in Boston, hat dazu ein Mäuse-Modell entwickelt, an dem sie z. B. Suramin und AZT getestet hat und die bessere Verträglichkeit des AZT nachweisen konnte. Erst dann können die Substanzen am Menschen ausprobiert werden. HPA23 z. B. war ein starker Hemmstoff der Reversen Transkriptase in den Vorexperimenten – jedoch ohne Erfolg beim Patienten. Von Inhibitoren der Reversen Transkriptase erhofft man sich am ehesten eine Therapie. So ist das einzige bisher gegen AIDS zugelassene Medikament, das AZT, ein Hemmer der Reversen Transkriptase.

Als nächstes wird die DNA-Kopie des Virus ins Zellgenom integriert – sie kann aber auch in unintegrierter Form in der Zelle liegenbleiben. Im ersten Fall läßt sich denken, daß spezifische Inhibitoren der Endonuklease gefunden werden könnten, zumal dies Enzym einen hochspezifischen Schnitt durchführen muß, nämlich an der Nahtstelle der zwei LTR's. Inhibitoren sind bisher nicht bekannt, das Enzym ist noch nicht einmal für Tests verfügbar. Die Transkription der proviralen DNA in mRNA ist wohl schlecht hemmbar – dieser Schritt ist in jeder normalen Zelle notwendig und wird von ihr für das Virus übernommen. Das DNA-Provirus ließe sich vielleicht durch Hypermethylierung transkriptionsinaktiv machen oder mit spezifischen DNA-Bindungsproteinen. Es gibt neue Oligopeptide, Verwandte des Netropsin und Distamycin, welche an spezifische DNA-Sequenzen binden. Diese werden von dem Belgier Erik de Clercq aus Leuven untersucht.

Auch das Spleißen ist ein Prozeß, der zum Überleben einer normalen Zelle nötig ist, und der sich deshalb nicht besonders für eine Therapie eignet. Jedoch entstehen die Regulatorproteine von HIV, das tat_{III} und das art/trs, durch doppelte Spleißmechanismen und wären deshalb vielleicht gegen Hemmsubstanzen empfindlicher als andere Gene. Es gibt neuerdings ein verzweigtes Trinukleotid, ein Adenosinabkömmling, der kompetitiv eine solche beim Spleißen entstehende Struktur hemmen könnte. Er ist kürzlich synthetisch hergestellt worden.

Tabelle 8

Hemmsubstanzen gegen HIV
AL721 (Lipidgemisch, Israel)
Ampligen (steigert Interferonproduktion)
Ansamycin (Antibiotikum, Italien)
Azidothymidin (AZT)
DDC (Nukleosidanalog)
Cyclosporin A (Immunsuppressivum)
Foscarnet (Zytomegalovirus, Schweden)
HPA 23 (Antimon-Wolframderivat, Heteropoly-Wolfram, Frankreich)
Alfa Interferon (Anti-Virus)
IL-2 (gegen opportunistische Infektionen)
Penicillamin (gegen Arthritis)
Ribavirin (synthetisches Nukleosid, gegen Erkältungen)
Suramin (anti-Parasiten, Trypanosomen)

Tabelle 9

Therapeutische Unterbrechungen des Replikationszyklus	
Bindung des HIV an Treffzelle	Antikörper gegen gp120 oder T4-Rezeptor
Adsorption	
Penetration	
Freisetzung der viralen RNA	
Reverse Transkription	Inhibitoren der Reversen Transkriptase/RNaseH
Integration	Inhibitoren der Endonuklease/Integrase
Transkription viraler Gene	Antisense-RNA, Oligonukleotide
Spleißen	
Virale Proteinsynthese	Antibiotika
Myristilierung	
Protease	Inhibitoren der Protease
Glykosilierung	Inhibitoren der Glykolyse
Regulationsproteine tat art/trs 3'orf sor R, X	Antisense RNA
Virusassembly	
Virusausschleusung	

Tabelle 10

Therapie nach Infektion

1. **Chemotherapie**
   Replikationszyklus des Virus hemmen
   Neuinfektion von Zellen hemmen
   Virus-produzierende Zellen eliminieren
2. **Rekonstitution des Immunsystems**
   Kombinationstherapie umfaßt z. B.
   AZT plus IL-2 (T-Zell Wachstumsfaktor)
3. Immunisierung **nach** Infektion fraglich.

Tabelle 11

Chemotherapie	
Reverse Transkriptase	Nukleosidanaloge (AZT, DDC) Ribavirin (Erkältungen) Foscarnet (Zytomegalovirus) Suramin (Trypanosomen) HPA23 (Antimon-Wolfram-Derivat) Polyanionen
RNase H tat_{III}	Antibiotika Fusidinsäure Penicillamin Ansamycin
Endonuklease	
Protease	Proteasehemmer
tat_{III}, art/trs	Oligonukleotide ?
T4-Rezeptoren	Peptid T
gp120	rekombinanter T4-Rezeptor anti-idiotypische Antikörper
LTR, tat_{III}	Antisense-RNA
Immunsystem	Immunmodulatoren (IL-1, IL-2, γ-IF, GM-CSF)

Immer wieder wird hoffnungsvoll auf die magische „Anti-sense-RNA" als wirksames Mittel gegen die Virusreplikation hingewiesen. Es handelt sich um eine Art Rückwärts-RNA, die genau auf die virale RNA paßt, und diese zu einem Doppelstrang verkleben (hybridisieren) würde. Diese Struktur wäre für weitere Prozesse, z.B. Translation in Proteine, unbrauchbar. Dieser Ansatz hat in Froscheiern und Drosophila-Embryonen, in welche große Mengen an RNA durch Mikroinjektion, also Minispritzen, hineingebracht wurde, verblüffende Ergebnisse erbracht. Aber wie soll man so viel RNA in T-Lymphozyten eines Kranken einbringen? Wieder lautet das Zauberwort: durch künstliche Retroviren. Sie könnten als Vektoren dienen, die das „Falsch-rum-Gen" tragen, werden dem Patienten gespritzt und sollten sich dieselben Treffzellen wie HIV aussuchen, – und die „Rückwärts-RNA" synthetisieren. Nur, um eine Reaktion zu hemmen, muß das Reaktionsgleichgewicht nach dem Massenwirkungsgesetz in eine Richtung verschoben werden, es müßte ein Riesenüberschuß an Anti-sense-RNA vorhanden sein, um die virale RNA wegzufischen – ein höchst unwahrscheinlicher Prozeß. Dieser Ansatz klappt bisher beim Nadelstich in ein vergleichsweise großes Froschei, aber sonst ist er noch Zukunftsmusik.

J. McCormick vom CDC hat Ribavirin als HIV-Inhibitor verwendet. Diese Substanz blockiert die poly(A)-Synthese. Da poly(A) an viraler RNA wie auch zellulärer mRNA vorkommt, ist der Hemmstoff nicht spezifisch – obwohl er sich bei einem anderen Virus (Rhino) als wirksam erwiesen hat.

Für die Translationhemmung sind zwei Ansätze denkbar. Einmal hat man durch spezifische Oligonukleotide, also kurze vollsynthetische DNA-Stückchen, schon vor zehn Jahren gezeigt, daß diese die Proteinsynthese hemmen, wenn sie genau an das Ende der mRNA binden, so daß die Ribosomen nicht mit der Proteinsynthese beginnen können. Nur muß das „Oligo" dort auch gut binden, da zelluläre Enzyme es in wenigen Minuten abdauen. Es wurde deshalb versucht, die Lebenszeit der Oligonukleotide durch kovalente Anknüpfung von interkalierenden Substanzen, wie z. B. Acridine, zu verlängern. Interkalierung bedeutet, daß sich der Farbstoff in die Nukleinsäuren einklemmt, dort festsetzt und vor Nukleasen schützt. Claude Hélène aus Paris hat damit die Influenza-Virus Vermehrung gehemmt. Dieser Ansatz bietet sich auch für die HIV-Hemmung an.

Eine der wichtigsten Zielscheiben auf der Suche nach Hemmstoffen ist das tat_{III}. Einmal möchte man diesen Haupthebel, der die Virusvermehrung anschaltet, selber an seiner Entstehung hemmen – vielleicht mit dem eben beschriebenen Oligonukleotid – aber dann möchte man auch die Wirkung von tat_{III} sowohl auf die Transkription des Virusgenoms wie auf die Translation der viralen gag- und env-Proteine stoppen. Ersteres erfordert einen Block auf dem LTR, so daß tat_{III} dort die Transkription nicht anschaltet, letzteres leisten Inhibitoren der Proteinsynthese – vielleicht Stoffe wie Antibiotika? Diese würden zwar auch die Proteinsynthese in normalen Zellen treffen, da jedoch die gag- und env-Proteinsynthesen explosionsartig in den Lymphozyten stattfinden, könnten Hemmstoffe der Translation dem Virus mehr Schaden zufügen als der Wirtszelle. Vielleicht läßt sich auch eine Substanz finden, welche spezifisch die Bindung von tat_{III} an Anfangssequenzen der viralen RNA hemmt und damit die Synthese von gag und env verhindert. So ein Stoff könnte eventuell auch das art/trs-Protein treffen, das ebenfalls an dieser Stelle der Virus-RNA angreift. Wenn letzteres Protein das Spleißen viraler RNA reguliert – wie sein Name trs besagt – dann könnte man vielleicht auch diesen Mechanismus hemmen. Nur fehlen dazu bisher Detailkenntnisse. Diese Kompliziertheit von HIV ist vielleicht seine verwundbarste Stelle – die es zu treffen gilt.

Wenn die Virusproteine als Vorläufermoleküle fertiggestellt sind, dann bietet das Virus wieder eine Blöße, denn die Proteine müssen durch eine Virus-spezifische Protease präzise zerlegt werden, jedenfalls der gag- und der pol-Vorläufer (für die Spaltung von env ist eine zelluläre Protease verantwortlich). Einerseits sucht man nach Proteasehemmern – anderseits hofft man, sich die Protease nutzbar machen zu können, indem man Peptide an irgendwelche anderen Hemmstoffe wie z. B. solche der Reversen Transkriptase, koppelt, die solange inaktiv sind, bis sie die Protease – gleich an Ort und Stelle im infizierten Lymphozyten – aktiviert. Das würde die Toxizität der Substanzen entscheidend verringern. Auch lassen sich Proteasehemmer denken, die spezifisch an das aktive Zentrum der HIV-Protease binden und dieses zerstören – wie eine kleine biologische Bombe.

Weiterhin lassen sich Inhibitoren der Myristilierung, d. h. der Anknüpfung von Lipiden an den gag-Precursor denken, die verhindern, daß gag an der Membran haftet. Solche Stoffe sind kaum bekannt und würden wohl auch andere membranständige Proteine beeinflussen. Dasselbe gilt für die Glykoproteine, deren Zuckeranteil im env mit 20 % zwar sehr hoch ist, doch würden Hemmsubstanzen der Zuckerkettensynthese auch die Glykoproteine der normalen Zelle treffen. Man hat 2-deoxy-D-Glucose und andere Glykosilierungshemmer ausprobiert und gefunden, daß sie die Infektiösität von HIV zwar beeinflussen, jedoch nur bei sehr hohen Konzentrationen (0,5–5 mM).

Bei der Chemotherapie wird man sich nicht auf eine Substanz allein verlassen, sondern auf Kombinationen von mehreren Wirksubstanzen, die entweder verschieden angreifen oder unterschiedlich schnell aufgenommen oder abgebaut bzw. ausgeschieden werden, also abhängig von den sog. pharmakokinetischen Eigenschaften der Substanzen. Weiterhin wird man z. B. Immunmodulatoren wie IL-2, welches die T-Lymphozyten zur Proliferation stimuliert, nur einsetzen, wenn man zugleich die Virusreplikation hemmen kann – sonst schafft man das Gegenteil, neue Treffzellen für das Virus. Insbesondere die Kombination von antiviralen Agenzien zusammen mit Immunstimulatoren könnten die Virusreplikation verhindern und den Immunstatus verbessern.

Interferon z. B. leistet beides in einem, es wirkt antiviral und auch als Regulator der Immunantwort – entweder supprimierend oder verstärkend. Interferon hilft bei HTLV-II-Infektionen, der Haarzell-Leukämie – aber nicht gegen HIV. Bifunktionell wirkt auch das Suramin (Phosphonoformat), es hemmt Virusreplikation und mobilisiert Lymphozyten aus ihrem Reservoir, außerdem aktiviert es die Proliferation von T-Zellkolonien. Suramin hemmt nicht nur die HIV-Replikation, sondern wirkt selber auch als Immunmodulator. Antivirale Therapie wird sicher auch nötig sein zur Unterstützung von Therapien mit Knochenmarkstransplantation oder Lymphozytenaustausch.

Zusammengefaßt läßt sich sagen, daß eine Antivirustherapie um so wirksamer und nebenwirkungsfreier ist, je spezifischer sie das Virus trifft. Die meisten dieser Therapien treffen jedoch nur das sich replizierende Virus – nicht das integrierte DNA-Provirus, also nicht das Virus in der Latenzphase. Durch solche Therapien wird der Patient also nicht geheilt. Er muß außerdem jedes dieser Medikamente ein Leben lang einnehmen. Daher ist es erforderlich, daß sie so nebenwirkungsfrei sein müssen, wie nur irgend möglich. In der Spätphase der Erkrankung wird die Virusvermehrung geringer, so daß andere Therapieansätze erforderlich sind. Die hier genannten Ansätze würden den HIV-Infizierten vor weiteren Infektionen seiner Lymphozyten schützen sowie die Ansteckungsgefahr für Mitmenschen verringern; auch würde die immunsupprimierende Wirkung der Virusproteine, z. B. des env, reduziert. Am wirkungsvollsten ist natürlich eine Therapie, die verhindert, daß eine Immunschwäche auftritt. Später hilft sie dann voraussichtlich nur noch zusammen mit einer Immuntherapie.

Es wäre theoretisch auch denkbar, durch Medikamente das 3'orf-Protein immer aktiv bleiben zu lassen, d. h. es immer als Unterdrücker der Virusproduktion wirken zu lassen. Dann käme es nie zum Ausbruch der Erkrankung. Wird man das Virus nie wieder los, soll es wenigstens immer latent bleiben. Wege dazu sind noch unbekannt.

Das kürzlich vielzitierte Anti-AIDS Mittel AL 721 vom Weitzmann-Institut aus Israel ist ein Phospholipid, das aus Hühnereigelb zu Hause in der Waschküche hergestellt werden kann, einfrierbar ist und morgens als Brotaufstrich genommen werden soll. Es wurde ursprünglich gegen Arteriosklerose empfohlen. Nachweislich erscheinen die aufgenommenen Phospholipide im Blut. Ob und wie sie allerdings gegen HIV-Replikation wirken, ist unbekannt. Immerhin hat das Bundesministerium für Forschung und Technologie einen Forschungsauftrag einer deutschen

Gruppe für diese Substanz bewilligt. Man braucht AL 721 allerdings nicht selber mühsam herzustellen, Buerlecitin von der Firma Nattermann tut's auch. Im übrigen ist diese Substanz in Frankreich in der Erprobung. Die französische Gesundheitsministerin ordnet sie in die Gruppe der Nahrungsmittel, nicht der Medikamente ein, so daß es keiner Genehmigung der Gesundheitsbehörden bedarf!

Literatur

Barnes, D. M.: „On the shelf" AIDS drug in clinical trial. Science **238,** 276 (1987)

De Cercq, E.: Chemotherapeutic approaches to the treatment of the acquired immune deficiency syndrome (AIDS). Journ. of Med. Chemistry **29,** 1561–1569 (1986)

Mitsuya, H., and Broder, S.: Strategies for antiviral therapy in AIDS. Nature **325,** 773–778 (1987)

Wie wirkt AZT? (Abb. 33)

Bedenkt man, daß es so gut wie keine Medikamente gegen Viren aller Art gibt – insgesamt sind weltweit sieben zugelassen, drei davon wirken allein gegen Herpes-Viren, indem sie deren Thymidinkinase hemmen – so ist es eine überraschende Leistung, daß ein Medikament gegen das AIDS-Virus bereits gefunden wurde: AZT, 3'azido-3-deoxythymidin, auch Zidovudine genannt oder mit Handelsnamen Retrovir. Schon im Januar 1985 stellte sich heraus, daß AZT gegen HIV wirksam ist, 1986 liefen klinische Studien mit 282 Patienten, von denen die Hälfte AZT, die anderen Plazebos erhielten. Die Studie wurde nach 6 Monaten abgebrochen, weil in der Kontrollgruppe 19 Patienten gestorben waren, in der AZT-behandelten Gruppe einer. In einer gewaltigen Anstrengung wurden die klinischen Daten der AZT-Studien von der amerikanischen Food and Drug Administration gesichtet und ausgewertet, Arbeit für mehr als 60 Wissenschaftler ein ganzes Jahr lang. Im Januar 1987 wurde AZT in USA zugelassen. Die Zahlen nach 9 Monaten belaufen sich auf eine Todesrate von 6 % bei Behandelten gegenüber 40 % bei Unbehandelten.

AZT führt zu Lebensverlängerung, Gewichtszunahme, Verbesserung der T4-Lymphozytenzahl, geringerer Chance für opportunistische Infektionen, und es revertiert sogar Hirnveränderungen, die in Einzelfällen Patienten mit Demenz wieder arbeitsfähig gemacht haben sollen.

Ein Wundermittel – aber nicht nur, denn AZT hat schwere Nebenwirkungen, z. B. auf das Knochenmark. Es führt bei vielen Patienten zur Anämie, zur Abnahme der roten Blutkörperchen, und macht sie erneut empfindlich für Überinfektionen. Nach der Aussage einiger klinischer Studien brauchten 30 % der AZT-Behandelten innerhalb von 6 Monaten Behandlungsdauer Bluttransfusionen. Zum Glück lassen sich die Nebenwirkungen so wieder beheben. Während einige Patienten das AZT hervorragend und über längere Zeiträume (mehrere Monate) vertragen, sind andere Patienten wegen der Nebenwirkungen gar nicht behandelbar.

Bis jetzt ist die genaue Dosis nicht bekannt, die nötig ist, um die Virusreplikation in den Lymphozyten in den verschiedenen Stadien der Erkrankung zu unterbinden, noch, wer wann wie lange mit AZT behandelt werden soll. Nicht jeder HIV-Positive sollte gleich AZT schlucken, vor allem ist die Wirkung in symptomlosen Infizierten nicht sicher genug. Auch sollte wegen der möglichen Komplikationen nicht jeder Arzt AZT verschreiben, sondern die Behandlung größeren Zentren mit mehr Erfahrung vorbehalten bleiben.

Nach Angaben der Herstellerfirma Wellcome soll AZT nur für bestimmte Zielgruppen wirksam sein, z. B. solche Patienten, die gerade eine Pneumonie durch Pneumocystis carinii überstanden haben und erneut auf AIDS oder ARC diagnostiziert werden. Diese erhalten 6 mal täglich 250 mg AZT. Studien über AZT speziell bei Kindern mit AIDS, AIDS-Patienten mit Kaposi-Sarkom und bei HIV-Positiven, die noch gar keine Symptome aufweisen, sind erst angelaufen. Es gibt Ergebnisse, die besagen, daß eine große Zahl der AIDS-Patienten vom AZT überhaupt nicht profitiert, weil es toxischer für sie ist als die Folgen des AIDS-Virus.

Da die Langzeitstudien auch kaum länger als 1 bis 1½ Jahre gelaufen sind, weiß man nicht genau, wie lange ein Infizierter AZT nehmen kann. Es ist nicht sicher, ob AZT seine Wirksamkeit kurzfristig aufrechterhält.

Wann sollte ein Infizierter AZT frühestens einnehmen? Auch hierzu gibt es kaum Daten. Aus Tierexperimenten folgt, daß Mäuse, die innerhalb von 92 Stunden nach Injektion mit einer tödlichen Virusdosis mit AZT behandelt wurden, gesund geblieben sind. Damit könnte man AZT salopp zur „morning after pill" deklarieren. Aber wer weiß innerhalb von 92 Stunden von einer potentiellen Ansteckung? Obwohl Klinikpersonal selten bei der Arbeit angesteckt wird (2 Laborzwischenfälle und die Ansteckung von 12 Krankenhausangestellten sind weltweit bis Ende 1987 bekannt geworden), wurde in England AZT nach Klinikzwischenfällen prophylaktisch gegeben. Sollte es sich als richtig erweisen, daß AZT um so besser hilft, je eher es nach der Infektion eingenommen wird, wird der Bedarf an AZT sprunghaft ansteigen. Bisher lassen sich nämlich viele potentiell Infizierte lieber gar nicht erst testen. Gäbe es ein Mittel, würden sie es vermutlich tun und AZT einnehmen.

AZT ist nicht in beliebigen Mengen herstellbar. Vorstufen des AZT werden wie vor 20 Jahren – als es zuerst gegen Krebs eingesetzt wurde und dagegen als wirkungslos erachtet wurde – aus Heringsspermien gewonnen. Heringe lassen sich jedoch nicht künstlich züchten. Es gibt einfach nicht genug Heringe. Vollsynthetisch ist die Herstellung von AZT schwierig und erfordert über 20 Syntheseschritte. Damit würde die Substanz noch teurer. Sie ist jetzt schon teuer genug. Die Therapiekosten eines Patienten pro Jahr belaufen sich auf etwa 20.000 bis 40.000 DM.

Wie wirkt AZT? AZT ist ein Thymidin-Analog, d. h. eine Substanz, die analog aufgebaut ist wie ein normaler Baustein der DNA. Während der DNA-Provirussynthese baut die Reverse Transkriptase der Vorschrift des einen Nukleinsäurestranges folgend, den gegenüberliegenden Strang zusammen und polymerisiert dabei die entsprechenden komplementären Nukleotide aneinander. Die Verknüpfungsart der Nukleotide an die wachsende Kette erfolgt durch eine sog. Phosphodiesterbrücke. Das 3'OH des letzten eingebauten Nukleotids wird mit dem 5'-Phosphat des nächsten verbunden.

AZT trägt kein 5'-Phosphat und muß erst in der Zelle phosphoryliert werden. Dafür gibt es zelluläre Kinasen. Ob diese Phosphorylierung jedoch in allen Zellen gleich gut verläuft, ist nicht gewiß. Vielleicht ist derVorgang in Makrophagen oder Monozyten weniger effektiv als in T-Lymphozyten. Das wäre jedenfalls eine Erklärungsmöglichkeit, warum AZT in Lymphozyten besser wirkt als in Makrophagen. Baut die Reverse Transkriptase statt des T ein AZT ein – so kommt es zum Kettenabbruch, weil AZT eine 3'azido Gruppe statt einer 3'OH Gruppe trägt, die die Brückenbildung zum nächsten Nukleotid blockiert (Abb. 33). Die Reverse Transkriptase bleibt stehen, die Provirussynthese bricht ab, es entstehen keine infektiösen Virusnachkommen mehr. In der Tat läßt sich zeigen, daß die Virusvermehrung durch AZT verringert wird und damit auch keine weiteren Lymphozyten angesteckt werden können. Ein AZT-Behandelter würde andere nicht mehr durch freie Viruspartikel anstecken. Nicht ausgerottet jedoch werden die Zellen, in denen sich das DNA-Provirus bereits etabliert hat. Diese muß man durch einen zusätzlichen Therapieansatz zu eliminieren versuchen. Die Einnahme von AZT innerhalb von 92 Stunden scheint zu verhindern, daß auch nur ein einziges intaktes DNA-Provirus synthetisiert wird.

Warum hat AZT so starke Nebenwirkungen? Eine Möglichkeit beruht auf der Tatsache, daß auch jede normale Zelle für die Vermehrung der Zell-DNA Thymidin braucht. Baut die zelluläre DNA-Polymerase bei der Vermehrung der Zell-DNA AZT statt T ein, so kommt es auch hier zum Kettenbruch – zum Schaden der gesunden Zellen. Die Chance, daß zelluläre DNA-Polymerasen ein AZT statt T erwischen, ist jedoch geringer. Die zelluläre DNA-Polymerase ist ein viel präziser arbeitendes Enzym als die Reverse Transkriptase mit ihrer hohen Fehlerrate – muß sie doch 200.000 Gene richtig verdoppeln und die Reverse Transkriptase nur 8! Die zellulären Polymerasen verfügen über ein Korrektursystem.

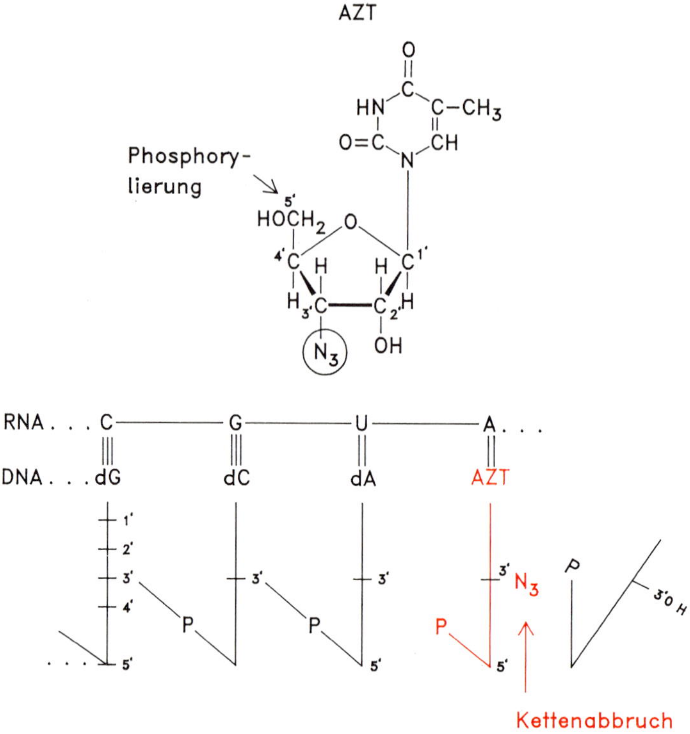

Abb. 33. Strukturformel und Wirkung des Azido-Thymidins
AZT (oder Zidovudine oder Retrovir) ist ein Nukleosid-Analog und hemmt die Reverse Transkriptase, indem es anstelle des Thymidins in die wachsende DNA-Kette eingebaut wird. Dies führt zum Kettenabbruch. Die Wirkung beruht auf der N_3-Gruppe am Kohlenwasserstoff (C), das mit C3' bezeichnet wird. Hier müßte eine OH-Gruppe binden. Diese wird für die Ausbildung der Phosphodiesterbrückenbildung vom 3'OH zum 5'-Phosphat benötigt. Die Phosphorylierung des 5'C-Atoms von AZT erfolgt erst in der Zelle. Die Reverse Transkription ist schematisch dargestellt durch einen RNA-Strang bestehend aus den Ribonukleotiden (CGUA.....) und dem entstehenden Gegenstrang mit den entsprechenden Deoxyribonukleotiden. Der Zuckerring ist schematisch als senkrechter Strich angedeutet, wobei die 5 C-Atome von oben nach unten gezählt werden.

Bauen sie doch einmal versehentlich AZT statt T ein, so kann eine Art „Tipp-ex" Aktivität diesen Fehler rückgängig machen. Solche Korrekturmöglichkeiten hat die Reverse Transkriptase nicht. Außerdem ist die Affinitätskonstante von AZT an die Reverse Transkriptase höher als an die zellulären DNA-Polymerasen. Auf diesen Unterschied zielen auch weitere Inhibitoren der Reversen Transkriptase. Es werden viele Analoge von Nukleotiden synthetisiert.

Hoffmann-La Roche setzte seine Hoffnungen auf das DDC, das Dideoxycytidin, ein Analoges des Deoxycytidins. Dieses ist jedoch noch viel toxischer als AZT. Auch ein Derivat, CNT, Cyanodideoxythymidin, ist hergestellt worden und soll erprobt werden.

Man hat die Reverse Transkriptase kristallisiert und versucht nun, ihre Röntgenstruktur zu bestimmen und durch theoretische Überlegungen passende Hemmsubstanzen maßgeschneidert anzupassen, drug-design genannt. Da man mit den vorhandenen Substanzen schon Anhaltspunkte hat, ist diese Methode sehr vielversprechend – wenn auch sehr aufwendig. Dennoch ist die Hoffnung, einen Infizierten durch eine Variante des AZT dauerhaft zu behandeln, groß. Er würde zwar nicht geheilt, müßte die Substanz bis zu seinem Ende einnehmen, aber das Virus würde sein Immunsystem weniger oder gar nicht zerstören, und er würde andere vielleicht weniger anstecken. Zur Heilung brauchte er allerdings zusätzliche Substanzen.

Literatur

Barnes, D. M.: In search for the best drugs against AIDS. Science **233,** 419 (1986)

Kolata, G.: Imminent marketing of AZT raises problems. Science **235,** 1462–1463 (1987)

Marx, J. L.: AIDS drug shows promise in preliminary clinical trial. Science **231,** 1504–1505 (1986)

New Scientist 23. July 1987; 29. Oct 1987, S. 33.

Peptid T gegen AIDS?

Während der 3. Internationalen Konferenz über AIDS im Juni 1987 in Washington zeigte sich Peptid T als Medikament gegen AIDS im Zwielicht: einerseits sollen damit klinische Tests bei AIDS-Patienten beginnen – andererseits können viele Wissenschaftler die ersten Befunde über die Wirkung von Peptid T gar nicht nachvollziehen und der Wirkungsmechanismus ist unklar.

Peptid T wurde im Dezember 1986 von Candace Pert publiziert. Sie hatte zusammen mit ihren Kollegen vom National Institute of Mental Health in Bethesda durch Computer-Analysen die Sequenz eines kurzen Peptids hergeleitet, das aus 8 Aminosäuren besteht, 4 davon sind die Aminosäure Threonin, eine Tyrosin – daher der Name T. Sie hatte Substanzen untersucht, die an den T4-Rezeptor binden. Vergleich verschiedener natürlich vorkommender Hirnsubstanzen, Neuropeptide, die an den T4-Rezeptor binden, führten zur Entdeckung der Sequenz von Peptid T. Bindet Peptid T an den T4-Rezeptor, so ist dieser theoretisch besetzt und unzugänglich für die Viruspartikel. Die Infektion kann nicht stattfinden. Das virale Glykoprotein gp120, das bei der Wechselwirkung mit dem T4-Rezeptor eine Rolle spielt, soll eine ähnliche 8er Sequenz von Aminosäuren besitzen, und mit denen konkurriert Peptid T – so lautete die ursprüngliche Vorstellung.

Peptid T soll nicht toxisch sein und wurde an vier AIDS-Patienten in Schweden am Karolinska Institut ausprobiert – unter Umgehung aller amerikanischen Regeln über Anwendung von Substanzen bei Menschen im In- und Ausland. Im Januar berichteten der schwedische Psychiater L. Wetterberg und C. Pert über ihre ersten Ergebnisse: Lymphozytenzunahme, Abnahme einer Psoriasis (Schuppenflechte) und Reduktion von Viruseffekten auf das Gehirn. Es gab jedoch keine Kontrollgruppe, die kein Peptid T erhalten hatte, und die Behandlung dauerte nur 4 Wochen, so daß eine Langzeitwirkung nicht beurteilt werden kann. Die Patienten waren im Finalstadium, und drei davon starben einige Monate später. Eine Studie mit Peptid T bei AIDS-Patienten in Schweden soll mehrere Monate dauern.

Diese klinischen Untersuchungen beginnen zu einem Zeitpunkt, an dem die Wirkung von Peptid T heftig umstritten ist. 11 verschiedene Labors haben Peptid T daraufhin analysiert, ob es wirklich die AIDS-Virusreplikation blockiert. Niemand fand ein positives Ergebnis. Da nur Sodroski und Haseltine ihre Daten publizierten, kann man aus solchen pauschalen Urteilen schwer die Gründe für die Differenzen herleiten.

Ein einfacher Blick auf die Sequenz des Glykoproteins und Nachweis der 8 Aminosäuren gestattet keine Antwort, ob die These von C. Pert überhaupt zutreffen kann. Die Sequenzen im gp120 sind gerade in dem Bereich, der die Peptid T-Sequenz enthalten soll, starken Schwankungen unterworfen, und der Vergleich verschiedener Virusisolate führte nicht auf eine eindeutig nachweisbare Region. C. Pert verwendete in ihrem ursprünglichen Experiment einen nicht genau definierten Virusstamm und frische periphere Lymphozyten eines Menschen – genau dieselben Bedingungen kann niemand wieder herstellen. Der Streit um diese Daten betrifft so feine experimentelle Details wie Virusmengen, Vorbehandlungsdauer der Zellen mit Peptid T und dessen genaue Konzentration. Die Kontrahenten dagegen sagen, wenn die Substanz wirksam sein soll, dürften solche experimentellen Details keine Rolle spielen. Vor allem ist es überraschend, daß eine etwas zu hohe Dosis an Peptid T seine Wirkung aufheben soll. Wie soll es im Organismus bei so genauer Dosierung eingesetzt werden können, wenn es außerdem noch sehr kurzlebig ist und schon kurz nach Injektion zerstört wird? Es muß chemisch modifiziert werden, um resistent gegen Abbau zu sein und muß an Trägermoleküle gekoppelt werden, um überhaupt die sogenannte Blut-Hirn-Schranke zu überwinden, d. h. durch die Blutbahn bis ins Gehirn vordringen zu können. Diese Fragen beantworten sich nicht so leicht im Labor, sondern eher in Tierexperimenten – oder aus Gründen der Dringlichkeit in klinischen Testserien.

C. Pert hat schon einmal im Zentrum einer Kontroverse gestanden. 1973 hatte sie als eine der ersten über Opiat-Rezeptoren berichtet. Damals fanden es viele Labors schwierig, ihre Arbeiten zu reproduzieren – und heute sind ihre damaligen Ergebnisse Lehrbuchwissen! Vielleicht hat sie wieder recht. Vielleicht ist Peptid T wirksam – nur der von ihr vorgeschlagene Wirkungsmechanismus ist falsch. Man wird die zukünftigen Untersuchungsergebnisse abwarten müssen.

Literatur

Pert, C. B., Hill, J. M., Ruff, Mm. R., Berman, R. M., Robey, W. G., Arthur, L. O., Ruscetti, F. W., and Farrar, W. L. Octapeptides deduced from the neuropeptide receptor-like pattern of antigen T4 in brain potently inhibit human immunodeficiency virus receptor binding and T-cell infectivity. Proc. Natl. Acad. Sci. USA **83,** 9254–9258 (1986)
Wetterberg, L., Alexius, B., Sääf, J., Sönnerberg, G., Britton, S., and Pert, C. Peptide Treatment of AIDS. The Lancet, Vol 1, 17 Jan., 159, (1987)

V Ansteckung

Welche Übertragungswege sind bekannt?

(Tabelle 12)

HIV ist durch Blut- und Sexualkontakte übertragbar. Für eine HIV-Infektion muß infektiöses Virus in die Blutbahn eines Empfängers gelangen. HIV wurde bisher im peripheren Blut, in den Lymphknoten, in Knochenmarkzellen, in der Spinalflüssigkeit, im Hirngewebe, im Samen,

Tabelle 12

Ansteckungsmöglichkeiten
AIDS wird übertragen durch:
1. Sexuelle Kontakte (proportional zur Partnerfrequenz)
2. Nadelstichinfektion (i.v. Drogenabhängige)
3. Mutter-Kind (perinatal, intrauterin)
4. Blutkonserven nur in Ausnahmen (Blutprodukte nicht mehr infektiös)
AIDS wird nicht übertragen durch:
Normale zwischenmenschliche Kontakte
(Kuß, Trinkgefäß, Zahnbürste, Anhusten, Händeschütteln, Umarmung)
Nicht am Arbeitsplatz
Nicht im Schwimmbad (gechlort)
Nicht durch Insekten
Nicht beim Frisör, im Restaurant etc.
Nicht beim Blutspenden
Nicht durch die Luft
Jedoch: **offene Wunden vermeiden** (Pflaster!)

in Zervikal- und Vaginalsekreten, im Lungengewebe, im Speichel und in Tränenflüssigkeit nachgewiesen. Allerdings wurde nicht in all diesen Fällen intaktes infektiöses Virus identifiziert, sondern oft nur die Reverse Transkriptase als indirekter Hinweis auf die Anwesenheit von Virus gemessen – eine Korrelation, die nicht immer stimmen muß. Obwohl theoretisch bei Berührung mit jeder Virus-haltigen Flüssigkeit ein Risiko für eine Virusinfektion besteht, hat die Praxis gezeigt, daß Virus nur durch begrenzte Infektionswege aufgenommen wird. In den genannten Zellarten und Körperflüssigkeiten sind die Virusmengen höchst unterschiedlich. So ist z. B. die Zahl der Viruspartikel in Tränenflüssigkeit und Speichel außerordentlich gering und nicht ausreichend für eine Ansteckung. HIV wird vorwiegend auf folgende Weisen übertragen:

(1) durch Sexualverkehr mit einem Infizierten, wobei Samen oder Zervikal-/Vaginalsekret ausgetauscht wird (etwa 70–80 % der HIV-Übertragungen);
(2) durch die Weitergabe von infiziertem Blut an einen Empfänger durch gemeinsame Benutzung von kontaminierten Nadeln, wie z. B. bei Drogenabhängigen (etwa 10 % der HIV-Übertragungen in USA und Deutschland, in einigen Ländern höher (s. Tabelle 15));
(3) von infizierten Müttern auf ihre neugeborenen Kinder (wenige Prozent der Übertragungen in Europa und USA, in einigen Regionen Afrikas mehr als 15 %);
(4) nur noch sehr selten durch Bluttransfusionen (nach 1985 in Europa und USA Übertragung sehr unwahrscheinlich).

Für die Ansteckung spielt vermutlich die übertragene Virusmenge eine wesentliche Rolle. Diese kann auch mitbestimmt werden durch die Art der Eintrittspforte in den Organismus, ob das Virus z. B. über Schleimhäute aufgenommen wird oder direkt durch Wunden in die Blutbahn gerät. Auf jeden Fall zeigen epidemiologische Untersuchungen eindeutig, daß viele der verschiedenen potentiellen Virusquellen wie Speichel und Tränen bei der Infektion keine Rolle spielen. Auch ist noch nicht genau bekannt, ob eigentlich freie Viruspartikel oder virushaltige Zellen wie z. B. infizierte Makrophagen oder T-Lymphozyten die Hauptrolle bei einer Ansteckung spielen. Bei Lentiviren findet man eine sehr geringe Zahl freier Viruspartikel in chronisch infizierten Tieren und der Virustransport erfolgt vorwiegend durch infizierte Zellen. Vermutlich ist dieser Weg beim Menschen auch der häufigste. Allerdings ist die zellfreie

Virusübertragung durchaus möglich, wie die Ansteckungen durch Blutprodukte für Haemophile gezeigt haben, in denen Virus und nicht virushaltige Zellen enthalten waren. Virusinfizierte Makrophagen und T-Lymphozyten sind in der Samenflüssigkeit von Infizierten nachgewiesen worden und spielen vermutlich eine vorrangige Rolle bei der Virusübertragung durch Sexualverkehr. Das Übertragungsrisiko ist besonders groß, wenn der Empfänger Wunden aufweist. So werden Verletzungen der Darmschleimhaut, die beim Sexualverkehr von Homosexuellen entstehen können, für die besonders hohe Ansteckungswahrscheinlichkeit in dieser Gruppe verantwortlich gemacht. Trotzdem sind traumatische Verletzungen keine notwendige Voraussetzungen für eine Virusübertragung, denn man kann z. B. Schimpansen durch Virusgabe in die unverletzte Vagina infizieren. Ebenso wurde Virus durch künstliche Befruchtung auf Frauen übertragen, bei denen keine Verletzung vorlag.

Welche Zellen im Körper als erste vom eingedrungenen Virus befallen werden, ist nicht genau bekannt. Vermutlich gelangt das Virus über die T4-Rezeptoren zuerst in Makrophagen und T-Lymphozyten. Da besonders die Makrophagen langlebig sind und große Mobilität im Organismus aufweisen, sorgen sie für die Ausbreitung des Virus im ganzen Körper.

Anders als bei anderen Virusinfektionen kann sich ein Infizierter mehrfach infizieren. Dabei können zwar nicht unbedingt mehrere Viren in ein und denselben Lymphozyten eindringen, da aber in einem Infizierten nur etwa 1 aus 10.000 Lymphozyten infiziert ist, gibt es eine genügende Zahl uninfizierter Lymphozyten für die Aufnahme weiterer Viren. Das neuinfizierende Virus kann, muß aber nicht notwendigerweise anders sein als das erste. Bis zu 14 verschiedene Viren wurden aus einem Infizierten isoliert, wobei aber unklar ist, ob jedes Virus durch einen separaten Infektionsvorgang in den Körper gelangte oder dort durch antigene Veränderung entstand (s.u. Abb. 36).

Wie groß ist die Ansteckungsgefahr im täglichen Leben?

Diese Frage hat man z. B. an Familienangehörigen von HIV-infizierten haemophilen Kindern oder infizierten Empfängern von Blutübertragungen (vor 1985) untersucht. Eine Studie umfaßte 12.000 Personen. Angesteckt wurden ausschließlich die Sexualpartner – sonst niemand von den Familienmitgliedern. Ein Fall ist beschrieben worden, in dem ein infiziertes Kind einen kleinen Bruder eventuell durch Bißverletzung angesteckt haben soll. Eine Ansteckung von Klassenkameraden in der Schule durch ein infiziertes Kind ist bisher nicht bekannt geworden. Eine Ansteckung von Schulkindern untereinander ist nach den bisherigen Erfahrungen unwahrscheinlich. Haemophile Kinder werden ja auf Grund ihrer Erkrankung sowieso dahingehend erzogen, sich möglichst nicht zu verletzen, da Prügeleien etc. für sie ein Risiko darstellen.

Für neurologisch kranke Kinder, die sich nicht normal kontrollieren können und HIV-infiziert sind, gelten Maßnahmen, wie sie für den Umgang mit infizierten Patienten beschrieben werden.

Bisher sind keine Ansteckungen beschrieben worden durch die Benutzung von Schwimmbecken, Sporteinrichtungen, durch den Besuch von Kindergärten, Jugendlagern, Frisör, Masseur, in Restaurants etc. Die gemeinsame Benutzung von Geschirr und WC hat zu keinem bisher bekannten Ansteckungsfall geführt. Die Zahnbürste kann durch Zahnfleischbluten mit Blut in Berührung gekommen sein – trotzdem ist auch durch gemeinsame Benutzung kein Fall beschrieben. Insekten- oder Wanzenstiche werden vor allem in Afrika als Übertragungsquelle immer wieder diskutiert. Da aber Kinder im Alter von 1 bis 14 Jahren am meisten von solchen Stichen betroffen sind und diese Kinder gerade am wenigsten HIV-Infektionen aufweisen, wird dieses Risiko mit Null eingestuft.

Literatur

Booth, W.: AIDS and Insects. Science **237**, 355–356 (1987)

Wie zerstört man das Virus? (Tabelle 13)

Zerstörung des Virus ist gleichbedeutend mit Zerstörung seiner Infektiosität. Diese ist mühsam zu messen, denn dazu muß man erst Zellen infizieren und die Virusvermehrung beobachten. Deshalb wird oftmals zur Vereinfachung nur die Reverse Transkriptase-Aktivität gemessen. Diese ist jedoch irreführend, denn das Enzym ist stabiler als die Infektiosität des Virus. Die Voraussetzung für Virusansteckung ist eine intakte virale Nukleinsäure als Träger der genetischen Information. Diese wird durch den Proteinmantel des Viruskerns und der Virushülle, die im wesentlichen aus zellulärer Membran besteht, geschützt. Man muß diese beiden Schichten durchdringen, um die RNA zu zerstören. Da das Virus zelluläre Enzyme, z. B. Nukleasen mitschleppt, wird die Nukleinsäure beim Aufbrechen des Virus sofort zerstört. Die Lipidschicht ist am leichtesten zu beseitigen mit allen Arten von Detergentien wie Seife, Spüli etc. Da für die Infektiosität des Virus auch intakte Glykoproteine notwendig sind – sonst würde es nicht die T4-Rezeptoren der T-Lymphozyten finden – ist die Beseitigung der Glykoproteine ebenfalls tödlich für das Virus. Die Seifenbehandlung führt mit der Auflösung der Membran auch zur Ablösung der Glykoproteine.

Tabelle 13

Inaktivierung und Desinfektion von HIV

Inaktivierung von Flüssigkeiten:

37 °C	100 Std.	Titerabnahme	1 : 10
50 °C	24 Std.	Titerabnahme	1 : 10
56 °C	2 Min.	Titerabnahme	1 : 10
60 °C	20 Min.	Titerabnahme	$1:10^6$
56 °C	30 Min.	Empfehlung des CDC	
80 °C	30 Min.	für Blutprodukte	

Achtung: Trockensubstanz (lyophilisiert, Kruste) hat viel höhere Stabilität!

Desinfektion:
Im Alltag: Seife, normale Spülmittel, WC-Reiniger.
In Labor, Klinik, etc.: UV-Strahlung, 40 % Alkohol, Isopropanol, 1 % Lysol, 2 % Formalin, 0,5 % Nonidet (nicht-ionisches Detergens wirkt am besten: 1 Minute reduziert den Titer um 10^8, optimal im Labor).

Detergentien plus Wärme oder gar Erhitzung ruinieren das Virus mit Sicherheit – z. B. beim Geschirrspülen, in der Wäscherei etc. Wärme oder Hitze allein sind weniger wirksam, so überlebt das Virus in Kulturmedium bei 37 °C 8 Stunden, bei Zimmertemperatur in Flüssigkeit noch länger. In Trockensubstanz ist das Virus stabiler als in Flüssigkeit. So empfiehlt das CDC für die Inaktivierung eine Erhitzung auf 56 °C für 30 Minuten für Flüssigkeiten, bei Blutprodukten 80 °C. Für Trockensubstanzen wird eine Hitzebehandlung von 20 Stunden bei 60 °C empfohlen. Ultraviolettbehandlung wie sie in Kliniken und Labors gegen Keime eingesetzt wird, zerstört die Nukleinsäure und tötet das Virus ebenfalls. Die Bestrahlungsdauer hängt ab vom Abstand – und dem Alter der UV-Lampen! Diese sind oft längst wirkungslos! Sauerstoff wirkt nicht abtötend. Weiterhin wirken im Alltag gebräuchliche Putzmittel, die meistens Chlor enthalten, desinfizierend. Andere Behandlungsmöglichkeiten sind 40 % Alkohol oder 30 % Isopropanol, 1 % Lysol, 2 % Formalin, 0,5 % Nonidet NP-40. Lösungen mit pH kleiner als 1 oder höher als 13 oder H_2O_2, Wasserstoffsuperoxid. Blut enthält wesentlich mehr Virus als Speichel, Tränen, Urin etc., bis zu 10^6 Viruspartikel pro ml. Daher sollte Blutkontakt immer vermieden werden, und es sollten Gummihandschuhe getragen werden beim Reinigen von Blutspritzern. Einwegmaterial, wie es in Kliniken und Labors üblich ist, sollte wie Hepatitis B-infiziertes Material behandelt werden. Hepatitis B ist jedoch viel hitzebeständiger als HIV.

Der Übertragungsweg von HIV erfolgt vielfach nicht über freies Virus, sondern über Virus-infizierte Zellen. Auch für diese gelten die genannten Inaktivierungsbedingungen. HIV-Übertragungen bei i. v. Drogenabhängigen durch infizierte Kanülen sind trotz des geringen Volumens der Nadeln überraschend effektiv. Möglicherweise befinden sich Virus-infizierte Lymphozyten in der Spritze, die das Virus noch resistenter machen als freie Partikel. Mit der Spritze werden sie direkt in die Blutbahn gebracht. Dort genügt theoretisch eine infizierte Zelle für die Ansteckung. Es ist noch nie getestet worden, wie lange ein Kanüleninhalt anstecken kann. Auch hier helfen Seife, Hitze, Alkohol.

Was sagt die Statistik? (Tabelle 14 und 15)

Insgesamt wurden der WHO bis Ende 1987 etwa 75.000 AIDS-Fälle aus insgesamt 129 Ländern gemeldet. In USA wurden bisher insgesamt 50.000 Fälle (in New York allein 10.000 Fälle) von AIDS diagnostiziert, 20.000 davon sind verstorben. Die vom Bundesgesundheitsamt (BGA) für die Bundesrepublik bekanntgemachten Zahlen belaufen sich auf bisher insgesamt 1500 AIDS-Kranke, 50 % von ihnen sind verstorben. Die meisten von ihnen, mehr als 75 %, sind homo- oder bisexuelle Männer. Die nächst größere Risikogruppe (7 %) umfaßt Drogenabhängige. Es gibt knapp 100 Bluter, die an AIDS erkrankt sind. Etwa 3 % bis 4 % der Erkrankten, die selber keiner Risikogruppe angehörten, wurden von ihren infizierten Partnern angesteckt. Etwa 20 % der Erkrankten sind Empfänger von Bluttransfusionen. Sie hatten Konservenblut vor dem Beginn der Routineuntersuchung von Blutkonserven erhalten. Diese offizielle Statistik beruht auf freiwilligen anonymen Meldungen an das BGA, Berlin. Möglicherweise liegen die Ziffern in Wirklichkeit höher.

Tabelle 14

Statistik von AIDS-Erkrankungen für Berlin (Stand 1. 10. 87)

Risikogruppe	Fallzahl männl.	Fallzahl weibl.	% gesamt
1) Homo- oder bisexuelle Männer	864	–	76,3
2) Drogenabhängige	49	32	7,2
2a) Risiken 1) + 2)	10	–	0,9
3) Hämophile	66	0	5,8
4) Bluttransfusionsempfänger	14	7	1,9
5) Heterosexuelle Partner von Risikogruppen 1) – 4)	23	18	3,6
6) Kinder unter 13 Jahren (Eltern aus Risikogruppen)	7	5	1,1
7) Nicht bekannt	34	4	3,4
Gesamt	1067	66	~ 100

Tabelle 15

Statistik von AIDS-Erkrankungen einiger europäischer Länder:

	USA (Aug. 87)	Frankreich (Juni 87)	Bundesrepublik Deutschland (Dez. 87)	Großbritannien (Juni 87)	Italien (Juni 87)	Belgien (Juni 87)
1. Homosexuelle	26.086 (65 %)	1.223 (62 %)	1.025 (73 %)	753 (88 %)	206 (24 %)	62 (25 %)
2. Drogenabhängige	9.488 (24 %)	256 (13 %)	129 (9 %)	25 (3 %)	540 (63 %)	6 (2 %)
3. Haemophile	364 (1 %)	17 (1 %)	82 (6 %)	36 (4 %)	23 (3 %)	0
4. Bluttransfusionsempfänger	839 (2 %)	129 (7 %)	34 (2 %)	14 (2 %)	15 (2 %)	18 (7 %)
5. Heterosexuelle Partner (von 1–4)	1.532 (4 %)	254 (13 %)	47 (3 %)	26 (3 %)	21 (2 %)	143 (57 %)
6. Kinder (von Eltern aus Risikogruppen)	558 (15 %)	31 (2 %)	13 (1 %)	8 (1 %)	34 (4 %)	8 (3 %)
7. Nicht bekannt	1.184 (3 %)	54 (3 %)	62 (5 %)	2	23 (3 %)	15 (6 %)
	40.051 (100 %)	1.964 (100 %)	1.400 (100 %)	864 (100 %)	862 (100 %)	252 (100 %)

Die Hochrechnungen auf die Zahl der potentiell HIV-Infizierten hängen von der Wahl der mathematischen Modelle ab und sind sehr umstritten. Weltweit schätzt man sie auf 10 Millionen, in USA auf 1 Million, in der Bundesrepublik Deutschland auf vielleicht 100.000. Aber dieses sind keine exakten Zahlen, sondern Schätzungen. Statistisch berechnet sich die Inkubationszeit (Zeit zwischen Infektion und Ausbruch der Krankheit) auf 5 bis 10 Jahre. Im Laufe der ersten zwei Jahre entwickeln 2 % der Infizierten AIDS, nach drei Jahren 3 %, nach vier Jahren 9 %, nach sechs Jahren 25 %, nach sieben Jahren 36 % und nach acht Jahren annähernd 50%. Einzelne sicher zu datierende Ansteckungen durch Bluttransfusion liegen 13 Jahre ohne Erkrankung zurück. Die Zunahmerate, d. h. die Zahl der Neuinfizierten, hängt von der Risikogruppe ab. In einigen amerikanischen Großstädten sind die Homosexuellen zu 70 % infiziert, die Drogenabhängigen zu 50–65 %. Prostituierte in Nairobi sind bis zu 90 % HIV-positiv. Damit reduziert sich die Zahl der Neuansteckungen innerhalb dieser Gruppen und die Zunahmerate verlangsamt sich entsprechend. Die Gruppen sind quasi durchinfiziert.

Die Ausbreitung außerhalb der Risikogruppen durch heterosexuelle Kontakte liegt bei 4 % aller AIDS-Fälle in USA, in der deutschen Statistik bei etwa 2%. Diese Zahl nimmt zu. Die Geschwindigkeit dieser Zunahme, also der Ausbreitung der HIV-Infektionen in der heterosexuellen Bevölkerung, ist langsamer als die innerhalb der Risikogruppen vor deren weitgehender Durchseuchung.

Die Gruppe der infizierten Bluttransfusionsempfänger wird kaum zunehmen, da mit sehr geringen Neuinfektionen zu rechnen ist. Etwa 1 in 100.000 Blutkonserven sind seit Beginn der Routinetests (Oktober 1985) noch immer unerkannt von Blutspendern infiziert und bleiben als Restrisiko bestehen. Die Zahl der haemophilen (Bluter)-AIDS-Kranken beruht auf kontaminierten Faktor VIII-Produkten, die heute durch Hitze- und andere Inaktivierungen nur noch sehr geringes Infektionsrisiko enthalten. Daher wird auch die Zahl der Neuinfektionen in dieser Gruppe abnehmen. Kinder unter 13 Jahren mit AIDS wurden meist in utero oder perinatal infiziert und stammen von Müttern aus Risikogruppen. Diese Mütter sollen in Zukunft bei Schwangerschaft auf HIV-Infektion getestet werden, da die Übertragungsrate auf das Kind etwa 50 % beträgt.

Bis Ende 1987 wurden in Deutschland etwa 30 Fälle mit HIV-2 Infektion registriert.

Literatur

Booth, W. CDC paints a picture of HIV infection in u.S. Science **239,** 253 (1988)

Piot, P., Plummer, F. A., Mhalu, F. S., Lamboray, J. C. and Mann, J. M.: AIDS: an international perspective. Science **239,** 573–579 (1988)

Curran, J. W., Jaffe, H. W., Hardy, A. M., Morgan, W. M., Selik, R. M., Dondero, T. J.: Epidemiology of HIV infection and AIDS in the United States. Science **239,** 610–616 (1988)

Wer steckt wen an?

Die Übertragung des HIV-Virus bedarf keiner besonderen sexuellen Praktiken. Die hohe Infektionsrate der Homosexuellen beruht im wesentlichen auf der hohen Partnerfrequenz. Die heterosexuelle Übertragungsweise ohne spezielle sexuelle Praktiken ist erwiesen. Förderlich für die Infektion sind vermutlich Verletzungen, die bei Homosexuellen eine Rolle spielen, und vielleicht auch bei der Infektion von Frauen, bedingt durch den weiblichen Zyklus. In Afrika werden Geschlechtskrankheiten als erhöhtes Risiko für eine HIV-Erkrankung angenommen. Allerdings ist erwiesen, daß offene Wunden keine notwendige Voraussetzung für eine Ansteckung sind. Die Wahrscheinlichkeit einer Ansteckung von männlichen auf weibliche Partner ist etwa gleich hoch wie umgekehrt. Die heterosexuelle Übertragung von HIV ist in Afrika die vorherrschende Ansteckungsweise. Die Statistiken für die westliche Welt besagen, daß ein Verhältnis 16:1 von infizierten Männern zu Frauen vorliegt, in Afrika hingegen etwa 2:1. Dieses Verhältnis geht in USA und Europa vermutlich auf die hohe Durchseuchung der homosexuellen Risikogruppen zurück. In San Francisco liegt das Verhältnis noch höher auf der Seite der männlichen Infizierten.

Die Wahrscheinlichkeit, sich anzustecken, hängt von der Partnerfrequenz ab. In Afrika ist neben Problemen der Hygiene die heterosexuelle Promiskuität, also häufig wechselnder Geschlechtsverkehr, eine wichtige Ursache für die Virus-Ausbreitung sowie in westlichen Ländern die Promiskuität der homosexuellen Risikogruppen. Da in westlichen Ländern 10–20 % der Homosexuellen auch heterosexuelle Kontakte haben, führt dieser Ansteckungsweg zur Infektion der heterosexuellen Bevölkerung. Man schätzt die Zahl bisexueller Männer in der westlichen Welt auf 8 %.

Die Infektionswahrscheinlichkeit pro Kontakt mit Infizierten scheint sehr variabel zu sein. 10 bis 60 % der Partner von HIV-infizierten Haemophilen sind infiziert. In einer Studie des CDC über Ehepartner von 80 Haemophilen (25 Männer, 55 Frauen) steckten sich in 10 Jahren 2 Ehemänner und 10 Ehefrauen an. Andere Ansteckungsrisiken wurden ausgeschlossen. Eine Ehefrau steckte sich bei einem einzigen Kontakt an, 11 andere Frauen nicht bei mehr als 200 Kontakten. In USA wird aus diesen Studien geschlossen, daß die Virusmenge des Infizierten erheblich schwanken und es verschieden starke Ansteckungsphasen geben könnte. Auch könnten individuelle (evtl. genetisch bedingte) Abwehrmechanismen der Partner eine Rolle spielen.

Im Falle eines schwarzen HIV-positiven Ingenieurs aus Zentralafrika ließ sich eine eindrucksvolle Infektionskette aufzeigen. In Belgien hatte er über einen mehrjährigen Zeitraum mit 17 Frauen Kontakt, von denen 12 infiziert wurden, und eine von diesen infizierte wiederum ihren Ehemann. Die Beziehungen hatten alle nur sehr kurze Zeit bestanden.

Die Ansteckungswahrscheinlichkeit von Neugeborenen infizierter Mütter in utero und während der Geburt ist sehr hoch und beträgt 50 %. Ansteckung ist auch hinterher durch HIV-haltige Brustmilch möglich und erwiesen durch Fälle in Afrika, bei denen die Mütter erst durch Bluttransfusionen während der Geburt infiziert wurden.

Auch Lesbierinnen können sich gegenseitig infizieren, obwohl dieses Risiko gering ist.

Literatur

New Scientist, 11 June, 27 (1987) Heterosexual AIDS comes to Britain

New Scientist, 14 Jan., 35 (1988) Mystery of heterosexual transmission of AIDS

AIDS in Afrika – anders? (Tabelle 16)

Afrika ist von der AIDS-Epidemie am schwersten betroffen. Etwa zwei Millionen Afrikaner sind schätzungsweise infiziert. In Zentral- und Ost-Afrika sollen 5 bis 10 % der Erwachsenen mit HIV infiziert sein. Die Testreihen, die anfangs in Afrika durchgeführt wurden, führten z.T. zu falschen Ergebnissen, da die Afrikaner hohe Antikörpertiter gegen vielerlei Krankheiten haben, die den Test verfälschten. Die ersten Antikörper gegen HIV sollen in einem gefrorenen Serum aus dem Jahr 1950 in Afrika nachgewiesen worden sein. Einige Fälle von AIDS sind um 1975 dokumentiert, z. B. eine dänische Ärztin, die in Afrika erkrankte. 1978 waren erste Zeichen einer Epidemie zu verzeichnen. Die meisten Infizierten sind 16 bis 29 Jahre alt. Das Virus infiziert Frauen und Männer gleichermaßen. Heterosexueller Kontakt ohne besondere Praktiken gilt für etwa 75 % der Infektionen der Erwachsenen in Afrika als die Ursache der Ansteckung. Begleitende Geschlechtskrankheiten wie Gonorrhoe und Syphilis werden für eine höhere Infektionswahrscheinlichkeit verantwortlich gemacht. HIV-infizierte Männer in Afrika hatten häufiger Kontakt mit Prostituierten als Nicht-Infizierte. Homosexualität ist in Afrika selten. Dennoch folgt die Ausbreitung der HIV-Infektion in Afrika denselben biologischen Gesetzen wie in Europa und USA. Als Hauptursache gilt die Promiskuität, also die Wahrscheinlichkeit, unter vielen Partnern auf einen Infizierten zu treffen. In einigen Städten wie Nairobi sind fast 90 % der Prostituierten infiziert. Der Prozentsatz der Infizierten bei teuren Prostituierten (mit geringerer Partnerzahl) liegt niedriger als bei den billigen. Moskitos sind nicht verantwortlich für die Ausbreitung des Virus. Kinder im Alter von 1 bis 14 Jahren müßten sonst viel höhere Infektionsraten aufweisen, da sie oft durch Insektenstiche Malaria bekommen.

Ein spezifisches Problem für Afrika scheint die mangelnde Hygiene in Krankenhäusern zu sein. Einwegnadeln sind zu teuer. Andererseits sind Spritzen, z. B. für Kleinkinder (1 bis 24 Monate alt), beliebter als andere Medikamente, vor allem bei den Müttern. Hinzu kommen die Impfungen der Kleinkinder. Infizierte Kinder hatten durchschnittlich 44 Injektionen erhalten pro Jahr gegenüber 23 bei Nicht-Infizierten. Nadelstichinfektionen als Risiko sind also analog zu denen der Drogenabhängigen in Europa und USA.

Ein wichtiges Infektionsrisiko stellen Bluttransfusionen dar. In einigen Regionen Afrikas sind bis zu 18 % der Blutkonserven kontaminiert, fast jede fünfte. Es finden dort bisher keine Routineuntersuchungen der Blutspenden statt, da dafür das Geld fehlt. In USA und Europa haben die Tests das Risiko auf 1 in 100.000 reduziert. Bluttransfusionen sind in Afrika für Gebärende ein Risiko. Da die meisten Frauen viele Kinder haben, sind viele der späteren Neugeborenen infiziert. In einigen Regionen sind zwei bis zehn Prozent der Schwangeren infiziert. Die Übertragung auf das Neugeborene findet mit 50 % Wahrscheinlichkeit statt. Es gibt Theorien der WHO, nach der Malaria-Kranke, die in Kliniken gegen Anämie behandelt werden, dort durch Transfusionen mit HIV angesteckt werden – also nicht Malaria selber als Kofaktor einer HIV-Erkrankung wirkt.

Ein Blick auf die Zusammenhänge der AIDS-Epidemie in Afrika zeigt, daß die Mechanismen der Ausbreitung dieselben sind wie in Europa und USA. Speziell für Afrika sind schnelle, billige, hitzebeständige Tests mit einfacher Handhabung dringend nötig und z.T. in der Entwicklung. Das Geld für Einwegnadeln und Aufklärung kann nur mit Hilfe westlicher Spenden aufgebracht werden.

Tabelle 16

AIDS in Afrika

Übertragungsmechanismen:

1. Sexuelle Kontakte
2. Nadelstich-Infektion
   (nicht durch i.v. Drogenabhängigkeit, sondern Mangel an sterilen Nadeln)
3. Übertragung durch kontaminierte Blutkonserven (bis zu 10 % positiv)
4. Mutter-Kind (intrauterin, perinatal)

Das Beispiel Ruanda – HIV positiv sind:

18 % der Bevölkerung
89–90 % der Prostituierten
bis 15 % der Neugeborenen

Verhältnis der infizierten Männer zu Frauen:

M : F = 1 : 1

(In USA und Europa: M : F = 16 : 1)

Literatur

New Scientist, 26 March, 40–43 (1987). AIDS in Afrika, Bericht der WHO (Jonathan Man)
New Scientist, 14 Jan., 34–35 (1988). How Africa must live with AIDS
New Scientist, 4 Feb., 34 (1988) Interaction with other infections is becoming clearer.
Quinn, T. C., Mann, J. M., Curran, J. W. and Piot, P. AIDS in Africa: an epidemiologic paradigm. Science **234,** 955–963 (1986)

Wie kann man sich vor Infektion schützen?

Auf diese Frage gibt es drei Antworten, die davon abhängen, wer sie stellt: 1. Personen mit Risikoverhalten, 2. Personen, die im täglichen Leben zufällig und oft unwissend mit infizierten Personen oder Gegenständen in Berührung kommen können, 3. Personen, die beruflich mit Infizierten Umgang haben.

ad 1) Personen mit Risikoverhalten sind Homosexuelle und Heterosexuelle mit hoher Partnerfrequenz und i.v. Drogenabhängige. Die Ansteckungsgefahr ist direkt proportional zu der Zahl der Partner. Je mehr Partner, um so größer ist die Wahrscheinlichkeit, daß sich ein Infizierter darunter befindet und das Virus überträgt. Außer der Anzahl an Partnern spielt die Wahl der Partner eine Rolle. Da z. B. i.v. Drogenabhängige in einigen Großstädten zu einem hohen Prozentsatz bereits infiziert sind (z. B. 70 % in New York), sind diese Partner am wahrscheinlichsten Virusüberträger. Die i.v. Drogenabhängigkeit stellt ein besonders hohes Risiko dar, zumal sie oft auch zu der sog. Beschaffungsprostitution führt.

Die Infektionsgefahr für Personen mit Risikoverhalten läßt sich reduzieren durch: Reduktion der Partnerzahl, sorgfältige Partnerwahl, Anwendungen der Praktiken des „safer sex" (z. B. Kondome), Verwendung von sterilen Nadeln (durch Einwegspritzen oder Auskochen oder Durchspülen der Nadeln mit hochprozentigem (70 %) Alkohol).

ad 2) Der zweitgenannte Personenkreis wird durch die Mehrzahl der Bevölkerung vertreten. Für diese Personen sind im täglichen Leben keine besonderen Schutzmaßnahmen möglich, und sie sind auch nicht nötig. Persönliche Hygiene ist ein Schutz vor vielerlei Infektionsgefahren. Dabei gelten im Falle von HIV besonders günstige Bedingungen, weil das Virus durch normale Seife zerstört wird, ebenfalls durch Detergentien, die u. a. in jedem Spülmittel enthalten sind. Offene Wunden sollten durch ein Pflaster abgedeckt sein, nicht nur, um eine HIV-Infektion, sondern auch andere Infektionen zu vermeiden. Kleine offene Wunden, über die man oft nicht nachdenkt, wie sie z. B. bei der Nagelpflege entstehen, sollten besser abgedeckt werden. HIV-Übertragungen durch das Stechen von Ohrlöchern, Akupunktur oder Tätowierungen sind zwar nicht bekannt geworden, diese Praktiken sollten aber trotzdem nur mit sterilen Nadeln durchgeführt werden.

Personen, die Sexualverkehr mit unbekannten Partnern durchführen, gehören – auch wenn dieses noch so selten geschieht – in die zuerst genannte Personengruppe (s. o.). Es handelt sich dabei immer um ein Risikoverhalten. Ebenso gilt auch eine einmalige Injektion von Drogen ohne Drogenabhängigkeit als Risikoverhalten. Jede Infektionsgefahr, nicht nur die mit HIV, läßt sich durch gesunde Lebensweise verringern. Dazu gehören u. a. gesunde Ernährung, genügend Bewegung, Schlaf, Vermeidung von physischen und psychischen Belastungen oder anderen Erkrankungen. Diese können das Immunsystem schwächen und damit den Organismus für weitere Infektionen, wie z. B. mit HIV, empfänglicher machen. So spielen vermutlich in Afrika schlechte Ernährung, schlechte Hygiene, die große Zahl der Infektionskrankheiten, die das Immunsystem schwächen, eine Rolle für die Ausbreitung von HIV-Infektionen. Diese wirken zusätzlich zu den dort herrschenden sexuellen Gepflogenheiten in den Städten (hohe Partnerzahl) und dem Mangel an sterilen Nadeln in Hospitälern. Grundsätzlich sollte jeder im täglichen Leben die Berührung von offenen Wunden mit fremdem Blut vermeiden.

ad 3) Berufsmäßiger Umgang mit Infizierten. Dieser Personengruppe hat zuerst die amerikanische Gesundheitsbehörde und nachfolgend auch das deutsche Bundesgesundheitsamt eigene Informationsblätter gewidmet. Diese recht große Personengruppe ist nochmals unterteilt worden in solche, die (a) im Dienstleistungs- oder Gaststättengewerbe tätig sind und solche, die im Gesundheitsdienst arbeiten (b).

ad 3a) In Dienstleistungsberufen Tätige sind z. B. Frisöre, Kosmetiker, Masseure etc. Dem Gaststättengewerbe zugehörig sind Köche, Kellner, Barmixer, Flugzeugangestellte, etc. Für Angehörige dieser Personengruppen gilt, daß sie sich selber und andere vor Infektionen schützen können durch gute persönliche Hygiene (Seife), Vermeidung von offenen Wunden oder nässenden Hautstellen (Pflaster, Verband), durch Vermeidung von Verletzungen (z. B. Messer, Nagelschere, Rasierklingen). Mit Blut verunreinigte Gegenstände lassen sich durch Behandlung mit Küchenspülmittel und heißem Wasser reinigen. Nahrungsmittel, die mit Blut in Berührung gekommen sind (z. B. beim Zwiebelschneiden, etc.) müssen weggeworfen werden. Für Infizierte gibt es in diesen Berufen kein Berufsverbot.

ad 3b) Berufstätige im Gesundheitsdienst umfassen u. a. Krankenschwestern, Ärzte/Zahnärzte, Optiker, Chiropraktiker, Techniker oder Laboranten in Labors oder Blutbanken, Rettungswagenpersonal, Dialysepersonal, Bestattungsunternehmer, Wäschereipersonal und Putzpersonal in Kliniken und sonst alle Personen, die Umgang mit Patienten, deren Blut oder Körperflüssigkeiten haben. Es wird empfohlen, daß alle diese Personen routinemäßig auf Ansteckungsgefahren immer wieder hingewiesen werden. Die Ansteckungswege für HIV sind dieselben wie für Hepatitis B und daher umfassen die für Hepatitis B bekannten Richtlinien automatisch auch HIV.

Zur Abschätzung der Ansteckungswahrscheinlichkeit wurden verschiedene Studien durchgeführt, bei denen insgesamt 1500 Angehörige dieser Berufsgruppe untersucht wurden. Fast die Hälfte davon (666, entsprechend über 4 %) hatte Nadelstichverletzungen, Schnittverletzungen oder Kontakt über Schleimhäute (z. B. Spritzer in die Augen) mit infiziertem Material, vor allem Blut. Mit wenigen Ausnahmen wurden die Betroffenen danach nicht seropositiv für HIV. In einem Fall in England injizierte sich eine Schwester mit mehreren Millilitern von infektiösem Blut und wurde seropositiv. Drei kürzlich vom CDC bekannt gewordene Fälle in USA über Infektionen von Pflegepersonal durch Blut ohne offensichtliche Verletzungen weisen darauf hin, daß Vorsicht für Pflegepersonal geboten ist.

Als Vorsichtsmaßnahmen am Arbeitsplatz gegen HIV und Hepatitis B wird vor allem empfohlen: Vermeidung von Stich- und Schnittverletzungen, jedes Instrument ist als potentiell infektiös zu betrachten. Nadeln dürfen nur in stich-sicheren Behältern verworfen werden, Zurückstecken in die Kappe oder Biegen ist nicht erlaubt. Besteht die Möglichkeit der Berührung mit Blut oder anderen Körperflüssigkeiten, werden Handschuhe empfohlen. Bei Spritzgefahr sollten evtl. Gesichtsmaske oder Augenschutz getragen werden. Bei Wiederbelebungsmaßnahmen durch Mund-zu-Mund-Beatmung werden Mundstücke empfohlen. Infizierte Flüssigkeiten können im WC weggespült werden, Haushaltsseifen zur Reinigung von Spritzern genügen (dabei Handschuhe tragen). Normale

Wasch- und Spülmaschinen unter Verwendung von Seife und heißem Wasser sind ausreichend für die Reinigung von kontaminierter Wäsche oder Geschirr. Instrumente in Kliniken und Zahnarztpraxen werden sowieso routinemäßig vorschriftsmäßig desinfiziert, um eine Ansteckung von Patienten untereinander zu verhindern – diese Maßnahmen sind dem viel infektiöseren Hepatitis B-Virus angepaßt und schließen deshalb HIV sowieso mit ein.

Literatur

Confronting AIDS – directions for public health, health care and research (s. Anhang)

Welche Zwischenfälle sind bekannt?

Drei kürzlich beschriebene Ansteckungsfälle im Gesundheitswesen geben über die Risiken von Pflegepersonal zu denken. Das amerikanische CDC hatte die drei Fälle genau analysiert und keine anderen Ansteckungsursachen als Umgang mit infektiösem Material von Patienten nachgewiesen – keine Nadelstichverletzungen. Eine Schwester hatte bei einem HIV-infizierten Patienten bei Herzstillstand etwa 20 Minuten infiziertes Blut an ihrem Zeigefinger gehabt, sie trug keine Handschuhe. Die zwei anderen Fälle beinhalteten große Blutmengen. Einer Laborantin spritzten 10 Milliliter Blut aus einem geplatzten Röhrchen in Gesicht und Mund. Sie trug Handschuhe und Brille, hatte Akne, aber keine Wunden im Gesicht. Die dritte, eine Technikerin übergoß Hände und Unterarme mit infiziertem Blut, hatte dort zwar keine Wunden, aber eine Hautentzündung am Ohr. Sie trug keine Handschuhe. Ähnliche Unfälle wie diese drei hatte es mehrfach gegeben – ohne daß es zur Ansteckung kam. Ob diese Frauen aus unbekannten – vielleicht genetischen Gründen oder wegen geschwächter Immunabwehr besonders empfänglich für eine HIV-Infektion waren, ist ungeklärt. Laut Statistik vom CDC wird auch nach diesen Unfällen betont, daß die Ansteckungsgefahr gering sei. Auf jeden Fall empfiehlt sich strenger Sicherheitsschutz.

Am National Institute of Health ist ein Fall bekannt geworden, in dem sich 1986 ein Techniker bei der Aufbereitung von großen Mengen Virus im Labor infiziert hat. Seine Aufgabe bestand darin, das Virus aus Zellkulturbeständen zu konzentrieren und auf Dichtegradienten in der Ultrazentrifuge zu reinigen. Vermutlich hat er sich durch Virus-haltige Aerosole angesteckt. Die Experimente umfaßten Virusmengen, wie sie weder im täglichen Leben noch im Krankenhaus vorkommen, jedoch in Forschungslaboratorien als Ausgangsmaterial für Experimente durchaus keine Seltenheit sind (etwa 10^8–10^{10} Viruspartikel pro Milliliter). Neunmal hat man versucht, das Virus aus diesem infizierten Laboranten zu isolieren, bis es endlich gelang. Dann wurde nachgewiesen, daß er sich mit demselben Virus infiziert hatte, mit dem er im Labor gearbeitet hatte. Aus diesem Zwischenfall können nur die Wissenschaftler lernen, nicht Krankenhauspersonal oder Kontaktpersonen von Infizierten, da so große Virusmengen nur im Labor hergestellt werden können.

Literatur

Barnes, D. M. AIDS: Statistics but few answers. Science **236,** 1423–1424 (1987)
Barnes, D. M. AIDS virus creates lab risk. Science **239,** 348–349 (1988)
New Scientist, 25 June, 37 (1987) Health workers told to take care.

Wie verhält man sich bei Verletzungen?

(Tabelle 17)

Nadelstichinjektionen, Ritzen oder Schnittverletzungen mit blutigen Geräten können zu einer HIV-Infektion führen. Berührungen mit infiziertem Blut auf der bloßen unverletzten Haut haben ebenfalls in sehr seltenen Fällen zur Infektion des Pflegepersonals geführt. In einem Fall soll das Blut von den Fingern in eine Hautwunde im Gesicht zur Infektion geführt haben. Obwohl diese Fälle extrem selten sind, muß jeder Hautkontakt mit Blut vermieden werden. Hat eine Situation bestanden, bei der eventuell eine Ansteckung stattgefunden haben könnte, muß die Wunde sofort desinfiziert werden (Alkohol z. B.). Am besten, man preßt sie solange, bis Blut austritt und die Wunde reinigt. Danach sollte man die Wunde nochmals desinfizieren. Der Unfallvorgang muß genau protokolliert und gemeldet werden bei der offiziellen zuständigen Stelle. Bei dem Patienten, von dem das Blut stammte, muß ein HIV-Test durchgeführt werden, der eventuell nach einigen Wochen wiederholt werden muß. Der Durchgangsarzt muß aufgesucht werden. Dann muß sofort Blutentnahme beim Verletzten stattfinden, um den Antikörperstatus zu überprüfen. Weitere Blutentnahmen sollten nach 3, 6 und 12 Monaten wiederholt werden. Einnahme von AZT innerhalb von 92 Stunden nach Verletzung soll die Infektion verhindern, vermutlich durch Hemmung der Provirussynthese. Anfrage beim Hersteller ist empfehlenswert.

Tabelle 17

Verhalten bei Verletzungen
1. Wunde desinfizieren
2. Blut auspressen
3. Wunde erneut desinfizieren
4. Unfallhergang melden und protokollieren
5. HIV-Status des Patienten feststellen
6. Arzt aufsuchen
7. Antikörpertest durchführen, sofort und nach 3, 6, 12 Monaten.

Welche Richtlinien gibt es für klinische Laboratorien?

Das CDC hat eine Aufstellung von Richtlinien für Labors herausgegeben: Aufnahme von infektiösem Material durch Nadelstiche und durch Schlucken sind zu vermeiden wie auch Berührung von Haut (selbst oberflächlich) oder Schleimhaut mit infektiösem Material.

1. Ausstattung der Labors soll nach Biologischer Sicherheitsstufe P2 (s. u.) erfolgen. Scharfe Gegenstände sollen vermieden werden, Spritzen in Behältern vernichtet werden, die nicht durchstochen werden können (nicht in den Köcher zurückschieben!). Handschuhe sind obligatorisch, Handwäsche mit Wasser und Seife nach der Arbeit nötig. Spritzer und Aerosole vermeiden. Umgang mit infizierten Tieren erfordern zusätzlichen Schutz (Kleidung, Gesichtsschild, etc.).
2. Arbeiten mit höher konzentrierten Viruspräparationen erfordern P3-Bedingungen (Unterdrucklabor mit Autoklav).
3. Kontaminiertes Material muß autoklaviert werden.
4. Arbeitsflächen nach jedem Arbeitsgang reinigen (z. B. 70 % Alkohol).
5. Infektiöse Seren behandeln wie Hepatitis B-haltige Seren.
6. Serum vom Personal soll in regelmäßigen Abständen entnommen und gelagert werden – und nur bei Verdachtsfall rückwirkend getestet werden.
7. Bei Umgang mit Patientenmaterial ist auch die Gefahr einer Ansteckung mit opportunistischen Infektionen gegeben.

P2-Labor:
Kurz zusammengefaßt gilt für ein P2-Labor, daß nur autorisiertes Personal dort arbeiten darf, sterile Werkbänke als Arbeitsflächen vorhanden sind, die laminare Luftströmung enthalten, d. h. ein Luftstrom von oben nach unten, der wie eine Art Strömungsvorhang den Experimentator schützt, UV-Lampe zur Desinfektion der Arbeitsflächen sollten existieren, verschließbare Abfalleimer müssen vorhanden sein, die autoklaviert werden müssen, bevor der Abfall verworfen wird. Dieser Autoklav muß nicht in demselben Raum stehen.

P3-Labor:

P3-Laboratorien sind Unterdruckräume mit eigenem Abwassersystem, in dem das Wasser vor Abfluß in die Kanalisation behandelt werden kann, weiterhin muß ein Durchreicheautoklav vorhanden sein, der direkt vom Labor aus beschickt werden kann und außerhalb des Raumes entleert wird. Alle Gegenstände dieses Raums dürfen nur autoklaviert herausgelangen. Sterile Werkbänke müssen vorhanden sein wie im P2-Labor. Zentrifugen müssen durch Deckel der Gefäße und Rotoren so gesichert sein, daß keine Aerosole entstehen können. Handschuhe, Mundschutz, Schuhschutz, Kittel sind erforderlich. Bruchsicheres Plastik statt Glaswaren verwenden.

Informationsblatt des BMFT „Richtlinien zum Schutz vor Gefahren durch in vitro neurekombinierte Nukleinsäuren“, Verlagsgesellschaft Köln, 1986.

Ist jeder HIV-Infizierte ansteckend?

Nach dem heutigen Stand des Wissens: ja. Im Labor von R. C. Gallo in Bethesda ist bei einer größeren Zahl von seropositiven Individuen der Versuch unternommen worden, Virus zu isolieren. In 80 % der Fälle ließ sich Virus anzüchten. Da die Virusanzucht schwierig ist, nicht immer gelingt, erklärt sich daraus vermutlich, daß nicht in allen Fällen Virus isolierbar war. Obwohl man nicht ausschließen kann, daß in Einzelfällen kein Virus mehr vorhanden ist, dürften das seltene Ausnahmen sein. Infizierte produzieren vermutlich nicht in jeder Phase nach der Infektion gleich viel Virus. In der Anfangsphase etwa 14 Tage nach der Infektion tritt in manchen Fällen eine leichte Erkrankung auf, die einer Mononuklease ähnelt. Diese geht mit Fieber, Unwohlsein, Rötung einher und wird als erste immunologische Reaktion des Körpers gegen eine Infektion gedeutet. Vermutlich ist in dieser Phase die Virusproduktion, auch Virämie genannt, und damit die Ansteckungsgefahr für andere am größten – also zu einem Zeitpunkt, an dem der Infizierte noch gar nichts von seiner Ansteckung weiß und der Antikörpertest noch negativ ausfällt!

Während der folgenden asymptomatischen Phase, die über viele Jahre andauern kann, ist das Virus möglicherweise nur latent vorhanden. Es werden keine Virusproteine synthetisiert und keine fertigen Viruspartikel aus den Zellen ausgeschleust – sondern das Virus ist nur in Form seiner genetischen Information anwesend, als DNA-Provirus im genetischen Material der infizierten Zelle. Die Aktivierung – d. h. Proteinsynthese und Virusvermehrung – wird wohl durch zusätzliche Faktoren (z. B. durch andere Viren) ausgelöst. Während dieser Latenzphase erfolgt eine Infektion möglicherweise vorwiegend durch infizierte Monozyten, Makrophagen oder T-Lymphozyten, also durch Zell-Zell-Übertragung, weniger durch freie Viruspartikel. Da T-Lymphozyten im Sperma vorhanden sind, ist eine HIV-Übertragung durch infizierte T-Lymphozyten bei Sexualkontakt eine besondere Gefahr.

Weiterhin ist unbekannt, ob ein Infizierter während der jahrelangen Latenzphase immunologische Schutzfaktoren produziert, die den Ausbruch der Krankheit während dieser Zeit verhindern. Neue Belastungen des Immunsystems führen möglicherweise zum Zusammenbruch dieses Schutzes und zur Erkrankung. Während der Phase der Erkrankung, der sog. symptomatischen Phase, wird besonders viel Virus repliziert. Erst in der Endphase der Erkrankung hört die Virusvermehrung möglicherweise auf, da dann die Virus-replizierenden T-Zellen zugrunde gegangen sind (s. a. Abb. 35).

Die Persistenz eines Virus trotz vorhandener Immunantwort ist charakteristisch für HIV – gilt aber für viele Viren nicht. Bei fast allen sonst bekannten Virusinfektionen eliminiert das Immunsystem den Eindringling, und das Vorhandensein von Antikörpern zeigt an, daß sich der Körper erfolgreich geschützt hat. Anders bei HIV und einigen persistierenden Viren, bei denen dieser Schutz ebenfalls nicht funktioniert, z. B. bei den Herpesviren, die in den Nervenzellen latent persistieren – trotz Immunabwehr – und von Zeit zu Zeit aktiv werden. Ein ähnliches Verhaltensmuster läßt sich für Hepatitis B-Viren nachweisen, welches in der Leber in aktiver oder latenter Form vorkommt.

Beim HIV-Infizierten sind unter den Antikörpern sogar sog. neutralisierende Antikörper vorhanden, die das Virus auf seiner Hülle mit Antikörpern zudecken, so daß es eine neue Zelle nicht infizieren kann. Trotzdem reichen diese Antikörper als Schutz gegen die Virusvermehrung nicht aus. Entweder ist die Menge der neutralisierenden Antikörper zu gering oder das Virus tritt nicht als freies Partikel in Erscheinung, so daß die neutralisierenden Antikörper nicht binden können und deshalb nichts nützen. Letzteres ist bei Lentiviren in Schafen der Fall und gilt deshalb wahrscheinlich auch für HIV.

Literatur

Salk, J.: Prospects for the control of AIDS by immunizing seropositive individuals. Nature **327,** 473–476 (1987)

Prostituierte – Berufsverbot?

In Deutschland sind schätzungsweise etwa 1% der registrierten und etwa 20 % der nicht registrierten Prostituierten infiziert. Der Unterschied beruht vermutlich auf der höheren Rate von Drogenabhängigen unter den nicht registrierten Prostituierten. Im Hinblick auf die heute allgemein bekannten Infektionsgefahren handelt jeder Kunde, der sich nicht auf „safer sex“ beschränkt, unvorsichtig und auf eigenes Risiko. Andersherum ist „safer sex“ zum Schutz der Prostituierten genauso wichtig. Manchmal werden Bescheinigungen über negative HIV-Testergebnisse von den Kunden verlangt, umgekehrt weisen sich damit auch die Damen den Kunden gegenüber aus. Der Test sagt aber nichts über die Infektiösität einer Person zum jeweiligen Zeitpunkt aus, da er über mehrere Monate trotz HIV-Infektion negativ sein kann. Einer HIV-positiven Prostituierten wird durch seuchenpolitische Anordnung die Ausübung der Prostitution untersagt. Kommt sie dieser Anordnung trotzdem nicht nach, macht sie sich strafbar. In München kam ein solcher Fall vor Gericht und führte zu einer Verurteilung wegen versuchter gefährlicher Körperverletzung von mehreren Jahren Freiheitsstrafe.

Die strafrechtliche Verfolgung einer(s) Prostituierten wegen Infizierung eines Kunden scheitert vermutlich fast immer an Beweisproblemen. Der Nachweis, daß der Kunde während der möglichen Inkubationszeit nur mit dieser einen beschuldigten Person Verkehr hatte, ist praktisch undurchführbar.

VI Erkrankung

Wird jeder Antikörper-Positive krank?

Jeder Infizierte wird darauf hoffen, nicht krank zu werden – zu Recht darauf hoffen. Wie groß die Wahrscheinlichkeit zu erkranken ist, läßt sich nur durch Hochrechnungen aus bisherigen Erfahrungen schließen – und diese beziehen sich etwa auf die vergangenen fünf Jahre. Das CDC, die amerikanische Gesundheitsbehörde, gibt an, daß in fünf Jahren nach Serokonversion 5 bis 35 % erkranken. Am längsten verfolgen läßt sich die Statistik für infizierte Haemophile, also Bluter-Kranke, die infizierte Blutprodukte erhalten hatten. Von 3000 Empfängern in Deutschland sind 2000 infiziert – laut Statistik sollen davon 60, also nur 5 %, erkrankt sein. Sehr viel höher liegen die Zahlen bei Personen mit hohem Risikoverhalten wie Homosexuellen mit großen Partnerfrequenzen und i. v. Drogenabhängigen. Obwohl man genetische Faktoren nicht ausschließen kann, die für den Ausbruch der Krankheit mitverantwortlich sein könnten, sind Umweltfaktoren mit Sicherheit die wichtigsten Ko-Faktoren. Dazu zählen zusätzliche Infektionen, sowohl Mehrfachinfektionen mit HIV's wie Infektionen mit anderen Viren wie Herpes, Hepatitis B, Zytomegalovirus, eventuell auch Malaria oder andere parasitäre Erkrankungen und andere Geschlechtskrankheiten. Laboruntersuchungen zeigen, daß Zellen, die HIV DNA-Proviren enthalten, mit anderen Viren überinfiziert werden können und damit das HIV aus seiner Latenzphase herausgeholt wird. Allgemeine Stimulation mit viel Fremdantigenen aktiviert das HIV ebenfalls. Möglicherweise bedeutet das für Infizierte, daß nicht nur Krankheitserreger, sondern einfach nur große Mengen an Fremdantigen (wie z. B. durch hohe Partnerfrequenz) eine Erkrankung beschleunigen. Da die Lebensweise eines Infizierten eine Rolle für die Entwicklung seiner Erkrankung zu spielen scheint, hat er Chancen, den Ausbruch der Krankheit selber zu verzögern oder zu verhindern, wenn es ihm gelingt, sich entsprechend zu verhalten. Die geringe Erkrankungsrate der Haemophilen spricht dafür!

Wie kann ich die Erkrankung hinauszögern?

Es ist wenig darüber bekannt, warum sich bei einigen Infizierten die Krankheit langsamer, bei anderen schneller entwickelt. Dabei spielen die Art der zuerst von HIV-infizierten Treffzelle und dieselben Ko-Faktoren, die auch für die Länge der Latenzphase verantwortlich sind – wie die Zahl von Überinfektionen eine Rolle. Die Krankheit läßt sich hinauszögern durch Veränderungen im sexuellen Verhalten, durch Vermeidung von Drogen sowohl injizierbaren wie auch anderen, durch Vermeidung auch von Alkohol. Infektionen mit Viren, Parasiten oder anderen Krankheitserregern können das HIV aktivieren, ebenso wie die Überschwemmung des Organismus mit viel Fremdantigenen (wie z. B. durch hohe Partnerfrequenz). Ob Nitril-Inhalationen, wie sie von Homosexuellen verwendet werden, eine Rolle bei der Entstehung des Kaposi Sarkoms spielen, wird diskutiert, erfordert aber weitere Untersuchungen.

Personen, die wissen, daß sie mit HIV infiziert sind, sollten sich ärztlich beraten lassen, bevor sie Impfungen, z. B. gegen Hepatitis, Gelbfieber o. a., erhalten. Theoretisch könnte nämlich der Impfstoff das infizierte Immunsystem zur Produktion von HIV stimulieren und damit eine Immundefizienz beschleunigen. Besonders Impfungen, bei denen abgeschwächte Viren, sog. attenuierte Viren einer Lebendvakzine, verwendet werden, könnten das durch HIV-Infektion geschwächte Immunsystem zusätzlich belasten und keinen Impfschutz bewirken. Generell wird eine gesunde Lebensweise empfohlen, die ausreichend Schlaf, gute Ernährung, genügend Bewegung beinhaltet und Stress und Belastungen des Immunsystems meidet. In dem Buch: „AIDS – a guide to survival“ von P. Tatchell werden genaue Vorschläge für Tageseinteilungen, Entspannungsübungen bis hin zu Speiseplänen beschrieben, die vielleicht manchem als Gerüst, den Alltag durchzustehen, helfen könnten.

Literatur

P. Tatchell: AIDS – a guide to survival (s. Anhang).

Werde ich das Virus wieder los?

Retroviren integrieren ihre genetische Information ins Zellgenom – und vererben sich mit der Zellteilung auf die Tochterzellen, selbst dann, wenn keine aktive Virusreplikation stattfindet. Obwohl die integrierte Virusinformation lange latent bleiben kann, ist sie wieder aktivierbar. Diese Virusinformation wird ein Infizierter niemals mehr los. Für ihn besteht nur die Hoffnung auf eine Chemotherapie, die eine aktive Virusproduktion zu verhindern versucht, so daß der Infizierte erstens nicht krank wird und zweitens ein geringeres Ansteckungsrisiko für andere darstellt. Er kann jedoch selbst dann das integrierte Virus durch Zell-Zell-Kontakt an den Geschlechtspartner weiterreichen. Also diese Art der Ansteckungsgefahr bleibt auch bei erfolgreicher Chemotherapie bestehen. Um diejenigen Zellen, die das Virus integriert enthalten, gezielt auszurotten, muß noch viel geforscht werden. Man strebt an, Giftstoffe oder Radioaktivität an bestimmte Antikörper zu koppeln und in die infizierten T-Lymphozyten zu dirigieren, um diese gezielt zu zerstören. Solche Untersuchungen befinden sich jedoch alle im Anfangsstadium.

VII Test-Verfahren

Worauf beruhen die „AIDS-Tests"?

(Abb. 34)

Nachdem HIV als Ursache von AIDS erkannt worden war, hat es nur ein Jahr gedauert, einen Test zu entwickeln und kommerziell zur Verfügung zu stellen – eine gewaltige Leistung von Wissenschaftlern in Forschung und Industrie. Der Test wird fälschlicherweise oft als AIDS-Test bezeichnet. Um die Feststellung der AIDS-Erkrankung geht es in dem Test allerdings nicht, sondern um den Nachweis der Virusinfektion. Daher ist der Name HIV-Antikörper-Test oder HIV-Test richtiger. Der Virusnachweis erfolgt in den bisherigen HIV-Tests indirekt. Die Standardtests beruhen auf dem Nachweis von Antikörpern gegen das Virus im Serum und nicht auf dem direkten Nachweis des Virus selber. Antikörper lassen sich durch Enzym-gekoppelte Immunosorbent-Tests (ELISA) oder Western-Blots nachweisen (letztere haben nichts mit der Himmelsrichtung oder mit einem Herrn Western zu tun, sondern heißen so, weil ein Herr Southern zuerst einen DNA-Nachweis erfand, anschließend ein RNA-Nachweis folgerichtig Northerntest genannt wurde und für einen Proteinnachweis dann der Name Western-Blot folgte. Ein Easterntest darf noch erfunden werden!)

ELISA und Western-Blot weisen Antikörper gegen das ganze Virus oder virale Bestandteile nach. Der direkte Nachweis von Virus im Serum wäre ein viel besserer Nachweis für eine Virusinfektion, denn ein Antikörpernachweis besagt, daß Virus vorhanden ist oder vorhanden war. Normalerweise bildet der Organismus Antikörper als Schutz gegen eine Infektion und diese lassen sich auch nach abgeklungener Infektion noch nachweisen, dann ist aber die Infektion meist erfolgreich abgewehrt. Ausnahmen für diesen Abwehrmechanismus sind die persistierenden Viren wie z. B. Hepatitis B – und eben HIV. Diese Viren bleiben im Organismus vorhanden trotz Immunabwehr und Produktion von Antikörpern. Dabei läßt sich aus der Menge an Antikörpern, dem sog. Titer, kein Rückschluß auf die vorhandene Virusmenge ziehen. Man würde viel lieber wissen, wieviel Virus ein Infizierter aufweist, weil sich daraus ergibt, wie ansteckend er ist, ob das Virus in der Latenzphase ist oder ob der Ausbruch der Krankheit bevorsteht. Der Virusnachweis ist jedoch viel aufwendiger, noch nicht routinemäßig durchführbar und bisher zu unempfindlich. Mit Sicherheit wird aber ein solcher Test als Routinetest in einigen Jahren kommen.

Obwohl die Anzucht von Viren aus Antikörperträgern im Labor nie in 100 % der Fälle gelingt, geht man im Augenblick davon aus, daß jeder Antikörper-Positive auch Virusträger ist und nur die Virusnachweismethode nicht zuverlässig genug ist. Das wird eines Tages durch bessere Methoden bestätigt werden müssen, und man wird außerdem aufschlüsseln müssen, wie sich die Virusproduktion im Verlauf der Krankheit verhält.

Der im Augenblick verwendete Test beruht auf dem Nachweis von Antikörpern aus dem Blut von Infizierten gegen die viralen Glykoproteine der Virushülle, env, und die Strukturproteine gag. Gag wird als Vorläufermolekül pr55 synthetisiert, das sich auch oft im Virus selber nachweisen läßt, normalerweise aber noch in der Zelle in seine Bestandteile zerlegt wird, vor allem in Hauptstrukturproteine p24 und p17. Antikörper gegen p24 und seinen Vorläufer pr55 treten nach einer Infektion zuerst auf und lassen sich im ELISA nachweisen. env besteht aus einem großen Vorläufermolekül, das viele Zuckerketten trägt, und in der infizierten Zelle in das gp120 und gp41 gespalten wird. Beide Glykoproteine sind auf der Virushülle vorhanden und führen im Infizierten zu einem etwas späteren Zeitpunkt zu Antikörpern (s. u. Abb. 35). Auch die Reverse Transkriptase führt zu Antikörpern ebenso wie einige der regulatorischen Proteine tat, sor und 3'orf. Ob Antikörper gegen tat und sor den Ausbruch der Krankheit oder einen erneuten Schub von Virusproduktion signalisieren, muß sich erst durch genauere Analysen erweisen. Antikörper gegen env und gag bleiben während der Latenzzeit bestehen, der Anti-gag-Titer sinkt bei fortschreitender Erkrankung ab.

Der Nachweis gegen die einzelnen Virusproteine ist im Western-Blot schematisch dargestellt (Abb. 34).

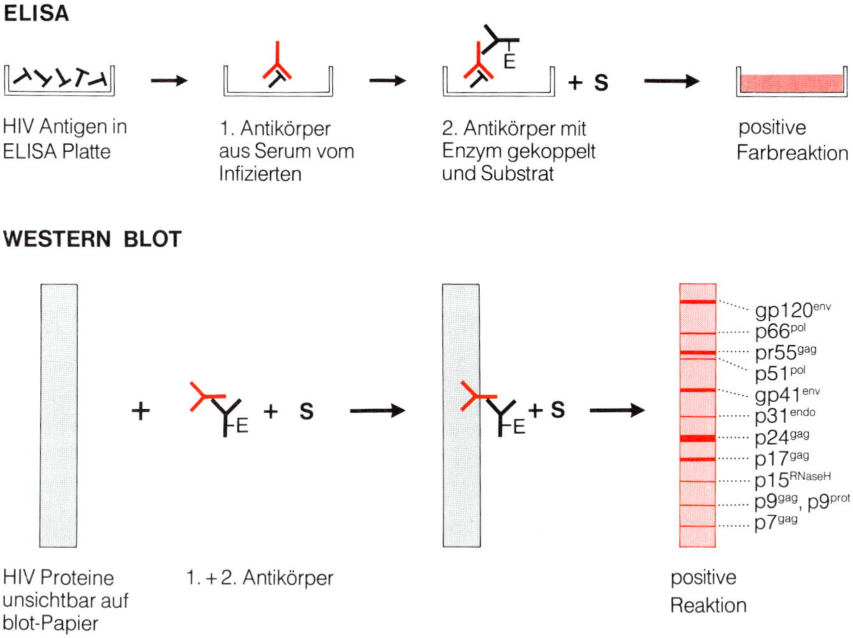

Abb. 34. Nachweisverfahren für HIV-Antikörper aus dem Blut von Infizierten
Nachgewiesen werden im ELISA wie im Western-Blot die im Infizierten nach 3–6 Wochen entstandenen Antikörper gegen HIV, die eine Virusinfektion anzeigen – jedoch nichts über die Erkrankung AIDS aussagen. Es handelt sich um HIV-Antikörper Tests, nicht um AIDS-Tests. In Mikrotiterplatten werden HIV-Antigene in kleine Näpfchen eingebacken. Der erste Antikörper aus dem Blut des Infizierten bindet an das Antigen. Nach mehreren Waschschritten wird ein zweiter Antikörper, der sich gegen humane Immunoglobuline richtet, hinzugegeben. Er ist chemisch an ein Enzym (E) gekoppelt (konjugiert). Wieder wäscht man alle nicht gebundenen Antikörper fort. Zurück bleibt der dargestellte spezifische Komplex. Gibt man ein Substrat (S) für das Enzym hinzu, so kommt es nur in den Näpfchen zur Farbreaktion, in denen sich dieser sog. Sandwich ausbilden und haften bleiben konnte, also nur, wenn im Blut des Infizierten der erste Antikörper anwesend war. WESTERN-BLOT: Virale Proteine werden im elektrischen Feld im Gel nach Größen aufgetrennt (nachdem sie vorher einheitliche Ladung erhalten haben) und dann vom Gel auf eine Art Löschpapier ebenfalls mittels eines elektrischen Feldes übertragen – ein Vorgang, der im Englischen mit blot bezeichnet wird. Dieser blot-Streifen trägt die Proteine unsichtbar. Zugabe des ersten Antikörpers aus dem Blut eines Infizierten und eines Enzymgekoppelten zweiten Antikörpers sowie Substrat wie im ELISA führt zur Färbung einiger oder aller Virusproteine. Die Färbung der Proteine läßt sich mit dem Auge erkennen. Zwei Virusproteine, z. B. gp120 und gp41 oder gp120 und p24, müssen mindestens vom Antikörper des Infizierten erkannt werden und zur Farbreaktion führen, wenn dieser Test als positiv gelten soll. Zur Veranschaulichung sind hier im Western-Blot die bekannten Virusproteine ihrer Größe entsprechend schematisch eingetragen.

ELISA (Abb. 34)

Plastikpetrischalen, sog. Mikrotiterplatten mit 96 kleinen Vertiefungen, oder Plastikkügelchen werden mit HIV-Proteinen beschichtet und mit Testserum versetzt. Wenn eine Antigen-Antikörper-Reaktion stattgefunden hat, wird diese durch die Zugabe eines weiteren Antikörpers verstärkt, der an dem ersten Antikörper hängen bleibt. Dieser Antikörper ist zugleich an ein Enzym gekoppelt. Als Enzyme verwendet man alkalische Phosphatase oder Peroxidase. Nur wenn ein Komplex entsteht aus Antigen, erstem Antikörper und zweitem Enzym-gekoppelten Antikörper, bleibt dieser sog. Sandwich an der Plastikoberfläche hängen. Alle unspezifischen Bestandteile werden mit Waschlösungen weggespült. Zugabe eines farblosen Substrats erlaubt dem gekoppelten Enzym eine Reaktion, die zu einem Farbumschlag führt. Meist läßt sich die mit bloßem Auge ablesen, genauer arbeiten Maschinen, die die Intensität der Farbe bestimmen und damit eine Angabe über die Antikörperstärke liefern. Farbumschlag bedeutet, daß das Serum von einem Infizierten stammt. Er ist damit „positiv“, d. h. Antikörperträger und damit Virusträger. Als virale Antigene kann man abgetötetes Virus verwenden, das man durch Zellzucht im Labor gewinnt. Die Glykoproteine gehen jedoch bei der Virusreinigung leicht verloren. Neuere Tests beruhen daher auf gentechnologisch hergestellten Virusbestandteilen aus dem env- und gag-Bereich. Auch synthetische kurze Peptide, von etwa 20 Aminosäure Länge, finden Verwendung als Antigenersatz. Generell werden diejenigen Proteinbereiche, die sich durch Antigenvarianz wenig oder gar nicht verändern, die konstanten Regionen, in den Tests verwendet, damit möglichst viele Virustypen im Test nachweisbar sind. Sehr konserviert ist z. B. die Transmembranregion des gp41, die entsprechend von Hoffmann-La Roche zum Test entwickelt wurde.

WESTERN-BLOT (Abb. 34)

Der Western-Blot gestattet den Nachweis von Antikörpern gegen individuelle Virusproteine. Damit liefert er mehr Details über die Reaktion des Patienten als der ELISA. Er ist technisch aufwendiger und zeitraubender. Der Western-Blot beruht auf der elektrophoretischen Auftrennung der verschiedenen Virusproteine im elektrischen Spannungsfeld. Die Proteine werden durch Beschichtung einheitlich geladen und wandern dann in einem Gel je nach Größe verschieden weit, die kleinen schneller und damit weiter als die großen. Transfer der Proteine auf ein Spezialpapier, im Englischen blot genannt, gab dem Test den Namen. Das Papier wird in Streifen zerlegt und jeder Streifen im Serum des Infizierten gebadet. Der Antigen-Antikörperkomplex, der entsteht, wird wie im ELISA im Sandwich mit einem Enzym-gekoppelten zweiten Antikörper und einem Substrat, das farbig wird, nachgewiesen. Farbstreifen treten nur dort auf, wo ein Antikörper ein virales Protein erkannt hat. Kontrollseren machen zum Vergleich alle viralen Proteine sichtbar. Die Intensität der Färbungen ist in diesem Test nicht gut abstufbar, man muß das Serum verdünnen und kann dann aus der höchsten noch positiv reagierenden Verdünnung ein Maß für die Antikörpermenge herleiten. ELISA sowie Western-Blot gestatten Verdünnungen von Patientenseren bis 1 : 100.000. Das zeigt, wie empfindlich die Tests sind. Der Western-Blot wird meist als Bestätigungstest verwendet, wenn der ELISA zweimal positiv ausfiel.

Indirekte Radioimmunpräzipitation

In biochemischen Labors läßt sich diese als RIP bezeichnete Reaktion durchführen. Sie setzt voraus, daß virusproduzierende Zellen gezüchtet werden können, die radioaktiv markiert werden müssen. Aus solchen Zellen wird ein löslicher Extrakt hergestellt, aus dem mit Antikörpern (Serum von Infizierten) eine Fällung durchgeführt wird. Wieder baut man einen Sandwich mit einem zweiten Antikörper auf, der den Antigen-Antikörperkomplex zum Ausfällen bringt. Bakterien wie Staphylococcus aureus oder dessen Membranbestandteil Protein A statt des zweiten Antikörpers werden in der Praxis oft für diese Reaktion verwendet. Der ganze Komplex wird durch Waschen gesäubert, zerlegt und die übrig bleibenden radioaktiven Virusproteine, die im Komplex gefangen waren, werden elektrophoretisch im Gel aufgetrennt, genauso wie im Western-Blot. Das Gel wird in diesem Fall getrocknet und auf einen Röntgenfilm gelegt. Dort, wo ein virales Antigen die ganze Prozedur überstanden hat, belichtet dessen Radioaktivität den Film und läßt sich so nachweisen. Das Ergebnis sieht ähnlich aus wie im Western-Blot. Für wissenschaftliche Analysen ist dieser Test sehr zuverlässig, kann aber nicht in großen Serien durchgeführt werden. An diesem Test wird die Genauigkeit anderer Tests oft geprüft.

Virus-Nachweisverfahren

Am dringlichsten benötigt werden schnelle und zuverlässige Tests zum Nachweis von Virus im Infizierten. Dazu gibt es im Augenblick viele Entwicklungen. Einer der Tests, die sich in der Erprobung befinden, ist der sog. „antigen capture test“, ein Test, bei dem, ähnlich wie im ELISA, ein Sandwich gebaut wird. Er besteht in diesem Test zuerst aus einem Antikörper gegen eines der HIV-Proteine. Dann wird Serum des Infizierten zugegeben, aus dem der Antikörper virale Proteine oder Virus (also Antigene) wegfangen soll. Der entstandene Antigen-Antikörper-Komplex wird mit einem zweiten Antikörper gegen die Virusproteine behandelt, der möglichst eine andere Region der Virusproteine erkennt als der erste. Deshalb nimmt man z. B. zwei verschiedene monoklonale Antikörper oder bestimmte „Antikörper-cocktails“ für die beiden Stufen. Dieser Antikörper-Antigen-Antikörper-Komplex wird wieder durch Enzym und Farbumschlag sichtbar gemacht. Dieser Test ist sehr vielversprechend, weist aber nicht unbedingt intaktes Virus, sondern freie Virus-Komponenten nach, liefert also keine Aussage über die Infektiosität eines Infizierten.

Wir selber entwickeln einen Test, bei dem die Reverse Transkriptase aus dem Serum oder Liquor eines Infizierten mittels Antikörper isoliert und enzymatisch nachgewiesen wird. Der Test ist sehr empfindlich, erfordert aber radioaktives Arbeiten.

Der Nachweis einzelner infizierter Zellen beim Patienten mittels indirekter Immunfluoreszenz, bei der Antikörper gegen virale Strukturproteine verwendet werden, die mit Fluorescein konjugiert sind, ist möglich, aber nicht besonders sensitiv. Er wird empfindlicher, indem man Zellen eines Infizierten in Kultur nimmt, sie mit gesunden Blutzellen kokultiviert und diese Zellen auf Virusproduktion untersucht. Diese Methode ist langwierig und nicht als Routinetest geeignet, aber sie funktioniert.

In einem neuen Test, DNA-Amplifikation genannt, ist es möglich, in 3 Tagen die Anwesenheit von HIV-DNA, also dem DNA-Provirus, in den Blutzellen eines Infizierten nachzuweisen. Man bedient sich dazu der sog. polymerase-chain reaction (PCR), einer Art Kettenreaktion. Dazu wird die DNA aus peripheren Blutzellen eines Infizierten isoliert, ein Oligonukleotid HIV-DNA als Primer und DNA-Polymerase zugegeben. Diese beginnt DNA-Kopien nur dort herzustellen, wo der Primer paßt – also von eventuell vorhandener HIV-DNA. Jede vom Enzym hergestellte DNA-Kopie wird wieder kopiert, indem man die Reaktion kurz erhitzt, um die Doppelstrang-DNA aufzuschmelzen und zwei neue Vorlagen für die nächsten Kopien zu schaffen. 35 solcher Zyklen werden durchgeführt, in der die DNA-Polymerase wie eine Nähmaschine auf dem DNA-Provirus hin- und herfährt und dieses amplifiziert. Dann gibt man radioaktiv markierte HIV-DNA Fragmente (z. B. aus der Transmembranregion von gp41-DNA) zu der amplifizierten DNA, hybridisiert diese aneinander und zerschneidet sie mit spezifischen Enzymen, deren Schnittmuster auf der HIV-DNA man genau kennt. Aus dem Schnittmuster ergibt sich, ob HIV-DNA vorgelegen hat oder nicht. Die Amplifikation ist deshalb nötig, weil nur 1 in 10.000 Lymphozyten HIV-DNA enthält.

Literatur

Ou, C., Kwok, S., Mitchell, S. W., Mack, D. H., Sninsky, J. J., Krebs, J. W., Feorino, P., Warfield, D. and Schochetman, G.: DNA amplification for direct detection of HIV-I in DNA of peripheral blood mononuclear cells. Science **239,** 295–297 (1988).

Wie sicher sind die Tests?

Kein Test ist 100 % richtig. Je genauer man ihn macht, je empfindlicher er ansprechen soll, umso größer ist die Wahrscheinlichkeit, daß er im Grenzbereich positive Ergebnisse vortäuscht, die eigentlich negativ sind – also sog. „falsch Positive“ nachweist. Das ist im Interesse der Sicherheit ein Vorteil, man bezeichnet im Zweifelsfall eine Blutspende zuviel als positiv und verwirft sie. Damit steigt die Sicherheit, daß z. B. die Konserven wirklich negativ sind.

Die zwei Charakteristika, mit denen man einen Test definiert, sind die „Sensitivität“ und die „Spezifität“. Die Sensitivität ist definiert als die Wahrscheinlichkeit, daß das Testergebnis positiv ausfällt, wenn Antikörper gegen HIV tatsächlich vorhanden sind. Je höher die Sensitivität ist, um so geringer ist die Zahl der falschen negativen Ergebnisse, „falsch-Negative“. Die Spezifität ist die Wahrscheinlichkeit, daß das Ergebnis des Tests negativ ausfällt, wenn im Serum tatsächlich keine Antikörper gegen HIV vorhanden sind. Ein hoch-spezifischer Test führt zu wenig „falsch Positiven“. Eine Komplikation für die Auswertbarkeit eines Tests beruht auf der Häufigkeit des Virus in der zu testenden Bevölkerung. Angenommen, das Virus sei selten, z. B. 1 von 10.000 Personen ist infiziert, dann ist die Chance, daß ein negatives Ergebnis korrekt ist größer, als wenn 30 % der Bevölkerung infiziert ist. Das Umgekehrte gilt für positive Ergebnisse.

Was wird in einem „falsch-positiven“ Fall aus dem Spender? Bevor dieser benachrichtigt wird, daß er „Antikörperpositiv“ ist, werden zwei weitere Schritte unternommen. Zum ersten wird der Test wiederholt. Bleibt das Ergebnis knapp positiv wie beim ersten Mal, nimmt man einen zweiten Test zu Hilfe, der auf einem anderen Nachweisprinzip beruht, den sog. Bestätigungstest, z. B. den Western-Blot. Ein Serum, das zweimal positiv im ELISA und einmal positiv im Western-Blot reagiert, gilt als positiv. Jetzt erst wird der Betroffene benachrichtigt. Ein hoher Anteil der ELISA-Tests können falsch-positiv sein, ein Problem, das sich sicher durch Verbesserung der Techniken verringern wird. Von etwa 11 Millionen Blutspendern wurden 1986 in einer Studie des Amerikanischen Roten Kreuzes 0.4 % (etwa 31.000) als positiv identifiziert. (Diese Konserven werden verworfen). Ein Viertel davon (etwa 8000) waren auch beim zweiten ELISA positiv. 30 % davon (etwa 2400) blieben auch im anschließenden Western-Blot positiv. Diese Spender werden informiert. In

Deutschland waren von 11.842 Blutproben 529 positiv und nur noch 359 positiv im Bestätigungstest.

Falsch-positive Ergebnisse können hervorgerufen werden durch im Blut zirkulierende Immunkomplexe, Rheumafaktoren, Antikörper gegen andere Infektionskrankheiten. U. a. besonders afrikanische Seren führten oft zu falsch-positiven Ergebnissen, möglicherweise wegen anderer Besonderheiten dieser Seren oder der hohen Anzahl von Infektionskrankheiten, denen die afrikanische Bevölkerung ausgesetzt ist (z. B. Malaria, etc.).

Falsch-negative Testergebnisse – also keine Farbreaktion im ELISA trotz Antikörpern – sind extrem selten. Sie treten jedoch auf, wenn jemand mit einem Virus infiziert ist, die Infektion aber so frisch ist, daß noch keine Antikörper (oder nicht genug) gebildet werden konnten. Der Test muß dann drei Wochen bis drei Monate später wiederholt werden. In Einzelfällen traten Antikörper erst 14 Monate oder noch später nach einer HIV-Infektion auf. Es handelt sich hierbei nicht um Fehler im Test, sondern um die Grenzen der im Test benutzten Methode: des Antikörpernachweises. Daher wird intensiv an neuen Testverfahren gearbeitet, die z. B. das Virus oder virale Antigene nachweisen. Diese Tests stehen noch nicht routinemäßig zur Verfügung. Ebenfalls negativ fällt der Test aus, wenn sich jemand mit einem Virus infiziert hat, das im Test nicht erfaßt wird, also wenn der Test HIV-1 Virusproteine beinhaltet, die nur begrenzt oder gar nicht mit anderen HIV-Stämmen verwandt sind, wie z. B. HIV-2. Es werden also Tests entwickelt werden müssen, die solche verschiedenen Virustypen auch erkennen.

Literatur

Mobilizing against AIDS, S. 33 (s. Anhang)
New Scientist, 26 Jan., S. 60–63 (1988) The trouble with testing

Wie früh läßt sich eine Infektion nachweisen?

Da die momentan üblichen Tests auf dem Nachweis von Antikörpern gegen HIV beruhen, müssen solche erst vorhanden sein, bevor der Test anspricht. Die Antikörperreaktion im Körper braucht normalerweise etwa 4 bis 12 Wochen. Sie kann auch länger dauern. Risikoverhalten, das nach etwa 6 Monaten zu einem negativen Testergebnis führt, hat mit ziemlich guter Sicherheit nicht zur Infektion geführt.

Die zeitliche Lücke zwischen Infektion und momentan möglicher Nachweisbarkeit führt dazu, daß auch Blutkonserven noch ein geringes Restrisiko aufweisen. Ebenso bietet die Untersuchung von Risikogruppen, wie z. B. Prostituierten und Ausstellung eines Gesundheitszeugnisses keine 100 %ige Garantie für Virusfreiheit. Es kann eine Frischinfektion vorliegen, die auch übertragen werden kann durch Sexualkontakte und die erst einige Wochen später nachweisbar ist.

Infektionen von Neugeborenen lassen sich mit dem Antikörpertest nicht nachweisen, ein positiver Test bei positiver Mutter kann bedeuten, daß die mütterlichen Antikörper im Test des Kindes reagieren. Erst wenn diese abgebaut sind und das Kind eigene Antikörper gegen Virus produziert, läßt sich sicher nachweisen, ob es selber das Virus trägt. Dies kann bis zu einem Jahr dauern.

Kann man aus einem Testergebnis auf den Verlauf der Infektion schließen?

(Abb. 35)

Der Verlauf des Antikörperprofils bei einem Infizierten vom Zeitpunkt der Infektion bis zum Vorstadium und dem Ausbruch von AIDS kann bisher nur grob dargestellt werden.

Die Antikörper gegen die verschiedenen Virusproteine, z. B. das Strukturprotein p24 oder das Transmembranprotein gp41 lassen sich im Western-Blot analysieren. Zuerst treten Antikörper gegen p24 auf, später gegen gp41, wobei die IgM-Produktion einer IgG-Produktion vorausgeht – wie bei jeder Immunantwort. Beide IgG-Titer bleiben über Jahre hoch.

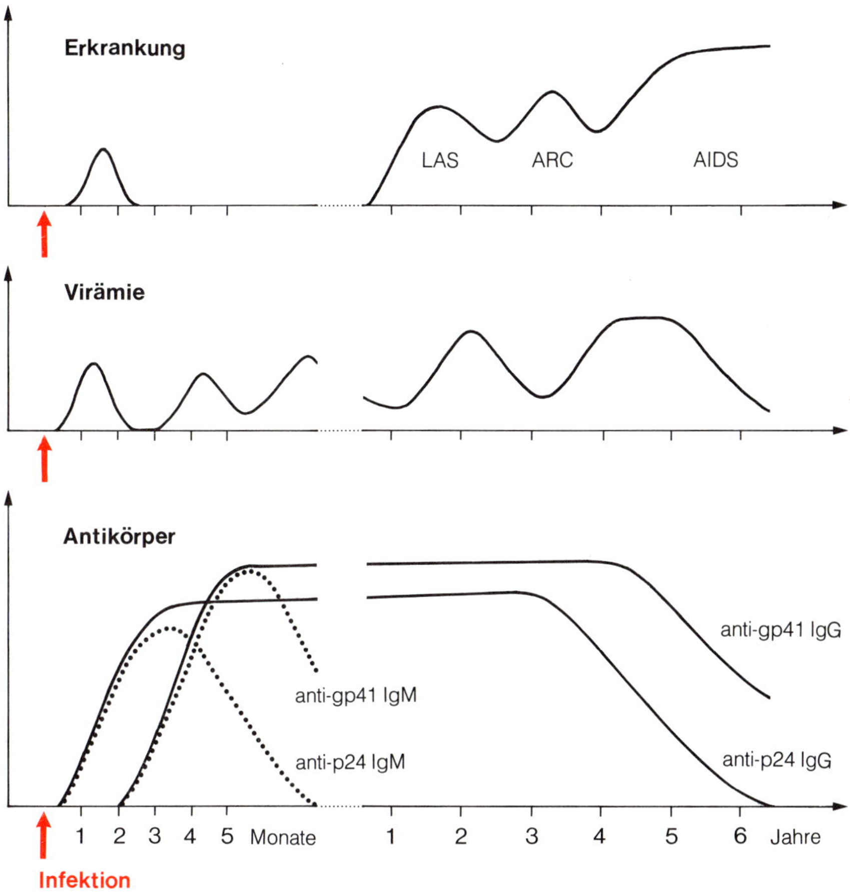

Abb. 35. Zeitlicher Verlauf der HIV-Infektion
Innerhalb weniger Wochen nach Infektion kommt es zu einem vorübergehenden Unwohlsein, das einer Mononukleose ähneln kann. Zu diesem Zeitpunkt vermehrt sich das Virus (Virämie). Der Antikörpertest reagiert negativ, da die Antikörperproduktion erst später einsetzt. Die Virämie verläuft in den nachfolgenden Monaten und Jahren in Schüben, die möglicherweise gegenläufig zu den Krankheitsstadien verlaufen. LAS, das Lymphadenopathiesyndrom, ARC, AIDS-related complex, und AIDS folgen einander, ohne daß jede der Vorstufen voll ausgeprägt sein muß. Die Antikörper bestehen zunächst aus IgM und später nur noch aus IgG. Der Antikörpertiter richtet sich anfangs mehr gegen das p24, später gegen das Glykoprotein gp41. Die Antikörpertiter bleiben über größere Zeiträume auf etwa konstantem Niveau. Das Absinken des anti-p24 Titers deutet auf den Ausbruch der AIDS-Erkrankung hin. Die Virusproduktion und damit erhöhte Infektiosität nimmt mit abnehmender Immunabwehr vermutlich zu. Erst bei Mangel an Lymphozyten läßt sie in der Spätphase der Erkrankung nach.

Abnahme von Antikörpern gegen p24 wird als schlechtes Zeichen gedeutet und wird als prognostischer Marker für zunehmende Immunschwäche gewertet. Letztlich nehmen auch die Antikörper gegen gp41 ab. Wie der Verlauf von Antikörpern gegen andere Virusproteine mit dem Krankheitsverlauf korreliert, z. B. Antikörper gegen die Reverse Transkriptase oder tat oder das sor, wird untersucht. Antikörper gegen sor sollen kurz vor Ausbruch der Krankheit vorübergehend ansteigen.

Der Verlauf der Antigenexpression und Virämie, d. h. Virusmenge im Patienten, ist ebenfalls in der Abbildung nur grob schematisch angegeben. Vermutlich ist ein Infizierter permanenter Virusausscheider, wobei möglicherweise eine Erhöhung der Virusproduktion der jeweils nächsten Erkrankungsphase vorangeht. Auch dies bedarf noch genauerer Analysen.

Gibt es Tests auf HIV-2 und andere Viren? (Abb. 36)

Bisher gibt es Tests auf ein kürzlich aufgetretenes neues Virus HIV-2 nur in Speziallabors. HIV-2 wird von den Tests gegen HIV-1 nicht erkannt, weil die beiden Viren genetisch zu unterschiedlich sind, Antikörper gegen HIV-1 erkennen HIV-2 Proteine nicht und umgekehrt. Die Übereinstimmung beträgt 40 bis 60 Prozent in den einzelnen Proteinen und diese genügt nicht zum Ansprechen der vorhandenen Tests. Dagegen werden die verschiedenen Virustypen, die durch sogenannte antigene Varianz entstehen, von den Tests erkannt, da man diejenigen Bereiche der Virusproteine für den Test verwendet, die sich wenig oder gar nicht verändern, die konstanten Regionen. Bis zu 14 Sero-Typen eines HIV-1 sind aus einem einzigen Patienten isoliert worden. Ob es sich dabei um Veränderungen des ersten Virus handelt oder um Neuinfektionen, läßt sich nicht beurteilen. Beide Alternativen sind möglich.

HIV-2 Tests führen bisher nur Forschungs- oder Testlabors durch, die entweder HIV-2 Virusproteine herstellen können oder Protein gegen HIV-2 zur Verfügung gestellt bekommen von den Firmen, die an HIV-2 Tests arbeiten. Das Prinzip des HIV-2 Tests ist dasselbe wie das des HIV-1 Tests. Virale HIV-2 Proteine oder gentechnologisch hergestellte HIV-2 Proteine dienen als Antigene. Wiederum bevorzugt man, die konstanten Regionen der Proteine zur Grundlage der Tests zu machen.

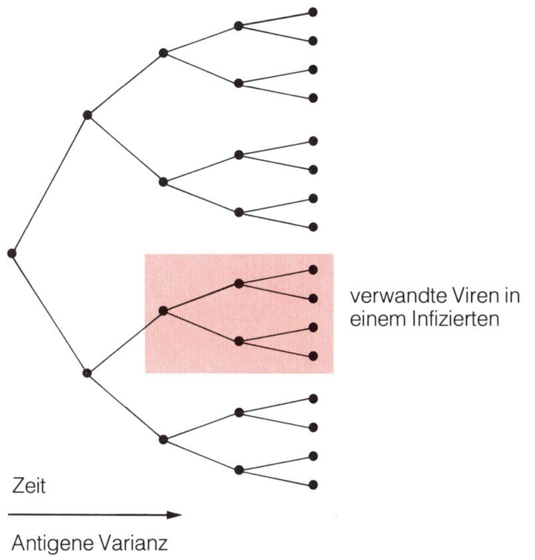

Abb. 36. Schematische Darstellung der Antigen-Varianz
Das virale Glykoprotein toleriert größere Antigen-Varianz als z. B. die Reverse Transkriptase. Während letztere durch Veränderungen inaktiv werden könnte und damit das Virus zugrunde gehen würde, ist die Antigen-Varianz im Glykoproteinbereich für das Virus von Vorteil. Es entgeht so der Immunabwehr des Organismus. Mit jeder Teilung (dargestellt durch Punkte) können serologisch veränderte Viren auftreten. Der Kasten deutet an, daß selbst innerhalb eines Infizierten mehrere Serotypen gleichzeitig vorhanden sein können. Diese können entweder im Infizierten selbst entstanden sein oder auf verschiedene Infektionsereignisse zurückgeführt werden. Im Antikörpertest versucht man, diese verschiedenen Serotypen gleichzeitig zu erfassen, indem man die konstant bleibenden Bereiche des Glykoproteins zur Grundlage des Tests macht. Konstant bleiben diejenigen Bereiche des Glykoproteins, die wichtige biologische Funktionen erfüllen (z. B. Penetration, Wechselwirkung mit T4-Rezeptor) oder die Transmembranregion. Die Impfstoffentwicklung wird durch diese Antigen-Varianz erheblich erschwert.

Wer soll sich testen lassen oder getestet werden?

Grundsätzlich muß bisher die zu untersuchende Person vor dem Test unterrichtet werden und einwilligen, wenn eine Blutentnahme nur für den HIV-Test erfolgen soll. Werden mit einer Blutprobe viele Tests, u. a. auch der HIV-Test, durchgeführt, wird die Einwilligung nicht immer eingeholt. Die Mitteilung des Testergebnisses und deren Konsequenzen muß durch geschultes Personal erfolgen. Die Laborqualität muß höchsten Anforderungen gerecht werden.

Das Testen von Nicht-Risikogruppen nur mit dem ELISA-Test ist problematisch wegen der hohen Zahl der falsch-positiven Ergebnisse, deshalb wird bisher nicht angestrebt, die gesamte Bevölkerung durchzutesten. Da solche Routine-Tests immer wieder diskutiert werden, hat die WHO folgendes Beispiel vorgerechnet: angenommen, eine Immigrationsbehörde hätte 1 Million Reisende zu testen, von denen 10.000 (1%) infiziert (also HIV-positiv) sei; dann wären 990.000 echt negativ. Bei 99% Sensitivität eines Tests würden 9900 echt Positive entdeckt, 100 Virusträger würden jedoch übersehen. Bei einer Spezifität des Tests, Negative als wirklich negativ zu identifizieren, von angenommen 99%, würden 980.100 aus 990.000 als echt negativ nachgewiesen. Jedoch blieben 9900 Personen übrig, die als positiv identifiziert würden, obwohl sie HIV negativ sind. Von 19.800 Leuten, die laut Test positiv sind, ist also die Hälfte in Wirklichkeit negativ – jeder zweite! In Wirklichkeit sind Spezifität und Sensitivität besser als 99%. Die WHO will jedoch demonstrieren, daß eine Immigrationsbehörde in jedem zweiten Fall jemandem die Einreise zu Unrecht verbieten würde. Abgesehen davon, daß nach diesem Beispiel 100 Infizierte übersehen würden. Ein Test vor Abschluß einer Krankenversicherung oder Lebensversicherung oder als Einstellungsvoraussetzung ist bisher nicht statthaft. Bei Lebensversicherungen oberhalb von 250.000 DM sollen Zwangstests eingeführt werden.

Notwendig ist ein Test bei Blut-, Samen-, Organspendern sowie bei Patienten, die zur Dialyse anstehen. In diesen Fällen sind Routinetests üblich. Weiterhin werden Prostituierten, die regelmäßig untersucht werden, HIV-Tests angeboten. Routinetests für Schwangere haben sich noch nicht durchgesetzt. Auf jeden Fall sollten sich Schwangere aus Risikogruppen testen lassen, z. B. wenn sie Drogenabhängige waren, da die Wahrscheinlichkeit einer HIV-Übertragung auf das Kind 50% beträgt.

Die Situation sexueller Isolierung in psychiatrischen Anstalten, Heimen für geistig Behinderte oder Gefängnissen führt zu homosexuellen Verhaltensweisen, die u. U. die Isolierung HIV-Infizierter notwendig macht und daher Tests erfordert.

Die derzeit vielversprechendste Möglichkeit, die Ausbreitung von AIDS zu stoppen, besteht nach Ansicht von Sozialmedizinern in der Motivierung von Risikogruppen, sich freiwillig einem öffentlich finanzierten Test zu unterziehen. Die Vertraulichkeit des resultierenden Ergebnisses muß dabei gewahrt werden. Meldepflicht könnte genau die Risikogruppen vom Test abhalten. Ärzte dürfen ohne berechtigten Verdacht zum Schutz des Personals vor invasiven Eingriffen nicht ohne Einwilligung des Patienten einen HIV-Test durchführen – eine Regel, die oft durchbrochen wird. Die Einwilligung zum Test zu geben, sollte man einem Patienten vor einem größeren Eingriff nahelegen, da er damit die Arbeit in der Klinik erleichtert. Klinikpersonal soll sich nach Ansicht des Gesundheitsministeriums grundsätzlich so verhalten, als sei jeder Patient möglicherweise infiziert. Das ist eine Belastung für das Klinikpersonal und schwer praktikabel. Eine Blutentnahme darf nicht unter falschem Vorwand erfolgen; wird jedoch ein HIV-Test im Rahmen anderer Untersuchungen durchgeführt, gilt dieser nicht als Körperverletzung.

Meldepflicht für HIV-Infektion gibt es bisher in Schweden, Österreich und Italien. In Deutschland, wo 40 Erkrankungen meldepflichtig sind (z. B. offene Tuberkulose, Typhusdauerausscheider, bestimmte Geschlechtskrankheiten), wird eine Meldepflicht bisher nur in Bayern diskutiert.

In USA werden bisher alle Wehrdienstbewerber, Blutspender, Angehörige des Auswärtigen Dienstes und ihre Familien obligatorisch auf HIV-Antikörper getestet. Das CDC schlägt vor, daß in Zukunft auch Heiratswillige und Klinikpatienten obligatorisch zu Bluttests herangezogen werden. Anfang Juli 1987 kündigte Präsident Reagan an, daß Immigranten, Strafgefangene und Heiratswillige routinemäßig getestet werden sollen. Die Entscheidung ist noch nicht gefallen. Im Herbst 1987 wurden einreisende Studenten, die in Moskau studieren wollten, zum HIV-Test gezwungen. Die britische Regierung flog zu diesem Zweck umgehend Einwegspritzen nach Rußland ein.

Fluggesellschaften begründen HIV-Tests bei Neueinstellungen von Flugpersonal mit Impfrisiko bei Gelbfieberimpfungen.

Literatur

AIFO 5, 528, 1987
AIFO 3, 117, 1987
Barnes, D. M.: AIDS, Statistics but few answers. Science **236,** 1423–1424 (1987)
New Scientist, 23 July, S. 89 (1987): Pressure grows for wider screening
New Scientist, 28 Jan., S. 61 (1988): The trouble with testing
Steinbach, M. Gegen AIDS-Test. DIE ZEIT **6,** 32 (1988)

VIII Bluttransfusionen

Wie gefährlich sind Bluttransfusionen?

(Tabelle 18)

Zur Beantwortung dieser Frage sollten die Zahlen an Blutspenden pro Jahr in USA und der Bundesrepublik betrachtet werden. In USA werden in den Blutbanken etwa 20 Millionen Spenden pro Jahr entgegengenommen, die seit 1985 alle auf HIV-Antikörper getestet werden. Ist der Test z. B. im ELISA positiv, wird er wiederholt. 17.000 Tests von den 20 Millionen waren auch beim zweiten Mal positiv. Mit diesen wurde ein weiterer unabhängiger Bestätigungstest durchgeführt. Danach blieben 4000 Positive im Western-Blot übrig. Nur diese Spender werden informiert, die anderen Spender, sog. „Falsch-Positive" hingegen nicht, obwohl deren Spenderblut vorsichtshalber verworfen wird. Es sind in USA bisher insgesamt etwa 3000 bis 4000 Erkrankungen registriert worden, die auf Bluttransfusionen zurückgeführt werden. Diese Transfusionen hatten vor 1985 stattgefunden, also vor dem Zeitpunkt, an dem alle Blutkonserven routinemäßig getestet wurden. Auch in Deutschland werden seit 1985 alle Konserven getestet. Von 3 Millionen Blutspenden in Deutschland pro Jahr sind 0.02 % entsprechend 600 Proben positiv befunden worden (ebenfalls nach mehrfachem Test) – dieselbe Größenordnung wie in USA. Seit der Einführung der Routinetests liegt die Sicherheit der Blutkonserven nach statistischen Berechnungen zwischen einer unentdeckten HIV-infizierten Konserve in 50.000 bis einer in 500.000. Das Risiko, eine infizierte Konserve zu erhalten, nimmt mit der Anzahl der Konserven zu. Bei durchschnittlich drei Konserven pro Patient können auf diese Weise noch immer bis zu 200 Empfänger von Konserven pro Jahr in Deutschland infiziert werden.

Die nicht identifizierten Virus-haltigen Konserven enthalten vermutlich zu wenig oder keine nachweisbaren Antikörper, weil die Blutspende abgegeben wurde, bevor diese auftraten. In einem Zeitraum von 8 bis 12

Wochen nach Infektion ist im Blut zwar Virus, aber noch kein Antikörper vorhanden. Es werden weitere Tests entwickelt, die das Virus erfassen und auf anderen Prinzipien als den Antikörpernachweisen beruhen. Diese Tests werden sicherlich bald verfügbar sein. Weiterhin erfaßt der Antikörper-Routine-Test im Augenblick nur das HIV-1, noch nicht das HIV-2. Dieses und andere weitere Virusisolate – vielleicht sogar bevor sie überhaupt entdeckt sind – in den Test einzubeziehen, ist keine grundsätzliche Schwierigkeit, sondern nur eine Frage der Zeit. Voraussichtlich wird man wohl auch Blutkonserven routinemäßig gegen HTLV-I testen müssen, da diese Infektion ebenfalls im Vormarsch ist. Dem CDC in Atlanta liegt diese Frage zur Entscheidung vor. Blut zu spenden, um herauszufinden, ob man selber infiziert ist, wurde vorübergehend als Möglichkeit wahrgenommen von denen, die fürchteten, daß anderswo die Anonymität nicht gewahrt blieb. Das ist heute überflüssig, da in Gesundheitsämtern und bei Ärzten garantiert wird, daß die Anonymität des Infizierten gewahrt bleibt. Dadurch wird sich die Zahl der infizierten Blutspenden verringern. Personen aus Risikogruppen wie Homosexuelle und i. v. Drogenabhängige dürfen kein Blut spenden.

Bluttransfusionen außerhalb von Europa und USA zu erhalten, beinhaltet ein wesentlich größeres Risiko. In einigen afrikanischen Ländern sollen mehr als 10 % der Blutkonserven infiziert sein. Dort werden laut einer Studie 10 % der AIDS-Fälle mit einer Bluttransfusion in den letzten drei Jahren vor der Erkrankung in Verbindung gebracht. Es gibt in Afrika oder in Brasilien keine Routinetests, weder Labors noch das Geld für die Durchführung der Tests. Dieses Risiko sollte Reisenden bewußt sein.

Tabelle 18

Blutspenden
3 Millionen Blutspenden pro Jahr in Deutschland
600 davon positiv im 1. Test (Konserven werden verworfen)
30 davon positiv auch im 2. Test (Spender wird informiert)
Restrisiko: 1 kontaminierte Konserve in 50.000 bis 100.000 wird nicht erkannt
Antikörpertest spricht erst 3–12 Monate nach HIV-Infektion an!
Eigenblutspenden möglich!

Literatur

AIFO **11**,86, (1987)
Confronting AIDS, S. 116, S. 309 (s. Anhang)

Sind eigene Blutkonserven sinnvoll?

Der Vorschlag, seine eigenen Blutkonserven anlegen zu lassen, kam von Präsident R. Reagan in USA persönlich! In einigen Kliniken ist es nach vorheriger Absprache möglich, Eigenblut für eine bevorstehende Operation zu spenden. In Berlin ließen im ersten Halbjahr 1987 42 Berliner ihre eigenen Konserven anlegen, z. B. vor großen Herz- oder Gefäßoperationen. Vier Konserven, eine pro Woche, wurden angelegt. Eigenspenden sollen sogar billiger sein als Fremdkonserven.

Als nicht zweckmäßig wird jedoch die Vorbeugung gegen Unfälle im Urlaub durch die Mitnahme von Eigenblut-Konserven vom Blutspendedienst des Klinikums Steglitz eingeschätzt: die Konserven müssen ständig bei 2° C bis 6° C gelagert werden und dürfen nicht geschüttelt werden. Das ist mit einer Kühltasche im Flugzeug nicht zu schaffen. Außerdem hält das Blut in Konserven höchstens fünf Wochen. Vielleicht empfiehlt es sich, wenn man Fernreisen nach Afrika (wo bis zu 10 % der Blutkonserven HIV kontaminiert sein können), Südamerika oder Fernost gemeinsam mit einem Partner unternimmt, vorher prüfen zu lassen, ob man sich gegenseitig im Notfall durch Blutspende helfen könnte. Neuerdings sind auch Schnelltests auf HIV-Antikörper verfügbar, die mit verdünntem Blut sofort eine Antwort geben können, ob eine Konserve kontaminiert ist. Dieser neue Test ist nicht größer als eine Streichholzschachtel. Damit ließen sich möglicherweise Konserven vor einer Transfusion vortesten – wenn man dazu noch imstande ist! Die Bundesregierung bemüht sich, in Botschaften besonders gefährlicher Regionen, Blutkonserven für das Botschaftspersonal zu deponieren.

IX Aufklärung

Was sagt man Schülern und Jugendlichen?

Dieser Personengruppe eine altersgerechte Aufklärung über mögliche Gefahren zu erteilen, ist eine der wichtigsten Vorsorgemaßnahmen, die bereits vielerorts angegangen worden ist. Fortbildungsveranstaltungen werden z. T. schon seit 1985 für Lehrer angeboten. Die AIDS-Beratungsstellen der Gesundheitsbehörden verfügen teilweise über Informationsmaterial für Schüler, z. B. „AIDS-Unterrichtsmaterial für 9. und 10. Klassen“ etc. Weitere AIDS-Informationsblätter sind in Vorbereitung. In Hamburg und Berlin sind etwa je 10 Lehrer von der Gesundheitsbehörde ausgebildet worden und unterrichten wechselweise in verschiedenen Schulen. Auch im Biologieunterricht wird das Thema AIDS z.T. schon seit 1985 abgehandelt.

1. Die wichtigste Information für Schüler ist, nicht mit Drogen zu experimentieren und sich nicht mit Nadeln zu spritzen. Neun Jugendliche eines Gymnasiums in Österreich, sieben davon allein in einer Klasse, haben sich im Juli 1987 mit der Spritze eines heroinsüchtigen Mitschülers infiziert. Es muß deshalb Jugendlichen klargemacht werden, daß eine einzige Spritze eine tödliche Gefahr bedeuten kann, daß das Experimentieren mit Drogen schon lebensgefährlich sein kann.

2. Jugendliche müssen gewarnt werden, sexuelle Erfahrungen bei Prostituierten oder mit Unbekannten zu sammeln, über deren Vorleben und Risikoverhalten ihnen nichts bekannt ist – ob sie z. B. drogenabhängig sind oder waren. Jeder fünfte 15jährige und dreiviertel der 18jährigen haben sexuelle Kontakte – meist durch Zufall, oft durch andere Partner induziert, die man nicht genau kannte. Besondere Anlässe – wie z. B. Rockfestivals – können die Gelegenheiten zu solchen Begegnungen bieten und ein hohes Risiko beinhalten.

3. Homosexuelle Begegnungen – seien sie noch so vereinzelt – stellen ein sehr hohes Risiko dar, zumal viele Homosexuelle bereits infiziert sind.

Außerhalb dieser drei genannten Gefahrenbereiche ist ein Ansteckungsrisiko gering. Jugendliche, die doch einmal in die unter 2. und 3. genannten Situationen geraten, sollten wissen, daß „Safer-Sex"-Praktiken die Gefahr verringern. Wenn man Jugendlichen eindringlich die drei größten Ansteckungsgefahren klar machen kann, brauchen sie nach dem bisherigen Wissensstand einer normalen Partnerwahl nicht verunsichert gegenüber zu stehen.

Wie sicher ist „Safer-Sex"?

„Safer-Sex" ist nicht „safe", d. h. er ist nicht absolut sicher, aber wesentlich sicherer als gar keine Vorsichtsmaßnahme. Sicher sind alle diejenigen Praktiken, bei denen es nicht zum Austausch von Körperflüssigkeiten kommt, besonders von Blut oder von Samenflüssigkeit. Unmittelbarer Schleimhautkontakt und vor allem Wunden, Verletzungen mit Blut oder Samenflüssigkeit sind gefährlich. Den besten bisher bekannten Schutz gegen eine Virusinfektion gewähren Kondome. Ihre Undurchlässigkeit für verschiedene Viren ist zwar im Labor erwiesen worden. Voraussetzung für ihre Wirksamkeit ist jedoch die richtige Anwendung, die unbedingt zu beachten ist. Fehler bei der Anwendung sind durch ungewollte Schwangerschaften trotz Kondombenutzung dokumentiert und werden mit 10–15 % aller Schwangerschaften angegeben. Die Schutzwirksamkeit von Kondomen läßt sich an der Abnahme anderer infektiöser Geschlechtskrankheiten ablesen (z. B. Gonorrhoe), obwohl genaue Zahlen nicht genannt werden können, da auch andere Parameter, wie Änderungen der sexuellen Gepflogenheiten, dabei eine Rolle spielen.

Da die Ansteckungsgefahr proportional mit der Anzahl der Partner zunimmt, ist ein fester Partner, dessen Vergangenheit man kennt und den man richtig einschätzen kann, am sichersten. Die Art und Anzahl früherer Partner erhöhen das Infektionsrisiko. Das Gesundheitsministerium empfiehlt, daß jeder, der auf einen Wechsel von Sexualpartnern nicht verzichten will, zum Schutz gegen AIDS auf jeden Fall Kondome benutzen soll – auch, und vor allem bei einem einzigen „Seitensprung". Das Bundesgesundheitsamt hat eine Tabelle erstellt, in der die Übertragungsrisiken bei bestimmten Sexualpraktiken aufgeführt sind. Weitere Einzelheiten sind aus dem Buch „Safe Sex" von A.T. Scotti ersichtlich.

Theoretisch läßt sich eine geringfügige Ansteckungsgefahr beim Küssen nicht ausschließen. Sie ist jedoch genauso wenig durch Beispiele belegt wie Ansteckung durch Zahnbürsten. Einigen Affenweibchen hat man Virus auf die Mundschleimhaut und in die Vagina getropft – nur im letzteren Fall wurde Virus übertragen. Vermutlich bauen Enzyme im Mund das Virus schnell ab. Kleine Wunden im Mund (z. B. Zahnfleischblutungen, etc.) sind nicht selten und könnten theoretisch bei Blutübertragung auf den Partner, der ebenfalls Mundschleimhautverletzungen hat, zu einer Virusinfektion führen. Die Virusmenge im Speichel selber wird jedoch für eine Ansteckung als zu gering angesehen. Enzyme im Speichel wirken außerdem auf das Virus zerstörend.

Alle anderen Berührungen gelten als ungefährlich.

Literatur

Baartman, B.: Ratgeber AIDS, S. 83 (s. Anhang)
Scotti A.T. and T. A. Moore: „Safe Sex" (s. Anhang)
Süssmuth, R.: Wege der Angst, S. 60–87 (s. Anhang)

X Klinische Manifestationen

Der Krankheitsverlauf (Abb. 37, Tabelle 19 bis 24)

Die Symptome, die nach einer HIV-Infektion eine Erkrankung anzeigen, sind sehr uncharakteristisch. Um überhaupt zu einer einheitlichen Definition der verschiedenen Krankheitsstadien zu gelangen, hat man folgende Einteilung vorgenommen (Tabelle 19, 20).

1. Akute HIV-Erkrankung
2. Lymphadenopathie-Syndrom (LAS) oder persistierende generalisierte Lymphadenopathie (PGL)
3. AIDS-related complex (ARC)
4. Vollbild AIDS

Diese Stadien sollen im folgenden näher erklärt werden.

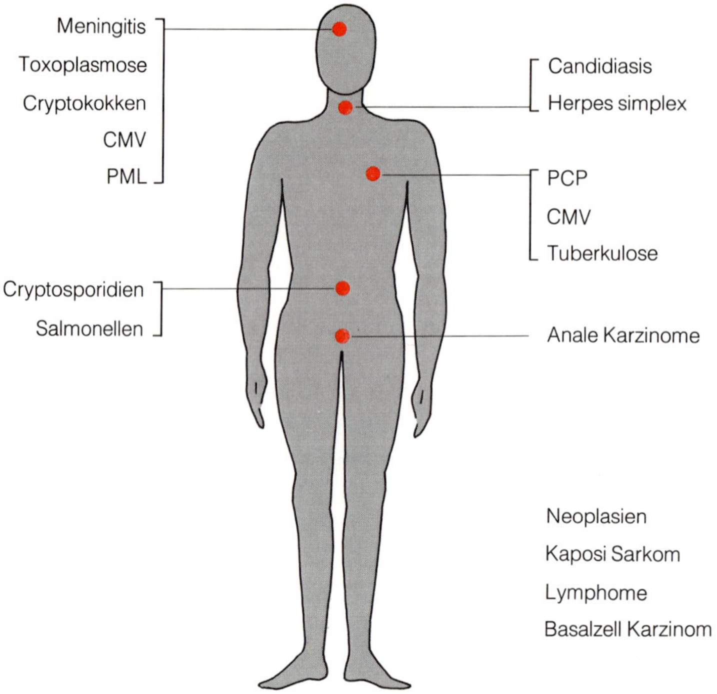

Abb. 37. Klinische Manifestationen eines AIDS-Patienten
Ein AIDS-Patient kann neurologische Erkrankungen (Meningitis) durch Toxoplasmose oder Cryptokokken aufweisen. Weiterhin gibt es Zytomegalovirus (CMV)-Effekte und die Progressive Multiple Leukoencephalopathie (PML) im Gehirn von AIDS-Patienten, die durch Papovaviren hervorgerufen wird. Im Mund und Ösophagus-Bereich treten Candidiasis, Herpes-Simplex-Infektion auf und im Lungenbereich die Pneumocystis-carinii-Pneumonie (PCP), ebenfalls CMV und Tuberkulose. Im Magen-Darm-Trakt sind häufig Cryptosporidien- und Salmonellen-Infektionen zu finden. Außerdem treten anale Karzinome und Neoplasien auf als indirekte Folgen der HIV-Infektion wie Kaposi-Sarkome (KS), Lymphome und Basal-Zell-Karzinome.

Tabelle 19

CDC Klassifikation der HIV-Erkrankung

Gruppe 1: Akute Infektion

Gruppe 2: Asymptomatische Infektion

Gruppe 3: Lymphadenopathie-Syndrom (LAS)
persistierende generalisierte Lymphadenopathie (PGL)

Gruppe 4: andere Erkrankungen:

A: unspezifisch (Fieber länger als einen Monat, Gewichtsverlust mehr als 10 %, Diarrhoe länger als einen Monat)

B: neurologische Erkrankungen (Demenz, Myelopathie, und/oder periphere Neuropathie)

C: sekundäre Infektionserkrankungen (1. opportunistische Infektionen, 2. orale Leukoplakie, Herpes zoster mit Mehrfachbefall der Haut, rezidivierende Salmonelleninfektionen, Nocardiosis, Tuberkulose, orale Candidiasis)

D: sekundäre Krebsformen

E: andere (Lymphome, interstitielle Pneumonie, Folgeerkrankungen durch Immunschwäche)

Tabelle 20

Stadieneinteilung nach Walter Reed

WR Stadium	HIV-Test	Chronische Lymphadenopathie	T-Helferzellen pro mm^3	Verzögerte Hypersensitivität	Rötung	Opportunistische Infektionen
WRO	–	–	>400	normal	–	–
WRI	+	–	>400	normal	–	–
WR2	+	+	>400	normal	–	–
WR3	+	±	<400	normal	–	–
WR4	+	±	<400	partiell	–	–
WR5	+	±	<400		vollständige Haut-Anergie und/oder Rötung	–
WR6	+	±	<400	partiell bis vollständig	±	+

Akute HIV-Erkrankung (Tabelle 21)

Die akute HIV-Erkrankung wird bei nur etwa 20 % der Infizierten beobachtet. Der Verlauf gleicht zahlreichen anderen Viruserkrankungen mit uncharakteristischen Symptomen. Etwa zwei bis vier Wochen nach einer HIV-Infektion kann ein Unwohlsein auftreten, das oft erst rückblickend damit in Zusammenhang gebracht wird, da die HIV-Infektion im Antikörpertest so früh noch nicht nachweisbar ist (bisher frühestens nach vier bis sechs Wochen möglich). Einen Zusammenhang dieses Unwohlseins mit einer HIV-Infektion kann zu diesem Zeitpunkt bestenfalls der Patient selber durch Hinweis auf ein Risikoverhalten herstellen. Die akute Virusinfektion dauert in der Regel sieben bis vierzehn Tage und klingt ohne Therapie ab. Die Symptome ähneln einer Mononukleose oder einer allgemeinen immunologischen Abwehrreaktion des Körpers. Bei einigen HIV-Infizierten treten neurologische Krankheitsanzeichen auf, wie Verhaltensänderungen oder epileptische Anfälle, die sich zunächst vollständig zurückbilden.

Tabelle 21

Symptome der akuten HIV-Erkrankung
– Fieber – Unwohlsein – Appetitlosigkeit – Müdigkeit – Muskel-, Gelenkschmerzen – Kopfschmerzen – Arthralgien – Halsschmerzen – Hautausschlag – Vorübergehend Lymphknotenschwellungen – Durchfall – Verhaltensänderungen – Krampfanfälle

LAS (PGL)

Nach Abklingen der Symptomatik einer akuten HIV-Infektion kann sich über Monate bis Jahre ein symptomfreier Zustand anschließen. Aus diesem klinisch stummen Stadium, der Latenzphase des Virus, kann sich ein sehr heterogenes Krankheitsbild entwickeln, das ebenfalls durch den Abwehrkampf des Organismus gegen die Viren bestimmt wird, das LAS. Man hat sich darauf geeinigt, dann von LAS oder PGL zu sprechen, wenn Lymphknotenschwellungen von mindestens 1 cm Größe an mehr als zwei Stellen außerhalb der Leistenbeugen auftreten, die länger als drei Monate andauern und für die es sonst keine erklärliche Ursache gibt – und der HIV-Test positiv ist. Darüberhinaus muß es keine richtigen Krankheitserscheinungen geben, das Blutbild und andere Laborbefunde weichen oft nicht von den Normalwerten ab. Das Unwohlsein kann den Symptomen der akuten HIV-Erkrankungen ähneln. LAS kann jahrelang bestehen bleiben, ohne daß weitere Symptome auftreten oder eine Weiterentwicklung in ARC und/oder AIDS stattfinden muß. Die LAS-Phase tritt nicht notwendigerweise auf, sondern kann unaufällig verlaufen.

ARC (Tabelle 22)

Auch diese Phase ist nicht durch spezifische Symptome gekennzeichnet und kann erst Jahre nach der eigentlichen HIV-Infektion ohne die beiden oben genannten Phasen auftreten. ARC wird sowohl durch subjektive Symptome, wie objektive Laborbefunde definiert. Mindestens zwei der subjektiven Befunde, die in Tabelle 22 aufgeführt sind und zusätzlich zwei der genannten Laborbefunde charakterisieren den ARC. Kennzeichnend für dieses Krankheitsstadium ist eine chronische, an mehreren Stellen des Körpers auftretende (generalisierte) Lymphknotenschwellung. Andere Anzeichen eines chronischen infektiösen Prozesses sind länger anhaltendes (persistierendes) Fieber, Gewichtsverlust, Müdigkeit. Die immunologischen Befunde sind Ausdruck einer eingeschränkten Funktion der T4-Lymphozyten, die in vitro durch Tests auf Lymphozytenstimulation mit Mitogenen nachgewiesen werden oder durch Hauttests am Patienten. Im Serum ist der Immunglobulinspiegel erhöht, und die Neubildung von B-Lymphozyten (Proliferation) verursacht eine Schwellung (Hyperplasie) der Lymphknoten. Erhöhte Anfälligkeit für Infektionen, Auftreten von Pilzerkrankungen oder Hautausschlag deuten eine Schwächung des Immunsystems an. Die ARC-Symptomatik kann wieder über Jahre stationär bleiben, bevor sich bei einem Teil der Patienten das Vollbild der AIDS-Erkrankung entwickelt.

Tabelle 22

Symptome der ARC

- Fieberschübe oder anhaltendes Fieber (über 38 °C über drei Monate)
- Gewichtsverlust (über 10 % des Körpergewichts)
- Nachtschweiß, Leistungsabfall, Hautausschlag
- Durchfall
- Persistierende Lymphknotenschwellungen

Laborbefunde des ARC
(zwei oder mehr zur Definition notwendig)

- Verringerung der weißen Blutkörperchen (Lymphopenie)
- Verminderung der T4-Helfer Lymphozyten (unter 400 pro Mikroliter peripheren Bluts), Umkehrung des Lymphozyten-Verhältnis T4-Helfer: T8-Suppressor-Zellen um 1 oder unter 1
- Verminderung der Lymphozytenreaktion nach Stimulation mit Mitogenen oder Antigenen in vitro
- Ausbleiben der Reaktion auf Antigene im Hauttest (Anergie)
- Erhöhte Konzentration zirkulierender Immunkomplexe

Vollbild AIDS

Die Entwicklung von AIDS über das ARC-Vorstadium ist nicht zwingend. AIDS kann auch die erste und einzige klinische Manifestation einer Infektion mit HIV sein. Die Definition von AIDS stützt sich auf einen Vorschlag des CDC in USA, die von der Weltgesundheitsorganisation und allen Mitgliedsländern übernommen wurde:

Def.: AIDS liegt bei nachgewiesener HIV-Infektion bei Patienten vor, bei denen mindestens eine opportunistische Krankheit auftritt, die auf Defekte der zellulären Immunabwehr hinweist und bei der für diese Immundefekte keine bereits bekannten Ursachen verantwortlich sind. Die Krankheitszeichen ähneln denen von ARC. Charakteristisch ist der weitere Abfall der T4-Helferzellzahl (unter 200 pro mm^3 Blut) (Tabelle 23). Die neue Definition von AIDS auf Grund von Labortests oder anderen Diagnosen ist in Tabelle 25 aufgeführt.

Tabelle 23

Verhältnis T4/T8-Lymphozyten

Stadium	T4	T8	T4/T8
Gesund	>600	<400	>1.5
ARC	200–600	400–600	0.5–1.5
AIDS	<200	300–500	<0.5

Literatur

Confronting AIDS S. 320ff (s. Anhang)

Opportunistische Infektionen (Tabelle 24)

Die opportunistischen Erkrankungen mit Parasiten, Pilzen, Bakterien und Viren sind in Tabelle 24 aufgeführt. Opportunistische Infektionen erfolgen durch Erreger, die die gestörte Immunabwehr opportunistisch ausnutzen. Menschen mit intakter Immunabwehr bekamen diese Krankheiten selten, weil die Erreger normalerweise mühelos vernichtet oder in Schach gehalten werden. AIDS-Patienten sterben nicht an der Immunschwäche, sondern an Erkrankungen, die diese ermöglicht. So sind opportunistische Infektionen bei über 60% der AIDS-Kranken die Todesursache.

Zu den opportunistischen Infekten gehört vor allem die **Pneumocystis carinii-Pneumonie** (PCP), eine Art Lungenentzündung, die bei vielen AIDS-Patienten diagnostiziert wird. Die PCP wurde sonst fast ausschließlich bei Krebspatienten mit immunsuppressiver Therapie beobachtet. Diese sprechen besser auf eine Behandlung der PCP an. AIDS-Patienten brauchen länger, um diesen Infekt zu überwinden. Außerdem tritt er oft wiederholt auf. Es können auch umgekehrte Reaktionen oder Unverträglichkeit gegen die Therapie auftreten.

Die Mehrzahl der Patienten hat **Zytomegalo-Virus-**(CMV)-Infektionen. Dieses Virus gehört der Gruppe der Herpesviren an. Es kündigt sich bei AIDS-Patienten häufig durch Entzündungen der Augennetzhaut an und verursacht Lungen- und Leberentzündungen. Auch der Magen-Darm-Trakt, Herzmuskel und Gehirn können befallen werden. CMV verursacht sonst bei gesunden Erwachsenen selten klinische Symptome. Neugeborene Kinder können während der Geburt infiziert werden oder Krebspatienten nach immunsuppressiver Behandlung. Es gibt neuerdings Therapiemöglichkeiten der CMV-Infektion, jedoch sprechen AIDS-Patienten schlechter darauf an. Das Herpes-zoster-Virus, Ursache der Gürtelrose, führt zu Hautveränderungen.

Tabelle 24

Opportunistische Infektionen und Sekundärerkrankungen

A: **Parasiten** (Protozoen und Helminthen)

1. Cryptosporidien-Enterokolitis (Darmparasit), (Durchfall länger als einen Monat andauernd), Ernährungsmangel
2. Pneumocystis-carinii-Pneumonie (Lungenentzündung)
3. Strongyloidosis (Pneumonie, Infektion des Zentralnervensystems, Gastrointestinaltrakt)
4. Toxoplasmose (Infektion innerer Organe, Gehirn)

B: **Pilzinfektionen**

1. Candida albicans, Candida Mykose (Pilzbefall im Mund, Magen-Darm-Trakt und in anderen Organen)
2. Kryptokokken (Zentralnervensystem, Lunge, Lymphknotenbefall)

C: **Bakterielle** Infektionen

1. Mycobakterium-avium-Komplex, Mycobakterium tuberculosis (Lunge und Lymphknoten)
2. Salmonellen
3. Staphylokokken
4. Streptokokken

D: **Virus**-Infektionen

1. Zytomegalovirus (Infektion der Lunge, Netzhaut, Durchfall)
2. Herpes-simplex-Virus (chronische Schleimhautinfektionen mit Läsionen, die länger als einen Monat persistieren, Infektionen von Mund, Hals, Rektum, Lunge und Gastrointestinaltrakt, verstreute Infektionen u. a. im Gehirn) Herpes zoster (Gürtelrose, Haut)
3. Papovavirus (vermutlich verantwortlich für progressive multifokale Leukoencephalopathie)
4. Epstein-Barr-Virus

E: **Krebs**

1. Kaposi-Sarkom
2. Lymphom (auf das Gehirn beschränkt)

Candida albicans, ein hefeähnlicher Pilz, führt zu weißem Mund- und Rachenbelag (Leukoplakie) und meldet ein geschwächtes Immunsystem. Ein solcher Infekt tritt bei vielen Patienten mit ARC oder AIDS zu Beginn der Krankheit auf. Es gibt zwar eine Therapie dagegen, aber meist wiederholt sich die Infektion bei AIDS-Patienten.

Toxoplasmose gondii ist eine der häufigsten Ursachen für Hirnentzündungen (Encephalitis) bei AIDS-Patienten. Viele Patienten erholen sich nach Beginn der Therapie, aber Rückfälle sind häufig, und oft ist eine Dauertherapie nötig.

Mycobakterium avium intracellulare wird bei etwa 1/3 der AIDS-Patienten beobachtet. Dieses Bakterium ist verwandt mit dem Auslöser der Tuberkulose. Es führt jedoch zu Infektionen im Gehirn und anderen Bereichen auch außerhalb der Lunge, wie Darmschleimhaut, Kehlkopf, Niere, Leber, Knochen. Vor dem Auftreten von AIDS war es sehr selten beobachtet worden. Es läßt sich schwer behandeln, die meisten Stämme sind gegen Antibiotika resistent.

Obwohl **Tuberkulose** nicht als opportunistische Infektion betrachtet wird, deutet sich eine erneute Zunahme dieser erfolgreich bekämpften Krankheit an, die auch die allgemeine Bevölkerung gefährdet, da sie ansteckender ist als die anderen Infekte, die auf dem Boden des geschwächten Immunsystems gedeihen. Diese Tuberkulose bei AIDS-Patienten läßt sich jedoch gut behandeln.

Cryptosporidien sind Protozoen, d. h. Parasiten, die zu schweren anhaltenden Durchfällen führen. Wissenschaftler waren an diesen Organismen schon länger interessiert, da sie bisher bei Kälbern und anderen Haustieren auftraten. Zum ersten Mal wurde ein solcher Infekt beim Menschen 1976 beobachtet. Bei intaktem Immunsystem dauert der Infekt ein bis zwei Wochen. Bei AIDS-Patienten wird der Durchfall oft chronisch und führt zu schweren Ernährungsstörungen. Behandlungsmöglichkeiten befinden sich noch im Experimentierstadium.

Infektion eines AIDS-Patienten mit dem **Cryptococcus** führt in 100 % der Fälle zum Tode. Wird diese Infektion diagnostiziert, bevor das Gehirn befallen ist, z. B. in der Lunge oder im Urin, so ließe sich noch eine wirksame Therapie vornehmen. Im Frühstadium, z. B. bei Beschränkung auf die Lunge, verläuft die Infektion jedoch noch stumm. Die Übertragung dieses Pilzes erfolgt durch infizierten Vogelkot.

Das **Epstein-Barr-Virus** (EBV), das nach seinen Entdeckern benannt wurde, ist weit verbreitet. 80 % der europäischen Bevölkerung hat – meist unbemerkt – Kontakt damit. Es gehört zur Gruppe der Herpesviren und wird in Afrika mit der Entstehung des dort auftretenden Burkitt's Lymphom, einer bösartigen Erkrankung der B-Lymphozyten, in Zusammenhang gebracht, wobei Malaria vermutlich eine verstärkende Rolle spielt. In China führt es mit anderen Kofaktoren zusammen zu Nasen-Rachen-Karzinomen (Nasopharyngeal carcinoma). EBV befällt T-Lymphozyten und kann ebenso wie Hepatitis B-Viren das Immunsystem schwächen. Bei Jugendlichen führt es zum Pfeifferschen Drüsenfieber (Mononukleose), einer fiebrigen Erkrankung mit Lymphknotenschwellungen. EBV kann latent im Organismus erhalten bleiben und durch HIV aktiviert werden. Während sich HIV in T-Lymphozyten vermehrt und diese vernichtet, führt EBV-Vermehrung in den B-Zellen zu Krebs. Die massive Aktivierung der B-Lymphozyten kann indirekt durch HIV oder durch die bei AIDS-Patienten häufige EBV-Infektion hervorgerufen werden.

Vor dem Auftreten von AIDS war das **Kaposi-Sarkom** (KS) in USA und Europa selten. Es trat vorwiegend im Mittelmeerraum bei Männern über 55 Jahren auf. Die ersten Anzeichen des KS sind blau-violette oder bräunliche Hautveränderungen, die zuerst wie ein Bluterguß aussehen, jedoch nicht wie dieser nach einer Woche verschwinden. KS ist eine Tumorerkrankung der Blutgefäßwände. Mehr als 93 Prozent der AIDS-Patienten mit KS sind homosexuelle oder bisexuelle Männer. Tritt das KS als erstes Anzeichen für AIDS auf, beträgt die Überlebenschance wenige Jahre (zwei bis zweieinhalb). Das Immunsystem dieser Patienten ist weniger geschädigt als bei den Patienten, deren AIDS-Diagnose aufgrund von opportunistischen Infektionen gestellt wird. Das KS ist für nicht-AIDS-Patienten keine lebensbedrohende Erkrankung. Bei ihnen treten Läsionen vorwiegend an den Beinen auf, die sehr langsam wachsen und nicht invasiv in andere Gewebe eindringen. Anders ist der Verlauf des KS bei AIDS-Patienten, bei denen mehr als 75 % Befall der Lymphknoten, der Lunge oder des Verdauungstraktes aufweisen. In San Francisco wurde entdeckt, daß KS auch das Gehirn betreffen kann.

Viele verschiedene Therapieversuche sind gegen das AIDS-bedingte KS unternommen worden. 30–40 Prozent der Patienten sprechen auf Interferon an. Strahlentherapie hilft manchmal vorübergehend, eine Chemotherapie gestattet manchmal genügend Besserung im vorgeschrittenen Stadium, um den Patienten nach Hause zu entlassen. KS ist selten die Todesursache, aber schwächt den Patienten und macht ihn für opportunistische Infekte empfänglicher.

Drei Aspekte des KS bei AIDS haben den Wissenschaftlern Rätsel aufgegeben: seine Tendenz, wie eine opportunistische Infektion aufzutreten, das vorwiegende Auftreten bei homosexuellen Männern und der allmähliche Rückgang bei AIDS-Patienten. Die Rätsel lassen sich eventuell durch einen Zusammenhang von KS und CMV beantworten. CMV kann in Hamsterzellen unter Laborbedingungen Tumorzellwachstum induzieren, außerdem kann es im Labor HIV-infizierte Zellen zur Virusproduktion triggern, d. h. den Latenzzustand des Virus beenden. Eine Virusinfektion potenziert also die Chance für eine Tumorentstehung. Eine weitere Möglichkeit wird darin gesehen, daß KS nur bei bestimmter genetischer Veranlagung auftritt. Überraschend ist der Rückgang an KS bei AIDS-Patienten, hatten vor 1984 21 % KS, so sank die Zahl auf 13 Prozent (Dezember 1985).

Zwischen 1980 und 1983 wurde im amerikanischen Krebsregister in Kalifornien eine dreifache Zunahme an hochgradig **malignen Lymphomen** beobachtet. Die Betroffenen waren meist Homosexuelle. Viele hatten generalisierte Lymphadenopathie, als der Tumor diagnostiziert wurde, einige hatten AIDS. Man nimmt heute an, daß diese Non-Hodgkin-Lymphome in Patienten der AIDS-Risikogruppen Anzeichen für eine HIV-Infektion sind. Die Lymphome ähneln angeborenen Immundefekten von Kindern, sie treten oft außerhalb der Lymphknoten auf und lassen sich schwer therapieren.

In einer Studie von 90 homosexuellen Lymphompatienten in USA zeigten 42 Prozent Tumore im Zentralnervensystem, 23 davon direkt im Gehirn, und 33 Prozent hatten Knochenmarksveränderungen. Sonst treten bei Patienten mit solchen Lymphomen nur in zwei Prozent der Fälle Lymphome des Gehirns auf. Lymphompatienten mit AIDS oder ARC reagieren schlecht auf Therapiemaßnahmen. Mehr als die Hälfte der Lymphompatienten entwickeln KS oder schwere opportunistische Infektionen. Non-Hodgkin-Lymphome werden in die AIDS-Klassifikation nur dann einbezogen, wenn sie sich auf das Gehirn beschränken und der HIV-Test positiv ist. Andere Fälle werden ausgeschlossen, weil Lymphome sowohl die Ursache als die Folge einer Immunschwäche sein können.

Literatur

Confronting AIDS, Appendix A (s. Anhang)

HIV-Infektionen des Gehirns

Neurologische Komplikationen spielen eine wesentliche Rolle als Todesursache von AIDS-Patienten. Mehr als 90 % der Patienten, die an den Folgen einer HIV-Infektion sterben, haben pathologische Abnormalitäten des Nervensystems, die sich post mortem feststellen lassen. Die Hälfte bis dreiviertel der lebenden AIDS-Patienten haben mittlere bis schwere neurologische Probleme. In etwa 10 % der Patienten sind neurologische Beschwerden die zuerst beobachteten Symptome der AIDS-Erkrankung. Etwa 40 % zeigen neurologische Symptome, nachdem Anzeichen des ARC aufgetreten sind, und die übrigen 50 % entwickeln neurologische Symptome, nachdem AIDS diagnostiziert wurde. Die HIV-bedingten Symptome beginnen mit Konzentrationsstörungen, Denkverlangsamung, Verwirrtheit, kleineren Gedächtnisstörungen, Schlaf- und Wahrnehmungsstörungen. Einige Patienten entwickeln Taubheitsgefühle in den Gliedern, die bis zu Lähmungen voranschreiten können. Charakterveränderungen und zunehmend schwerer geistiger Verfall können sich schließlich bis zur Demenz entwickeln.

Bei Kindern führen Degenerationen des Gehirns durch HIV-Infektion zu Entwicklungsstörungen, zu Krampfanfällen oder dem Ausbleiben der altersgemäßen Entwicklung.

Gesunde Seropositive machen manchmal eine akute Encephalitis oder aseptische Hirnentzündung (Meningitis) durch, die zum Zeitpunkt der Serokonversion oder kurz danach auftritt und einer Mononukleose ähnelt. Diese Erkrankung ist klinisch wenig auffällig (Fieber, Kopfschmerzen) und wird deshalb statistisch schlecht erfaßt. Sie könnte die erste Invasion von HIV in das Nervensystem anzeigen. Dieser ersten Phase folgt die lange Latenzphase, die ohne Symptome verläuft (asymptomatische Infektion). Erst bei Beginn der Immundefizienz, wenn vermutlich die Virusreplikation im Patienten ansteigt, nimmt sie auch im Gehirn zu und geht mit zunehmender Demenz einher. Auch im Gehirn endet diese Phase mit opportunistischen Infektionen, vor allem Toxoplasmose und Cryptokokken. Letzteres herrscht in Afrika vor. Auch Herpes Virus-Infektionen des Nervensystems mit Herpes simplex und vor allem Zytomegalo-Virus (CMV) sind bei über 60 % der Patienten nachgewiesen worden. Papova Virus-Infektionen bei AIDS-Patienten sind häufiger, als sie je zuvor beobachtet wurden. Papova-Viren sind DNA-haltige Viren, welche die Myelinschichten zerstören, die normalerweise als schützende Fettschicht die langen Fortsätze von Nervenzellen umgeben. Auch

Tumore des Zentralnervensystems treten bei AIDS-Patienten auf, sie sind meist primäre Lymphome, seltener Metastasen des Kaposi-Sarkoms.

Untersucht man die Hirnveränderungen von Patienten, so lassen sich in Bilddarstellungen (Computertomographie) mit zunehmender Erkrankung Schrumpfungen der Hirnmasse (Atrophie) und Erweiterung der Hirnventrikel nachweisen. Die Ventrikel sind Zwischenräume innerhalb des Gehirns, die mit Liquor (Hirnflüssigkeit), auch Zerebrospinalflüssigkeit genannt, gefüllt sind. Sie dehnen sich durch Abnahme der Hirnmasse aus. Eine andere Abnormalität bei AIDS-Patienten betrifft das Rückenmark, Myelopathie genannt, bei der die Myelinschutzschicht der Nerven zugrunde geht. Diese führt zur Schwächung der Beine und zu Bewegungsstörungen.

Obwohl der Verlust an Hirnsubstanz sehr auffällig ist, weiß man nicht, wie er zustande kommt. Den einzelnen Zellen sieht man keine dramatischen Veränderungen an. Am auffälligsten sind bei mehr als 95 % der AIDS-Patienten sog. Riesenzellen, zusammengeschmolzene Zellklumpen, die viele Zellkerne enthalten und sich von Makrophagen herleiten. Sie entstehen wie die Syncytien durch Virus-induzierte Zellfusion. In diesen findet sich zwar das meiste Virus – überraschenderweise jedoch nicht in jeder Riesenzelle, sondern nur in 5 bis 15 Prozent der Riesenzellen. Vielleicht sind die Nachweismethoden heute zu unempfindlich, um Virus in allen Riesenzellen zu entdecken. Die Riesenzellen befinden sich meistens in der weißen Hirnmasse und dem Vorderhirn. Sie dienen zur Diagnose einer HIV-Infektion des Gehirns. Beim Visna-Virus, das neurologische Erkrankungen bei Schafen hervorruft und als naher Verwandter von HIV gilt, sind die Hirnschäden keine direkte Folge des Virus und entstehen durch Entzündungsprozesse. Im Gegensatz zu HIV findet man Visna-Viren so gut wie gar nicht im Gehirn. Komplikationen am Nervensystem können bei HIV-Infektion auf zwei Weisen entstehen: entweder durch direkte Wirkung des Virus auf Hirnzellen oder indirekt als Folge der Immunschwäche, die im Zentralnervensystem zu opportunistischen Infektionen oder Tumoren führt.

HIV wurde in der grauen und weißen Hirnsubstanz nachgewiesen und auch aus dem Liquor isoliert. Unmittelbare Zielzellen von HIV im Gehirn sind Monozyten und Makrophagen, wobei das Virus in diesen Zellen versteckt, wie mit dem Bild des Trojanischen Pferds beschrieben, die Blut-Hirn-Schranke überwindet. Es kann im Hirn weitere Makrophagen infizieren. In einer Studie wurde das Virus vorwiegend in der inneren Zellschicht der Blutgefäße des Gehirns (vaskulare Endothelzellen) nachgewiesen. Möglicherweise dringt es von hier aus in die weiße Hirnsubstanz vor. Nach einer anderen Analyse werden Neuronen und Gliazellen befallen, die sich außerhalb der Blutgefäße befinden. Die Gliazellen sind das Stützgewebe, das die Blutgefäße von den Nervenzellen trennt. Aus diesen Zellen, genauer den Astrozyten und Oligodendrozyten, besonderen Formen der Gliazellen, wurde das HIV isoliert. Insgesamt findet man im Gehirn gar keine oder nur geringe Virusproduktion, auch beobachtet man keine Lyse der Astrozyten oder Oligodendrozyten. Das Virus wirkt also in diesen Zellen nicht, indem es sie zerstört. In diesen Zellen wie in den durch HIV-induzierten Riesenzellen und bei der Zerstörung der Myelinschichten vermutet man eine indirekte Wirkungsweise des HIV. Diese könnte darin bestehen, daß infizierte Zellen toxische Substanzen produzieren wie Zytokine, Tumor Nekrosis Faktor (TNF) oder Enzyme. Es werden Botenstoffe wie Neuroleukine diskutiert, die normale Hirnfunktionen regulieren und durch gp120 des HIV gestört werden. Gp120 und Neuroleukine sind in einem Bereich sehr ähnlich, 30 % Homologie über 47 Aminosäuren hinweg. Darauf könnte die hemmende Wirkung des gp120 auf das Neuronenwachstum beruhen – das dann zur Demenz führt. Auch freies gp120 selber steht im Verdacht, toxisch zu wirken, Neuronen zu töten und Monozyten zu verklumpen.

In den Myelinschichten des Rückenmarks, die im HIV-Infizierten verändert sind, ließ sich bisher kein HIV nachweisen. Es scheint sich in dieser Schicht nicht zu vermehren und wirkt wohl auch hier nur indirekt.

Warum bei einigen Infizierten das HIV zuerst das Hirn befällt und bei anderen die T4-Lymphozyten außerhalb des Gehirns und dort Immunschwäche hervorruft, ist unbekannt. Interessant ist eine Beobachtung, die vermuten läßt, daß es Varianten des HIV geben muß, die besonders neurotrop sind. Die Viren im Gehirn lassen sich von denen aus Lymphozyten unterscheiden. Isolierte man erstere, so ließen sich damit unter Kulturbedingungen wieder nur Nervenzellen, keine Lymphozyten infizieren. Auch die Umkehrung gilt, Viren aus Lymphozyten infizieren keine Nervenzellen. Möglicherweise läßt sich dieser Befund auf die Besonderheiten der Retrovirus LTR's zurückführen, für die man in anderen Experimenten zeigen konnte, daß sie für die Wirtszell-Spezifität eines Virus zuständig sind. Besonders die sog. Enhancer-Regionen im LTR sind Zell- und Gewebs-spezifisch, reagieren also nicht in allen Zellen aktivierend. Vielleicht gibt es im HIV-LTR neurotrope Enhancer. Da HIV über T4-Rezeptoren in Lymphozyten eindringt, wurde auch in Hirnzellen nach T4-Rezeptoren gesucht. Sie wurden zwar gefunden, aber nicht in dem Zelltyp, in dem sich Virus nachweisen läßt. Der Infektionsweg im Gehirn erfolgt demnach vermutlich nicht über T4-Rezeptoren sondern durch Zell-Zell-Kontakte.

Einen neuen Aspekt über die Wirkung von HIV auf das Gehirn ergaben Untersuchungen an Syphilis-Infizierten. Trotz erfolgreicher Antibiotikabehandlung trat in AIDS-Patienten erneut Syphilis auf. Kann HIV die Syphilis wieder aktivieren? Syphilisbakterien (Treponema pallidum) können in der Zerebrospinalflüssigkeit, die das Gehirn und Zentralnervensystem umgibt, persistieren – ohne Symptome zu verursachen. Nach Jahren entwickelt sich eine Neurosyphilis (Blindheit, Taubheit, Demenz, Lähmungen). Neurosyphilis kann als erstes Krankheitszeichen nach einer HIV-Infektion auftreten.

Literatur

Barnes, D. M.: Brain damage by AIDS under active study. Science **235,** 1574–1577 (1987)

Barnes, D. M.: Solo actions of AIDS virus coat. Science **237,** 971–973 (1987)

Brandt, A. M.: The Syphilis epidemic and its relation to AIDS. Science **239,** 375–380 (1988)

Confronting AIDS, S. 292–299 (1986) (s. Anhang)

Koyanagi, Y., Miles, S., Mitsayasu, R. T., Merriel, J. E., Vinters, H. V., and Chen, I.S.Y.: Dual infection of the central nervous system by AIDS viruses with distinct cellular tropisms. Science **236,** 819–822 (1987)

Lee, M. R., Ho, D. D., and Gurney, M. E.: Functional interaction and partial homology between human immunedeficiency virus and neuroleukin. Science **237,** 1947–1949 (1987)

Price, R. W., Brew, B., Sidtis, J., Rosenblum, M., Scheck, A. C., and Cleary, P.: The brain in AIDS: Central nervous system HIV-1 infection and AIDS dementia complex. Science **239,** 586–591 (1988)

Shaw, G. M., Harper, M. E., Hahn, B. H., Epstein, L. G., Gajodusek, D. C., Price, R. W., Navia, B. A., Petito, C. K., O'Hara, C. J., Groopman, J. E., Cho, E.-S., Oleske, J. M., Wong-Staal, F., and Gallo, R. C.: HTLV–III infection in brains of children and adults with AIDS encephalopathy. Science **227,** 177–181 (1985)

Neue AIDS-Definition des CDC (Tabelle 25)

Am 14. 8. 1987 hat das CDC eine neue AIDS-Definition für USA bekanntgegeben, die am 1. 9. 87 in Kraft trat (publiziert in dem wöchentlichen CDC-Report, Morbidity and Mortality Weekly Report, MMWR, **36,** Supplement 1S). Sie ist noch nicht in deutsch erschienen, ein Abdruck der amerikanischen Version ist im AIFO (1987) zu finden.

Gründe für die Änderung waren Vereinfachung der Diagnose, umfassendere Definition, Einbezug von Fällen auch ohne Laborbefunde über Sekundärerkrankungen, Einbezug der HIV-Encephalopathie, des HIV-„Wasting"-Syndroms, Definition von AIDS für Kinder unter 13 Jahren (Pneumonie), die bis zum Alter von 15 Monaten wegen der mütterlichen Antikörper nicht im HIV-Test diagnostizierbar sind.

Ein Flußdiagramm erleichtert die Entscheidung, ob AIDS vorliegt oder nicht. Bei positivem HIV-Test und einer PCP durfte dieser Fall bisher nur als AIDS klassifiziert werden, wenn im Laborergebnis eindeutig P. carinii nachgewiesen worden war. Die neue Definition umfaßt diesen Fall auch ohne Laborergebnis.

Details der hier gegebenen Zusammenfassung müssen den Originalpublikationen entnommen werden.

Tabelle 25

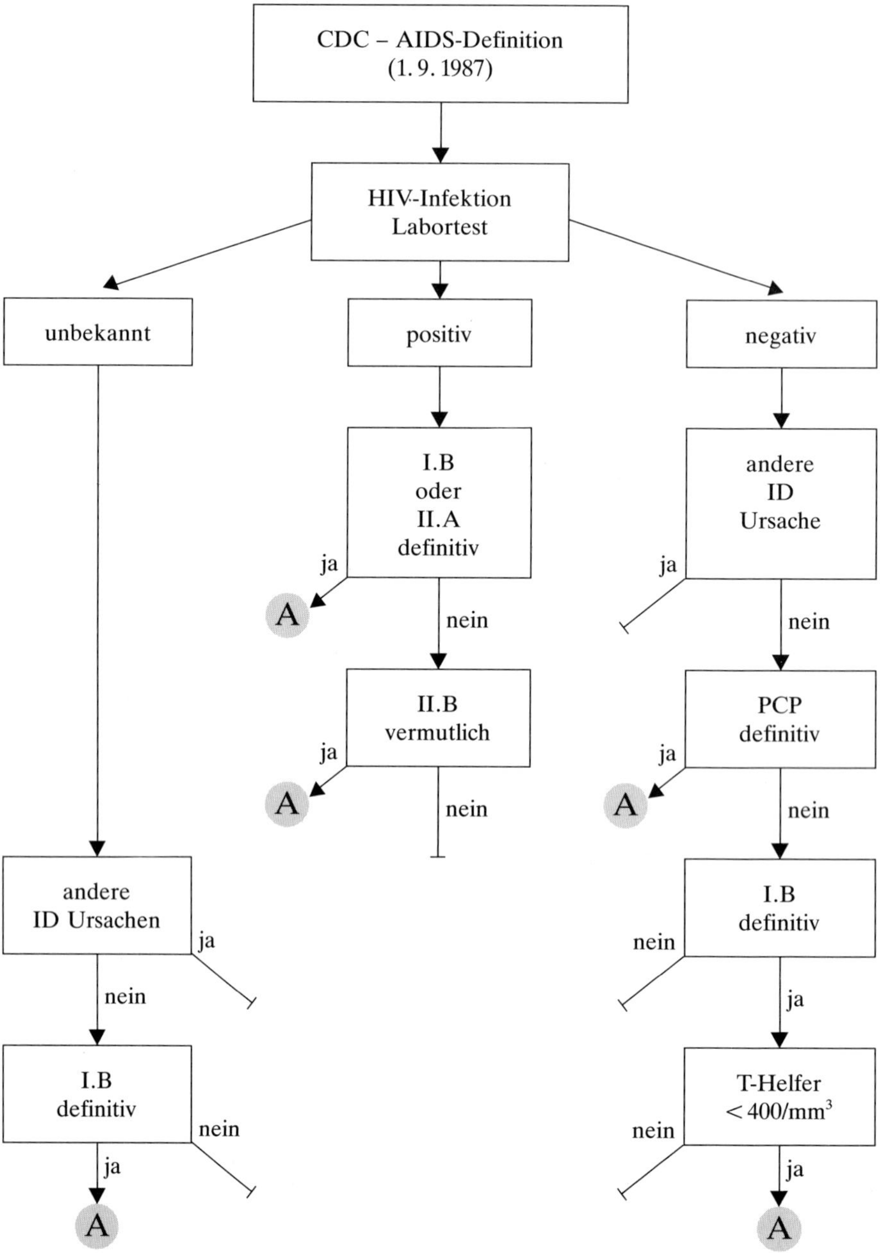

CDC – AIDS-Definition
(1. 9. 1987)
HIV-Infektion
Labortest
unbekannt
positiv
negativ
I.B
oder
II.A
definitiv
andere
ID
Ursache
ja
A
nein
ja
nein
II.B
vermutlich
PCP
definitiv
ja
A
nein
ja
A
nein
andere
ID Ursachen
ja
nein
I.B
definitiv
nein
ja
A
I.B
definitiv
nein
ja
T-Helfer
< 400/mm³
nein
ja
A

Erläuterungen zu Tabelle 25 (Abkürzungen s. a. Abb. 37):

I. Wenn HIV-Test-Ergebnis unbekannt, I. A negativ und I. B. definitiv positiv ist, dann liegt AIDS vor (linke Spalte).

I. A Gründe für Immundefizienz (ID) (nicht AIDS) (Immunsuppressive Therapie, Hodgkin-Lymphom, non-Hodgkin-Lymphom (außer primäres Hirnlymphom), lymphozytische Leukämie, multiples Myelom, u. a.)

I. B eindeutig diagnostizierte Erkrankungen wie:
Caudidiasis, Cryptokokken, Cryptosporidien, CMV, HSV, KS, primäres Hirnlymphom, Pneumonie bei Kindern unter 13 Jahren, Mycobakterium avium, PCP, PML, Toxoplasmose

II. wenn HIV-Test positiv und I. B, II. A oder I. B, II. B positiv sind, dann liegt AIDS vor (mittlere Spalte).

II. A. eindeutig diagnostizierte Erkrankungen wie:
Bakterielle Infektionen, Coccidien Mykose, HIV-Encephalopathie, Histoplasmose, Diarrhoe, KS, primäres Hirnlymphom, non-Hodgkin-Lymphome (nur bestimmte histologische Typen), Mykobakterien (nicht tuberculosis), Mykobakterien tuberculosis, Salmonellen, Slim-disease (wasting-Syndrome)

II. B. vermutlich diagnostizierte Erkrankungen wie:
Oesophagus candidiasis, CMV, KS, Pneumonie bei Kindern unter 13 Jahren, Mykobakterien, PCP, Toxoplasmose

III. Wenn HIV-Test negativ, keine sonstige ID, aber PCP auftritt, dann liegt AIDS vor (rechte Spalte);
oder wenn
I. B. und gleichzeitig T-Helfer $< 400/mm^3$, dann liegt ebenfalls AIDS vor.

XI Epilog

„Was uns nicht umbringt, bringt uns weiter“ sagt eine Volksweisheit. Man kann diesen Satz auch als einfache Übersetzung komplizierter wissenschaftlicher Erkenntnisse über die Evolution verstehen. Wenn HIV die Menschheit nicht umbringt, bringt es sie vielleicht „weiter“? Dies zu verstehen, erfordert einen Ausflug in unsere Vergangenheit.

Es gibt im lebenden Organismus zwei Prinzipien, die gegenläufig wirken, das eine erstrebt Stabilität, Konstanz unseres genetischen Materials, das andere sorgt für Veränderungen und Fortentwicklung. Wir betrachten zwar heute die DNA im Zellkern als den wichtigsten Träger unserer Erbinformation, vermutlich war sie jedoch nicht zuerst vorhanden. In der Ursuppe, aus der sich zuerst vermehrungsfähige Gebilde zusammenbrauten, war wahrscheinlich zuerst RNA vorhanden. Aus Ribosebausteinen entstanden Ketten von RNA, die sich von selber verdoppelten – allerdings sehr ungenau, jede zweite oder jede zehnte Base wurde falsch verdoppelt. In dem Gemisch verschieden guter Kopien setzten sich solche durch, die irgendwelche Vorteile genossen, „fitter“ waren als die anderen. Aus diesem Speziesgemisch überlebten die geeignetsten Formen. Irgendwann entwickelte sich dann in der Evolution eine Tendenz, das Erreichte zu stabilisieren und zu konservieren. Die Ribosen wurden ausgebaut zu DNA-Bausteinen, kurze RNA-Stückchen halfen Enzymen bei der Vermehrung von DNA, RNA diente als Vorlage für neue Eiweißmoleküle und wurde zum Boten für Informationsübertragung von DNA zur Proteinsynthese. Die RNA ist vermutlich die älteste Struktur, in der unsere Gene kodiert waren und aus der sich die DNA entwickelte. Die Enzyme, die für die RNA-Synthese verantwortlich sind, machen bis zum heutigen Stand der Evolution immer noch viele Fehler, wie z. B. die RNA-Polymerasen. Einer von 10^4 Bausteinen pro Replikationsrunde ist falsch. Die DNA-Vermehrungsenzyme hingegen entwickelten sich in entgegengesetzter Richtung, zu immer höherer Präzision. Je genauer die DNA-Polymerasen arbeiteten, um so länger konnte die genetische Information der DNA werden. DNA-Polymerasen mit ihrer Korrekturlesevorrichtung machen nur einmal einen Fehler beim Ablesen von 10^{11} Nukleotiden. Hätten wir jedoch nur das stabilisierende Prinzip, das die einmal erworbenen Eigenschaften unverändert aufrecht erhält und vererbt, so würden wir uns neuen Bedingungen nur begrenzt anpassen können – jedenfalls nicht durch vererbbare neue Eigenschaften. Für Veränderungen in unserem Genom sind wahrscheinlich RNA-Moleküle verantwortlich und notwendig – und diese gibt es in unserem Organismus z. B. in Form von Viren. Virale RNA-Polymerasen sind noch 10 bis 100mal ungenauer als RNA-Polymerasen. HIV verfügt über ein Genom von 10.000 Nukleotiden, von denen 1 Nukleotid pro 100 bis 1000 während einer Replikationsrunde falsch eingebaut wird. Bis zu 50 % Veränderungen lassen einige Viren für ihr gesamtes Genom zu, ohne daß sie ihre Eigenschaften total verändern. RNA-Viren sind also für die Evolution eine Notwendigkeit. Wir sind bei solchen Überlegungen vielleicht bereit, einen Schnupfen über uns ergehen zu lassen, weil wir Influenza-Viren für unsere Evolution brauchen können, aber brauchen wir HIV?

Viele RNA-Viren sind relativ kurz, nur etwa 10.000 Nukleotide lang, das reicht für ein paar Gene, für 8 bei HIV, wohingegen unser Zellgenom Platz für 200.000 Gene besitzt. Es gibt für die 10.000 Nukleotide 4^{5000} verschiedene Möglichkeiten, also eine astronomisch große Anzahl verschiedener RNA-Viren. Eine Variante davon ist das HIV. Viele andere Varianten treten vielleicht nie in Erscheinung, weil sie unbrauchbar sind und sich nicht vermehren können. Es bilden sich bevorzugt solche Viren heraus, gegen die es keinen Gegendruck gibt, keine Abwehrmechanismen, diese müssen erst entstehen. Das erfordert Zeit. Andererseits macht ja nicht jedes Virus jeden Organismus krank, es gibt natürliche Resistenzen, oder es entwickeln sich resistentere Organismen und bieten so der Vernichtungsaktion eines Virus Einhalt. In langen Zeiträumen verändern sich die Viren unweigerlich in eine Richtung, die den Wirt, von dem sie abhängen, nicht ausrottet. HIV wird also die Menschheit nicht vernichten. Es wird sie verändern – „weiterbringen“ im Sinne der Evolution.

Zum ersten Mal seit Bestehen der Menschheit werden wir anscheinend Zeuge für menschheitsverändernde genetische Vorgänge, wir erleben mit Bewußtsein einen Sprung in der Evolution. Wir wissen nicht, warum es keine Saurier mehr gibt und warum die Inkas ihre Kultstätten verließen. Vielleicht waren RNA-Viren die Ursache! Die großen Saurier waren vielleicht gar nicht so gut an ihre Umwelt angepaßt und wichen einer Spezies, die günstigere Überlebenschancen hatte – und dabei halfen vielleicht RNA-Viren. (Es gibt auch andere Theorien für die Inkas und die Saurier!)

Warum aber findet so ein revolutionäres Ereignis gerade heute statt? Retroviren sind keine Neuschöpfungen der Gegenwart. Es gibt sie in Tieren, und sie sind vermutlich sehr alte Gebilde. Ein Blick auf den Aufbau der Reversen Transkriptase und ein Vergleich mit der Bakterien-DNA-Polymerase erlaubt den Schluß, daß sie verwandt sind. So ein Vergleich führte Johnson und Doolittle zu der Vorhersage, daß die RNase H der Reversen Transkriptase am rechten Ende des Moleküls sitzen muß – genau dort wurde sie von uns gefunden.

Wenn die Retroviren schon uralte Gebilde sind, wundert man sich, daß sie sich erst jetzt bemerkbar machen. Viren können unter gleichbleibenden Umweltbedingungen über große Zeiträume stabil bleiben. Wenn sie eine für sie günstigere ökologische Nische gefunden haben, können sie sich darin stabilisieren. So eine Nische macht dann bestimmte Eigenarten aus, z. B. die Übertragungswege oder die Pathogenitätsmechanismen. Erweisen sie sich als günstig, bleibt es erstmal dabei.

Die Menschheit hat durch dramatische Veränderungen in den letzten 50 Jahren Viren die günstigsten Voraussetzungen dafür geliefert, sich zu verändern. Große Städte sind entstanden, die Mobilität hat zugenommen, weltweite Transportnetze haben neue Bedingungen geschaffen, die Landwirtschaft hat sich strukturell verändert, und die Abholzung von Wäldern führt zu weltweiten Klimaveränderungen. Vielleicht wurde so das HIV virulent. Denken wir wieder an Island und die Schafe, die dort seit 900 nach Christi wie in Quarantäne ingezüchtet lebten. Vor dem zweiten Weltkrieg kamen deutsche Schafe, die mit Lentiviren infiziert waren. Innerhalb von 15 Jahren waren 94 % aller Islandschafe infiziert. 1964 wurden sie alle getötet. Die Art der Tierhaltung auf Island förderte die Ausbreitung der Krankheit, wohingegen die deutschen Schafe nicht manifest krank wurden. Da man auf Island an der Wolle und nicht am Fleisch der Schafe interessiert war, wurden sie nicht so früh geschlachtet wie in Deutschland und erkrankten. Über 1000 Jahre hatte also in Island eine stabile Situation bestanden, die durch Veränderung der Umweltbedingungen zum Einbruch kam.

Nicht nur HIV ist neu. Es gibt auch ein neues Enterovirus (Nr. 70), das eine Augenentzündung beim Menschen verursacht. Es trat zuerst 1960 in Afrika auf und breitete sich als Pandämie weltweit aus. Es ist eigentlich fast verwunderlich, daß nicht mehr neue Krankheiten auftreten. Fast sollte man sie erwarten – nicht nur beim Menschen, sondern auch in Tieren und Pflanzen.

RNA-Viren gehören zum genetischen Outfit des Menschen. Rottet man den einen Typ aus, so kommen andere durch. Ganz beseitigen läßt sich eigentlich keines. Polio z. B. ist zwar weitgehend bekämpfbar. Aber trotzdem brachen hier und dort wieder Epidemien aus, z. B. in Finnland, obwohl 94 % der Bevölkerung durchimmunisiert war. 27 Jahre lang trat Influenza Stamm A nicht auf, dann bahnte er sich eine neue Epidemie. Oftmals verharren die Viren in Tierreservoiren, bei Influenza-Viren ist das Schwein ein solcher Wirt. Bei HIV sind es vielleicht Primaten.

Genetische Veränderungen sind wohl bei keinem Virus so dramatisch zu erwarten wie bei HIV. Es leistet sich ja zwei Existenzen, als RNA-Virus sowie als DNA-Provirus. Die Einflüsse von Retroviren auf das genetische Material sind enorm vielfältig, schlimmer als bei allen anderen RNA-Viren. HIV kann als DNA-Provirus mit Zell-DNA rekombinieren, kann eingebaut werden an beliebiger Stelle des Chromosoms und dabei normale gesunde Gene unterbrechen, Promotor/Enhancer-Regionen neu in das Zellgenom einbringen, willkürlich neue Gene anschalten – kurz es kann zusätzlich zu den für RNA-Viren typischen Fehlerquellen auch noch die DNA mutagenisieren. Man muß aus Analysen des menschlichen Genoms schließen, daß Reverse Transkriptasen zu dessen Aufbau beitragen oder beigetragen haben. Sogenannte Pseudogene, die aus echten Genen durch Übersetzung in RNA und Rückübersetzung in DNA entstanden sind und als ganze Familien von Genen neben den echten Genen auftreten, machen 5 % unseres genetischen Materials aus. Sie verdanken ihre Existenz vermutlich Enzymen wie der Reversen Transkriptase.

Da in einigen Regionen Afrikas 5–15 % der Neugeborenen HIV-Träger sind, muß man annehmen, daß diejenigen, die überleben, genetische Veränderungen davontragen. Da wir HIV schwer bekämpfen können, ist ein angestrebter Therapieansatz, das Virus latent zu halten. Es ist dann zwar vorhanden, soll aber unterdrückt werden. Man muß also z. B. das 3′orf-Gen, dessen Genprodukt die Virusvermehrung verhindert, möglichst immer angeschaltet lassen. Gelingt dieses – und die Chancen dafür sind größer, als das HIV oder alle HIV-infizierten Zellen aus einem Organismus wieder loszuwerden – so nimmt auf lange Sicht die Zahl der Individuen mit verändertem genetischen Material zu. Solche Veränderungen der Menschheit hat es immer gegeben, und sie sind ein Teil unserer Evolution – der einzige Unterschied ist nur, daß wir diesen Vorgang zum ersten Mal bewußt erleben.

Wenn HIV uns nicht umbringt, bringt es uns weiter? Vermutlich nicht nur im genetischen Sinne! Zum ersten Mal wurde am 20. 10. 1987 in der Hauptversammlung der WHO eine Krankheit als Tagungspunkt abgehandelt, AIDS. Bis dahin gab es Krankheiten der 3. Welt, der sich die industrialisierte Welt anzunehmen hatte, ohne direkt betroffen zu sein. Bei AIDS ist es andersherum. Sie traf bisher eines der höchst industrialisierten Länder der Welt am härtesten. 87 % der Fälle, 55.000 von 75.000 weltweit bekannten AIDS-Fällen, haben die USA zu verzeichnen. Diese Tatsache führt zu einer völlig neuen weltweiten Strategie der Krankheitsbekämpfung und rückt die Länder der Welt enger zusammen. Aus 150 Ländern der Welt sind AIDS-Fälle an die WHO gemeldet worden. Das Problem ist kein nationales, sondern ein weltweites. Diese globale Bedrohung könnte das Bewußtsein für Gemeinsamkeit stärken und Kräfte mobilisieren, die hilfloseren Länder zu unterstützen. Der Profit aus den Patenten, um die sich Gallo und Montagnier gestritten haben, soll zu einem großen Teil der 3. Welt zugute kommen. Somit hätte HIV einen positiven Aspekt, weltpolitisch gesehen. Dieser ist jedoch bedroht durch nationale Reaktionen, die Einreiseverbote oder Diskriminierung Infizierter betreffen.

Ein weiteres Problem, für das HIV zur Zerreißprobe wird, betrifft unser soziales Netz. Schaffen es die westlichen Krankenversicherungen, mit dieser neuen Epidemie fertig zu werden? Die meisten Länder der Welt verfügen gar nicht über solche Absicherungen. Altersversorgung ist in vielen Ländern nur durch die eigenen Kinder gewährleistet. Da die Überlebenschance der Kinder in Afrika sinkt, zugleich die Todesrate der 20- bis 29-jährigen erheblich zunimmt, sind jedenfalls in diesen Ländern gesellschaftliche Veränderungen zu erwarten. Die genetischen Veränderungen durch HIV sind viel langfristiger und undramatischer als die politischen und sozialen Veränderungen, mit denen wir fertig werden müssen.

Literatur

Steinbauer, D. A., and Holland, J. J.: Rapid evolution of RNA viruses. Ann. Rev. Microbiol. **41,** 409–433 (1987)

XII Literaturnachweis

Auswahl einiger Monographien, Symposiumsbände und Übersichtsartikel zum Thema AIDS

Baartman, B.: Ratgeber AIDS. Entstehung, Ansteckung, Krankheitsbilder, Heilungschancen, Schutzmaßnahmen. Falken Verlag (1986)

Böhm, W., and Schröer, W-D.: AIDS: Immunbiologische Grundlagen. Pädagogisches Zentrum Berlin (1987)

Confronting AIDS. Institute of Medicine, National Academy of Sciences. Directions for public health, health care, and research. National Academy Press, Washington, D. C. (1985)

Dunde, S. R.: AIDS – Was eine Krankheit verändert. Sexualität und Moral, der Einzelne und die Gesellschaft. Fischer Taschenbuch Verlag (1986)

Frey, H. D., and Feil, G.: Molekularbiologie, Aufbaublock V, Virologische Aspekte, 3. AIDS, Erworbenes Immunmangelsyndrom. DIFF (Deutsches Institut für Fernstudien), Tübingen (1986)

Gallo, R. C.: Das erste menschliche Retrovirus. Spektrum der Wissenschaft, Dezember (1986)

Gallo, R. C.: Das AIDS-Virus. Spektrum der Wissenschaft. Februar (1987)

Halter, H.: Todesseuche AIDS. Spiegel-Buch, Rowohlt Taschenbuch Verlag GmbH, Hamburg (1985)

Jäger, H.: AIDS Psychosoziale Betreuung von AIDS- und AIDS-Vorfeldpatienten. G. Thieme Verlag, Stuttgart, New York (1987)

Koch, M. G.: AIDS. Vom Molekül zur Pandemie. Spektrum der Wissenschaft, Heidelberg (1987)

Köhler, G., and Eichmann, K.: Immunsystem. Spektrum der Wissenschaft, Heidelberg (1987)

Male, D.: Immunology. An illustrated outline. Churchill Livingstone/The C. V. Moxby Company (1986)

New Scientist The virus behind the disease. 26. März, S. 36–59 (1987)

Nichols, E. K.: Mobilizing against AIDS. The unfinished story of a virus. Harvard University Press (1985)

Reger, K. H., and Haimhausen, P.: AIDS. Die neue Seuche des 20. Jahrhunderts. ECON Taschenbuch Verlag (1985)

Roitt, I., Brostoff, J., and Male, D.: Immunology. Churchill Livingstone/Gower Medical Publishing Co. (1985)

Schäublin, C.: AIDS-Kompendium. Hoechst (1987)

Scotti, A. T., and Moore, T. A.: Safe Sex: What everyone should know about sexually transmitted diseases. Paper Jacks Ltd. Toronto, New York (1987)

Slaff, J. I., and Brubaker, J. K.: The AIDS Epidemic. Warner Books Inc., New York (1985)

Steigleder, G. K., Rasokat, H., and Bofinger, F.: AIDS. Lexikalisches Kompendium der Medizin. Aesopus Verlag, Zug (1987)

Süssmuth, R.: AIDS. Wege aus der Angst. Hoffmann und Campe Verlag, Hamburg (1987)

Tatchell, P.:: AIDS: a guide to survival. GMP publishers Ltd., London (1986)

Weiss, R., Teich, N., Varmus, H., and Coffin, J.: RNA Tumor Viruses, Cold Spring Harbor Laboratory Press, Cold Spring Harbor, New York, 2nd Ed., Vol. 2 (1985)

Wong-Staal, F., and Gallo, R. C.: Human T-lymphotropic retroviruses. Nature **317,** 395–403 (1985)

Yogeshwar, R., and Müller, R.: AIDS. Was ist AIDS? Fragen und Antworten. vgs Verlagsgesellschaft, Köln (1987)

XIII Glossar

A

Aciclovir: Nukleosidanalogon des Guanosins, Medikament wirksam gegen Herpesviren.

AIDS: Abkürzung für Acquired Immune Deficiency Syndrom, erworbene Immunschwäche

AL 732: Phospholipidgemisch extrahiert aus Eigelb, von israelischen Forschern als Medikament gegen HIV entwickelt. Wirksamkeit umstritten.

Aktive Immunisierung: s. Immunprophylaxe.

Akute HIV-Infektion: Tage bis Wochen nach HIV-Infektion auftretendes flüchtiges Krankheitsbild ähnlich der Mononukleose oder einer akuten aseptischen Meningitis. Höchstens bei 10–20 % der HIV-Infizierten.

Antikörper: Abwehrstoffe, die der Organismus als Reaktion auf ein Antigen bildet (sog. Immunglobuline) und die an das spezifische Antigen binden (Antigen-Antikörper-Reaktion). Sie zirkulieren im Blut in freier Form (humorale Antikörper).

Monoklonale Antikörper: Durch Teilung aus einer einzigen Antikörper-produzierenden Zelle gebildete identische Antikörper.

ARC: Abkürzung für AIDS-Related-Complex; Sammelbezeichnung für Krankheitszeichen, die im Zusammenhang mit einer Infektion durch HIV auftreten (Lymphknotenschwellungen, Fieberschübe, Durchfälle, Gewichtsverlust). Kann als Vorstadium von AIDS auftreten.

AIDS-Test: Falsche Bezeichnung, testen kann man nur, ob Antikörper gegen HIV oder ob HIV-Antigene vorhanden sind.

Anti-Human-Immunglobuline: Antikörper gegen menschliche Antikörper. Sie werden von Versuchstieren (z. B. Ziegen) nach Injektion von gereinigten menschlichen Antikörpern gebildet und dienen in verschiedenen immunologischen Testverfahren als Indikator.

AZT: Azidothymidin, Nukleosidanalogon, das nach Phosphorylierung an Stelle von Thymidin als falsches Nukleotid von der Reversen Transkriptase in die wachsende DNA-Kette eingebaut wird. AZT führt zum Kettenabbruch. Erstes zugelassenes Mittel gegen AIDS. Bei Langzeittherapie (2 Jahre) erneuter Abfall der Helferzellen. Verhindert eventuell Infektion nach Nadelstichverletzung. Nebenwirkungen sind Knochenmarksuppression und Anämie.

B

Bestätigungstest: Fällt der ELISA-Test zweimal positiv aus, muß zur Absicherung ein Bestätigungstest nach einem anderen Verfahren durchgeführt werden, heute zumeist Western-Blot.

Bluttransfusionen: Seit Anti-HIV Antikörpertests bestehen (1985), ist das Risiko einer Infektion durch Bluttransfusion gering, 1:100.000. Frisch infizierte Blutspender werden vom Antikörpertest die ersten 6 bis 8 Wochen nicht erfaßt. Noch keine Routinetests auf HTLV-I oder HIV-2. Eigenblutspende vor Operationen sind von zunehmender Bedeutung.

B-Lymphozyten; B-Zellen: B-Zellen sind Abkömmlinge von Stammzellen des Knochenmarks. Sie werden in lymphatischen Geweben „geprägt" und wandern von dort in die peripheren lymphatischen Organe (Mandeln, Milz, Wurmfortsatz, Lymphknoten). Nach Kontakt mit dem Antigen entwickeln sie sich in Anwesenheit von T-Lymphozyten zu B-Plasmazellen, die die Antikörper produzieren oder zu B-Gedächtniszellen, die später neu eindringende Antigene wiedererkennen und für deren schnelle Bekämpfung sorgen.

Burkitt-Lymphom: Entweder durch das EPSTEIN-BARR-Virus oder andere Faktoren ausgelöste Krebsform.

C

Candidiasis: Hefepilzinfektion (Soor) verursacht z. B. durch Candida albicans. Der Pilz befällt Haut und Schleimhäute (Mund, Verdauungsorgane, Genitalschleimhäute) oder auch innere Organe bei geschwächter körpereigener Abwehrkraft. Wichtiges Symptom, das Übergang zur Immundefizienz anzeigt.

Core: Innenkörper von Viren. Er besteht aus der Nukleinsäure und Proteinen.

CDC: Centers for Disease Control, amerikanische Gesundheitsbehörde in Atlanta, Georgia, USA. Veröffentlichte Stadieneinteilung der AIDS-Erkrankung. Erstellt Richtlinien.

CD4: s. T4

CD4-Lymphozyt: s. Lymphozyten.

CD8-Lymphozyt: s. Lymphozyten.

Cofaktor: Faktor, der die Wahrscheinlichkeit für Ausbruch einer Erkrankung steigert. Im Falle von AIDS sind Viren (z. B. CMV), Parasiten, Fremdproteine vermutlich Cofaktoren.

Cryptosporidium: Ein Parasit (Protozoon), der schwere Durchfälle hervorruft. Bei gesundem Immunsystem dauert die Erkrankung etwa eine Woche. Bei AIDS-Patienten wird die Diarrhoe oft chronisch.

CMV: Cytomegalovirus, zur Gruppe der Herpesviren gehörig. Vor dem Auftreten von AIDS meist bei kongenitaler Infektion von Neugeborenen oder als lebensbedrohliche Infektion von Patienten mit Knochenmarkstransplantation oder anderen Behandlungen, die Supprimierung des Immunsystems erfordern. Führt bei gesunden Erwachsenen selten zur Erkrankung. Bei AIDS-Patienten verursacht CMV Pneumonie, Entzündungen von Retina, Leber, Niere und Colon.

D

DDC: Dideoxycytidin, Nukleosidanalogon wie AZT, befindet sich in der Erprobung.

DNA: Deoxyribonukleinsäure, Träger der genetischen Information (Gene) im Kern jeder lebenden Zelle.

E

Effektorzellen: Sammelbegriff für die aktiven Abwehrzellen, die je nach Zugehörigkeit zu einer Lymphozytengruppe unterschiedliche Aufgaben wahrnehmen: Antikörper abgeben, Fremdmerkmale-tragende Zellen abtöten, steuernd in die Immunreaktion eingreifen. Ihre Lebensdauer beträgt nur wenige Tage.

ELISA: Abkürzung für „enzyme linked immunosorbent assay“. Häufig verwendeter Enzym-Immuntest zum Nachweis von HIV-Antikörpern im Blut (s. a. Enzym-Immuntest).

Enzym: Eiweiß, das lebende Prozesse vermittelt, ohne sich selbst dabei zu verändern oder zu zerstören.

Enzym-Immuntest: Nachweisverfahren für Antigene, z. B. im ELISA, mittels einer Antigen-Antikörper-Antikörper-Reaktion. Diese wird durch ein Enzym, das an Antikörper gegen menschliche Antikörper gebunden ist, nachgewiesen. Die Enzyme werden durch ein zugegebenes Farbreagenz nachgewiesen. Tritt eine Färbung auf, so enthält das Serum Antikörper gegen das entsprechende Virus, z. B. HIV.

Envelope: engl. Hülle. Bei Retroviren vorhandene äußere Schicht, besteht aus Zellmembran der Wirtszelle.

Enzephalitis, Enzephalopathie: Entzündungen des Gehirns, degenerative Erkrankung des Gehirns. Symptome der HIV-bedingten Enzephalitis meist gering, allmählich fortschreitend, Konzentrationsstörungen, Wesensveränderungen.

Epidemie: Zumeist vorübergehendes massenhaftes Auftreten einer Infektionskrankheit in einem größeren umgrenzten Gebiet. Sind kleinere, eher lokale Bereiche betroffen, so spricht man von einer Endemie. Bezieht sich die Verbreitung auf ein ganzes Land oder einen Großraum, so wird von einer Pandemie gesprochen.

Epstein-Barr-Virus: DNA-Virus, zur Gruppe der Herpes-Viren gehörig. Gilt als Erreger des Pfeiffer'schen Drüsenfiebers (Mononukleose), einer fieberhaften Erkrankung des lymphatischen Gewebes. Mitverantwortlich für Burkitt-Lymphom, einer Krebserkrankung des lymphatischen Gewebes von Kindern, vor allem in Afrika.

F

Foscarnet: Auch Phosphonoformat. Antivirales Mittel wird gegen CMV erprobt, beeinflußt auch die HIV-Replikation, hemmt die Reverse Transkriptase.

G

Generalisierende Infektionskrankheit: Ausbreitung einer Infektionskrankheit auf ein ganzes Organsystem oder auf den gesamten Körper.

Genom: Genetisches Material einer Zelle; bei Viren die Nukleinsäure, besteht meist aus DNA, bei HIV jedoch aus RNA.

Granulozyten: Eine Gruppe von Leukozyten, deren Plasma eine deutliche Körnelung zeigt (Granulation). Im reifen Zustand sind die Zellkerne eingeschnürt. Durch aktive Aufnahme (Phagozytose) von Antigen-Antikörper-Komplexen kommt ihnen bei Entzündungen eine wichtige Abwehrfunktion zu.

H

Haarleukoplakie: Veränderungen meist an Zungenrändern bei HIV-Infizierten, die an AIDS erkranken, weißer Belag.

Hämophilie: Blutungsneigung durch Störungen im Blutgerinnungs-System. Durch Zugabe eines blutgerinnungsfördernden Faktors (Faktor VIII) behandelbar. Dieser wird aus dem Blutserum von Spendern gewonnen. Bis zu 80 % der Patienten sind HIV-infiziert. Neuinfektionen werden durch Hitzebehandlung der Faktorpräparate verhindert.

Hepatitis: Leberentzündung, hervorgerufen durch Hepatitis-Viren, die den Retroviren verwandt sind.

Helferzellen: s. T-Lymphozyten.

Herpes-Viren: Gruppe von ca. 40 relativ großen DNA-Viren. Zu ihnen gehören z. B. das Cytomegalo- und das Epstein-Barr-Virus sowie die Erreger von Herpes simplex und Herpes zoster. Bei HIV-Infizierten häufig rezidivierend. Behandlung durch Aciclovir.

Herpes simplex: Bläschenausschlag auf Haut und Schleimhäuten, hervorgerufen durch das Herpes Simplex-Virus (HSV). HSV-1 ist auf den Mund-, HSV-2 auf den Genitalbereich beschränkt.

Herpes zoster: Auch Varizella-zoster genannt, Virus der Gürtelrose; bei Kindern Ursache der Windpocken.

HIV (genauer: HIV-1): Seit dem 2. Internationalen AIDS-Kongreß (Paris 1986) Bezeichnung für den Erreger der AIDS-Erkrankung; Abkürzung für Human Immundeficiency Virus. Früher als LAV-1/HTLV-III in die Fachliteratur eingegangen. Daneben existiert ein zweites, im wesentlichen in Westafrika auftretendes, AIDS-auslösendes Virus, HIV-2.

HLA: s. MHC

Hodgkin-Lymphom: Chronische, bösartige Erkrankung des lymphatischen Gewebes, tritt gehäuft auf bei HIV-Infizierten.

HPA-23: Molybdän-Antimon-Derivat, für Therapie der HIV-Infektion wertlos.

HTLV-I: Humanes T-Zell Leukämievirus isoliert aus Patient mit Mykosis fungoides von R. C. Gallo, wurde nicht als Ursache dieser Erkrankung angenommen (obwohl es das sein könnte, s. HTLV-V). In Japan als Erreger der adulten T-Zell Leukämie identifiziert.

HTLV-II: Ähnlich HTLV-I, nur bei 2 Patienten mit Haar-Zell-Leukämie gefunden. Spricht an auf Therapie mit Alpha-Interferon.

HTLV-V: Neues Virus, ähnlich dem HTLV-I, in Italien aus Patienten mit Mycosis fungoides isoliert.

Humorale Immunität: Menschlicher Immunabwehrmechanismus, der die Produktion von Antikörpern beeinhaltet.

I

ID: Immundefizienz verschiedener Ursachen, nicht unbedingt durch HIV.

Immunabwehr (zelluläre I.): Durch Zellen hervorgerufene spezifische Reaktion auf ein in den Körper eingedrungenes Antigen. Die zelluläre Immunabwehr wird durch B-und T-Lymphozyten bewirkt.

Immuno-Blot: Bestätigungstest, auch Western-Blot genannt. Wird nach (zwei) positiven ELISA-Antikörpertestverfahren durchgeführt, um das Ergebnis abzusichern. Bei ihm werden die Virus-Proteine aufgetrennt, auf Filterpapier übertragen und mit Patientenserum zur Farbreaktion gebracht. Gegenwärtig zuverlässigstes Verfahren zum Nachweis von HIV-Antikörpern.

Immunglobuline (Ig): Werden von den B-Lymphozyten im Blut gebildet; identisch mit Antikörpern.

Immunprophylaxe (aktive und passive Immunisierung): Hervorrufen von Immunität durch Impfung entweder durch Zugabe von Antigenen, die im Körper eine Abwehrreaktion (Bildung von Antikörpern) auslösen (aktive Immunisierung) oder durch Zugabe von spezifischen Antikörpern aus anderen Spendern (passive Immunisierung).

Immunreaktion, Immunantwort: Reaktion des Immunsystems auf ein körperfremdes Antigen. Sie führt in der Regel zur Immunität. Nur bei wenigen Viren Hinweis auf aktives Virus wie z. B. bei HIV.

Immunstimulatoren: Auch Immunmodulatoren genannt, Substanzen, die das Immunsystem aktivieren oder bei Vorliegen entsprechender Erkrankungen dieses auf Normalniveau anheben (z. B. Interferone und Interleukine). Beeinflussung der HIV-Infektion durch Immunmodulatoren allein nicht sinnvoll, jedoch zusammen mit antiviraler Chemotherapie.

Immunsuppressiva: Medikamente, die die körpereigene Immunreaktion unterdrücken (z. B. nach Organtransplantationen).

Immunsystem: Reguliert die Immunität des Organismus. Es hat sowohl eine Helfer- als auch eine Unterdrücker-(Suppressor-)-funktion. Am Immunsystem sind beteiligt: Knochenmark (Produktion von Immunzellen), Thymus und Lymphorgane (Prägung der B- und T-Lymphozyten), Organe der Immunabwehr (Milz, Lymphknoten, Mandeln, Wurmfortsatz).

Infektion: Eindringen von Krankheitserregern in einen Organismus und deren Vermehrung. HIV-Infektion nur durch Geschlechtsverkehr und invasiven Kontakt mit infizierten Körperflüssigkeiten (Blut).

Opportunistische I.: Infolge einer Schwächung des Immunsystems können sonst ungefährliche Krankheitserreger nicht abgewehrt werden. Sie nutzen diese Gelegenheit zu ihrem Vorteil (opportunistisch) und rufen lebensbedrohende Erkrankungen hervor.

Interferone: Proteine, die nach einer Virusinfektion im Organismus (von Makrophagen, T4-Helferzellen) gebildet werden und die intrazelluläre Virusvermehrung durch Abbau von mRNA hemmen bzw. Makrophagen „anlocken". Alpha-Interferon wird von Leukozyten und Makrophagen produziert, als Therapie gegen Kaposi-Sarkom eingesetzt, Beta-Interferon von Fibroblasten und Gamma-Interferon von T-Zellen produziert.

Inkubationszeit: Zeitspanne zwischen der Ansteckung (Infektion) und dem Ausbruch einer Erkrankung.

Interleukin-1, 2, 3, 4: Botenstoffe des Immunsystems, IL-1 wird von Makrophagen, IL-2 von T-Lymphozyten produziert. IL-2 auch T-Zell Wachstumsfaktor genannt. Stimuliert andere T-Lymphozyten zur Proliferation. Beschleunigt Krankheitsverlauf von HIV-Infizierten.

Interstitielle Pneumonie: Lokalisierte akute Entzündung der Lunge. Bei Kindern unter 13 Jahren länger als 2 Monate andauernd Anzeichen für AIDS, wenn persistierend als PIP abgekürzt.

i.V.: Intravenös, Injektion mittels Nadel in die Vene.

J

JC-Virus: DNA-Virus, JC Patientenname, gehört zu den Polyomaviren, einer Untergruppe der Papovaviren. Verursacher der progressiven multifokalen Leukoenzephalopathie (PML).

K

KAPOSI-Sarkom (KS): Vom ungarischen Hautarzt KAPOSI vor über 100 Jahren erstmals beschriebene Hautkrebserkrankung. Es treten auf Haut und Schleimhäuten rotviolette bis bräunliche schmerzhafte Knoten auf, die mit Gefäßneubildungen und Blutungen einhergehen (Endothelzellproliferation). KAPOSI-Sarkome treten bei AIDS-Patienten gehäuft auf. Fraglich, ob echte Neoplasie, ev. viral bedingt. Kann auch innere Organe befallen (Systemerkrankung). Behandlung durch Alpha-Interferon.

Kapsid: Interne Virusstruktur identisch mit Core, Proteinmantel, der das virale Genom schützt.

Killerzellen: Unscharfer Sammelbegriff für Zellen mit gleicher Aufgabe: Abtöten von Antigenen oder auch Zellen. Zu ihnen zählen die Granulozyten, Makrophagen und zytotoxische T8-Zellen. Während letztere spezifisch wirken, d. h. nur jene Zellen zerstören, die das entsprechende Antigen tragen, zerstören erstere spontan virus-infizierte Zellen oder Tumorzellen, ohne dabei direkt mit Lymphozyten in Wechselwirkung zu treten oder Antigene zu erkennen. Auch die sog. natürlichen Killer-Zellen (NK-Zellen) benötigen keinen direkten Lymphozytenkontakt, um unspezifisch gegen Antigene tätig zu werden.

Klon: Identische Nachkommen, die durch Teilung, z. B. aus einer einzigen Zelle hervorgegangen sind.

Kofaktor s. Cofaktor.

L

Leukämie: Bösartige Erkrankung des die Leukozyten bildenden Knochenmarksgewebes. Die Erkrankung bewirkt, daß die Leukozyten nicht voll ausreifen. Als auslösend gelten genetische Faktoren, Chemikalien und ionisierende Strahlung. Als Verursacher der T-Zell-Leukämie sind bisher zwei Virusarten nachgewiesen: HTLV-I und HTLV-II.

LAV: Lymphadenopathie-assoziiertes Virus, s. HIV.

Latenz: Ruhestadium einer Krankheit. Die Erreger sind zwar im Körper nachweisbar (latent), richten jedoch keinen sichtbaren Schaden an.

Leukoenzephalopathie, progressive multifokale (PML): Krankhafte Veränderung der weißen Hirnsubstanz (Leukoenzephalopathie). Im fortgeschrittenen (progressiven) Stadium finden sich zumeist mehrere Krankheitsherde (multifokal). Die Entmarkung betrifft das Großhirn, das Kleinhirn und den Hirnstamm. Die Kranken leiden unter Verwirrtheitszuständen, Lähmungen einer Körperseite (Hemiphlegie), Sehstörungen und Intelligenzausfällen. Als Verursacher wird das JC-Virus vermutet.

Lentiviren: Sammelbezeichnung für Viren, die außerordentlich lange Inkubationszeiten aufweisen. Hierzu gehören auch HIV und HTLV-I. Bei Tieren bekannte Lentiviren sind Visna maedi bei Schafen, das infektiöse Anämievirus von Pferden (EIAV) und das Arthritis-Enzephalitisvirus von Ziegen (CAEV), verursachen verschiedene chronische Erkrankungen, alle verursachen Enzephalitis. Visna ruft interstitielle Pneumonie hervor, wie HIV bei Kindern. Lange chronische Phase ohne Erkrankung, aber Virusübertragung.

Leukozyten: Sammelbezeichnung für die „weißen" Blutzellen. Sie stellen eine uneinheitliche Gruppe dar. Zu ihnen gehören die Granulozyten (66 %), relativ kleine Lymphozyten (30 %) und die großen Monozyten (Makrophagen). Monozyten und einige Arten von Granulozyten können aus der Gefäßbahn auswandern und z. B. Bakterien durch Aufnahme unschädlich machen (Phagozytose). Die Normalzahl weißer Blutkörperchen liegt zwischen 4.000 und 10.000 je mm^3 Blut.

Leukozytopenie: Anzahl der Leukozyten ist vermindert.

LTR: Long terminal repeat, Region an beiden Enden des DNA-Provirus, das durch die Reverse Transkription entsteht. Regulatorisches Element der Retroviren.

Lymphadenopathiesyndrom (LAS): Bezeichnung für eine andauernde Schwellung der Lymphknoten an mindestens zwei Stellen des Körpers außerhalb der Leistengegend. 90 % der LAS-Patienten besitzen HIV-Antikörper (Prä-AIDS-Symptomatik, ARC). Nach bisheriger Erkenntnis muß LAS nicht in AIDS übergehen.

Lymphom: Auch malignes Lymphom, vom B-Zell Typ, non-Hodgkin-Lymphom. Tritt nicht selten primär im Zentralnervensystem bei AIDS-Patienten auf.

Lymphozyten: Eine Gruppe von Leukozyten, die im Knochenmark und den lymphatischen Organen (Thymus, Milz, Lymphknoten, Mandeln, Darmtrakt) gebildet werden. Sie dienen der Immunabwehr durch Reaktion auf eindringende körperfremde Substanzen (Antigene), Produktion von Antikörpern, Steuerung der Abwehrmechanismen und zelluläre Immunreaktion. Man unterscheidet B-und T-Lymphozyten.

Makrophagen: „Freßzellen", die in der Haut und anderen Geweben vorkommen und sich aus Monozyten, einer Gruppe weißer Blutkörperchen, entwickeln. Ihre Hauptaufgabe ist die Antigen-Präsentation. Ein Virus oder ein anderer Eindringling wird verschlungen (Phagozytose), seine Proteine in hochspezifische Weise enzymatisch zerlegt und anschließend die antigenen Proteinfragmente zusammen mit einem zelleigenen Erkennungsmolekül (MHC) auf der Zelloberfläche dargeboten, so daß T4-Zellen sie erkennen können. Die Anlockung der Makrophagen erfolgt durch Gamma-Interferon (von T4-Helferzellen oder anderen Makrophagen abgegeben). Darüber hinaus wird auch IL-1 abgegeben, das seinerseits T-4-Helferzellen „anlockt".

MHC: Abkürzung für Major Histocompatibility Complex, zelleigenes Erkennungsmolekül, das die Identität der jeweiligen Zelle als körpereigen kennzeichnet, beim Menschen auch als Human Leukozyte System A (HLA) bezeichnet. Die physiologische Bedeutung dieser Moleküle liegt in der Steuerung der Fremderkennung durch Lymphozyten. Unterschiede in Bau und Funktion führten zur Unterteilung in MHC Klasse I und MHC Klasse II-Moleküle. Im Thymus „lernen" die T-Zellen die körpereigenen MHC-Moleküle kennen. Fremdmerkmale werden später nur dann von den T-Zellen erkannt, wenn sich ihr Antigenrezeptor gleichzeitig mit dem Antigen an ein körpereigenes MHC-Molekül bindet; „fremd" wird also stets in Verbindung mit „selbst" erkannt. Man bezeichnet diese Besonderheit des Immunsystems als MHC-Restriktion. Nur wenn z. B. ein Makrophage das Antigen zusammen mit dem MHC-Molekül präsentiert, wird es von den T4-Helfer-Zellen als „fremd" erkannt.

Mononukleose (Pfeiffer'sches Drüsenfieber): Infektionskrankheit, gekennzeichnet durch eine fieberhafte Erkrankung des lymphatischen Gewebes, verursacht durch das Epstein-Barr-Virus oder (seltener) das Zytomegalie-Virus.

Myelopathie: Neurologische Veränderung bei 10–20 % aller AIDS-Kranken.

Mycobacterium avium intrazellulare: Atypisches Mykobakterium bei bis zu 20 % von AIDS-Kranken, Tuberkulose u. a. Erkrankungen.

N

NIH: National Institute of Health in Bethesda, Maryland, USA.

NK-Zellen: s. Killer-Zellen.

Nukleosidanaloga: Falsche Bausteine der DNA-Synthese, s. AZT und DDC.

O

Onkogen: Gen von Retroviren, das oft die Reverse Transkriptase ersetzt und diese Viren replikations-defekt macht. Onkogene führen zu Tumoren in Tieren. Etwa 30 verschiedene Onkogene sind heute bekannt. Meist beeinflussen sie Wachstumseigenschaften der Zelle. Sind definiert als Verwandte von normalen zellulären sog. Proto-Onkogenen, die nicht Krebs auslösen.

Onkornavirus: Name für onkogenes RNA-Virus, Retroviren, die Krebs erzeugen (transformieren).

Opportunistische Infektion: Erkrankungen, die bei immungeschwächten Patienten auftreten, s. Infektion.

P

Pathogenese: Entwicklung einer Krankheit.

persistierend, persistent: Fortbestehend, das Fortbestehen einer Krankheit.

PGL: Progressive generalisierte Lymphadenopathie, kann als Vorstadium von AIDS auftreten.

Plasmazelle: vgl. B-Lymphozyten.

PIP: Persistierende interstitielle Pneumonie.

PML: Progressive multifokale Leukoencephalopathie.

Pneumocystis-carinii-Pneumonie (PCP): Durch den Einzeller Pneumocystis carinii verursachte Lungenentzündung, bei abwehrgeschwächten Menschen lebensbedrohend. Haupttodesursache bei AIDS.

Prä-AIDS-Symptomatik: vgl. ARC.

Proliferation: Normale oder krankhafte Neubildung von Zellen, z. B. von Lymphozyten nach einer Infektion oder Leukämie.

Promiskuität: Geschlechtsverkehr mit häufig wechselnden Partnern.

Prophylaxe: Maßnahmen zur Verhütung drohender Krankheiten.

Provirus: Die von der viralen RNA in DNA umgeschriebene Form eines Retrovirus-Genoms. Hierzu ist ein spezielles Enzym, die Reverse Transkriptase, erforderlich, das alle Retroviren besitzen.

R

Retrovirus: Retroviren besitzen als Träger die Erbinformation RNA. Nach dem Eindringen in die Wirtszelle schreibt ein virales Enzym, die Reverse Transkriptase, die RNA in zwei DNA-Stränge „zurück“ (daher der Name „Retroviren“). Anschließend wird die virale DNA in die Wirts-DNA eingebaut und später daraus neue RNA und Proteine synthetisiert, aus denen neue Retroviren zusammengebaut werden. Zu ihnen gehören HTLV-I und HTLV-II (Human-T-Lymphotropic Virus), die Leukämie auslösen können. Lentiviren oder „slow“-Viren sind eine weitere Untergruppe, die ihren Namen nach ihrer langen Inkubationszeit erhalten hat. Zu ihnen gehört auch HIV.

Reverse Transkriptase (RT): RNA-abhängige DNA-Polymerase, ein Enzym, das den Retroviren ihren Namen gab. Es dient der Rückübersetzung (Reverse Transkription) der viralen RNA in eine komplementäre DNA, dem DNA-Provirus, welches in die DNA der Wirtszelle integriert werden kann und wie ein zelleigenes Gen vererbt wird. Transkription und Translation führen zu neuen Retroviren.

rezidivierend: Wiederkehrend, das wiederholte Auftreten einer Krankheit nach ihrer Abheilung.

RNA: Meist auch mRNA (messenger- oder Boten-RNA), Kopie der DNA, die den Ribosomen als Matrize für die Proteinsynthese dient. Nur bei einigen Viren, z. B. HIV, Trägerin der primären genetischen Information (Genom).

Ribavirin: Synthetisches Nukleosidanalogon zur Behandlung des Lassa-Fiebers und bei Kindern des Respiratorischen Syncytien-Virus, gegen HIV erst in toxischen Konzentrationen wirksam.

RSV: Rous Sarcoma Virus, 1910 entdecktes erstes Retrovirus.

S

Salmonellen: Häufige Erkrankung von HIV-Infizierten.

Soor, Soor-Pilz: vgl. Candidiasis.

„Slow"-Viren: vgl. Retroviren.

SNURP's: small nuclear ribonucleoprotein particles, Protein-RNA-Komplexe, verantwortlich für das Spleißen.

Spleißen: Mechanismus zur Verkürzung von mRNA, um entfernte Genbereiche zusammenzufügen. Die kodierenden Bereiche heißen Exons, die dabei ausgeschnittenen Bereiche Introns. Zusammengefügt wird die RNA durch Kernproteine (small nuclear ribonucleoproteinparticles SNURP's), ein sehr schnell im Kern ablaufender Prozeß. Sequenzen, die Spleiß-Donor und Spleiß-Akzeptor heißen, werden dabei ausgenutzt.

Suppressorzellen: vgl. T-Lymphozyten.

Suramin: Auch Germanin, gegen Schlafkrankheit (Trypanosomen) wirksam, begrenzt gegen HIV einsetzbar.

Syndrom: Krankheitsbild, das eine größere Zahl, häufig wenig spezifischer Symptome aufweist. Die Symptome sind zumeist vieldeutig und die Ursachen nur z.T. bekannt.

T

Test (HIV-): Beruht bisher auf Nachweis von Antikörpern gegen das HIV. Verfahren sind ELISA, Immuno(Western)-Blot, Immunpräzipitation, Fluoreszenz.

T-Lymphozyten: Auch T-Zellen genannt. Im Knochenmark gebildete, im Thymus geprägte Untergruppe der Leukozyten, die die lymphatischen Organe besiedeln und Träger der spezifischen zellulären Immunität sind: als T4-Helferzellen (auch als T_h-Zellen oder OkT4-Zellen bezeichnet) regulieren sie viele Funktionen. Sie erkennen Antigene an der Oberfläche von infizierten Zellen und veranlassen durch die Abgabe von Signalstoffen (IL-2) die B-Zellen zur Antikörperbildung. Nach Antigenkontakt lösen T4-Zellen mit Inducer-Funktion die Reifung weiterer T-Zellen aus. Zytotoxische T8-Zellen töten die mit Antigenen infizierten Zellen ab, T8-Suppressor-Zellen dämpfen schließlich die weitere Aktivität der B- und T-Lymphozyten nach einiger Zeit.

T4: Eig. T4-Rezeptor, identisch mit CD4, Glykoprotein (Eiweiß-Zucker-Verbindung), fungiert als Rezeptor auf der Oberfläche von T4-Lymphozyten für MHCII-Moleküle einer Antigen-präsentierenden Zelle. Sofern sich zusätzlich noch ein Antigen(-fragment) an den T-Zell-Antigenrezeptor bindet, wird die T4-Zelle aktiviert. Weil HIV sich des T4-Moleküls zur Anlagerung und zum Eindringen in die Wirtszelle bedient, kommt es zu einer selektiven Infektion der T4-Helferzellen.

T8: Eig. T8-Rezeptor, identisch mit CD8, Glykoprotein auf der Oberfläche von T8-Lymphozyten (auch als T_S-Zellen oder OkT8-Zellen bezeichnet), hat ebenfalls Rezeptorfunktion.

T4/T8-Ratio: Verhältnis zwischen T4-und T8-Lymphozyten im Körper. Es beträgt bei Gesunden über 1,5 – bei HIV-Infizierten unter 0,5.

Toleranz (immunologische): Unter bestimmten Bedingungen wird vom Körper keine Immunreaktion gegen ein Antigen ausgelöst. Das geläufigste Beispiel ist die natürliche Toleranz gegenüber körpereigenen Substanzen. Sie ist die Voraussetzung dafür, daß der Organismus sich nicht selbst zerstört.

Toxoplasmose: Nach der Pneumocystis carinii-Pneumonie die häufigste Opportunistische Infektion bei AIDS. Verbreitung über Katzenkot oder rohes Fleich (Tartar). 20–30 % der Normalbevölkerung ist infiziert, jedoch latent. Manifest nur beim immunsupprimierten Patienten. Befall von Lunge, Gehirn, Augen.

Transkription: Übersetzung von DNA in mRNA durch die RNA-Polymerase.

Translation: Überschreibung von mRNA in Proteine durch die Ribosomen.

Tuberkulose: Reaktivierung einer alten Tuberkulose bei HIV-Infizierten häufig, bei vielen HIV-Infizierten Erstmanifestation des Immundefektes durch Tuberkulose, die nicht selten extrapulmonal beginnt, gut therapierbar, aber ansteckend.

V

Vaccinia: Speziell gezüchtetes Virus zur Pockenschutzimpfung, gefürchtete Komplikation der Impfung ist die Enzephalitis. Vaccinia wird gentechnologisch verändert und als Träger von HIV-Genen eingesetzt, die evtl. zur Impfung verwendet werden sollen.

Virämie: Virusreplikation, Virusproduktion.

Virion: Name für das Viruspartikel.

Visna maedi-Virus: Lentivirus, das zu neurologischen- und Lungenerkrankungen von Schafen führen kann, s. Lentivirus.

W

Walter Reed Stadieneinteilung: s. Tabelle 20, kompatibel mit Stadieneinteilung des CDC, faßt jedoch präklinische Veränderungen einheitlicher zusammen.

Western-Blot: Identisch mit Immuno-Blot, exakter Test zur Feststellung von HIV-Antikörpern im menschlichen Blut. Da er verhältnismäßig aufwendig ist, wird er nur dann eingesetzt, wenn bei einer Probe der ELISA-Test zweimal ein positives Ergebnis hatte. Er wird also als Bestätigungstest mit höherer Sicherheit eingesetzt.

Z

Zentrales Dogma: DNA, die meist Trägerin der genetischen Information ist, wird durch Transkription in mRNA übersetzt und diese durch Translation in Proteine. Dieser Informationsfluß wird „Zentrales Dogma" genannt, das Watson und Crick zugeschrieben wird.

Zytomegalievirus: s. CMV.

XIV AIDS-Adressen Deutschland

A. Stellen, die Informationsmaterial abgeben

Bundesgesundheitsamt
AIDS-Arbeitsgruppe am
Robert-Koch-Institut
Nordufer 20
1000 Berlin 65

Deutsche AIDS-Hilfe e.V.,
Bundesverband
Berliner Straße 37
1000 Berlin 31

Senator für Gesundheit und
Soziales
An der Urania 12
1000 Berlin 30

Idis – Institution für Dokumentation und Information
über Sozialmedizin und
öff. Gesundheitswesen
Postfach 20 10 12
4800 Bielefeld 1

Bundesminister
für Forschung und Technologie
– Öffentlichkeitsarbeit –
Projektträger Forschung im
Dienste
der Gesundheit – DFVLR
Südstraße 125
5300 Bonn 2

Bundesverband
der Ortskrankenkassen
Kortrijker Straße 1
5300 Bonn 2

Bundesvereinigung
für Gesundheitserziehung e.V.
Bernkasteler Straße 53
5300 Bonn 2

Gesundheitsamt der Stadt Bonn
Engeltalstraße 6
5300 Bonn 1

Gesundheitsamt Düsseldorf
Abt.-6 Sprechstunde für sexuell
übertragbare Krankheiten
Kölner Straße 180
4000 Düsseldorf 1

Ministerium für Arbeit,
Gesundheit und Soziales NW
Horionplatz 1
4000 Düsseldorf

Gesundheitsamt der Stadt Essen
Bernestraße 7
4300 Essen 1

AIDS-Aufklärung e.V.
Verein zur Förderung von
Informationen über die HIV-Infektion
Oberhochstädter Weg 42
6000 Frankfurt am Main 90

Deutsche
Angestellten-Krankenkasse
Presse und Öffentlichkeitsarbeit
Steindamm 98–106
2000 Hamburg 1

Hamburger Arbeitskreis AIDS
c/o Gesundheitsbehörde der
Freien und
Hansestadt Hamburg
Tesdorpfstraße 8
2000 Hamburg 13

Niedersächsischer Sozialminister
Ref. Presse- und Öffentlichkeit
Postfach 141
3000 Hannover

Deutsches Rotes Kreuz
Kreisverband Karlsruhe
AIDS-Informationsstelle
Stefanienstraße 72
7500 Karlsruhe

Bundeszentrale
für gesundheitliche Aufklärung
Postfach 910152
5000 Köln 91

Deutscher Ärzte-Verlag
(Merkblatt für Ärzte über
AIDS)
Postfach 400265
5000 Köln 40

Landeszentrale für Gesundheits-erziehung in Rheinland-Pfalz e.V.
Karmeliterplatz 3
6500 Mainz

Deutsches Grünes Kreuz
Schuhmarkt 4
3550 Marburg/Lahn

Hess. Arbeitsgemeinschaft für
Gesundheitserziehung e.V.
Nikolaistraße/Ecke Kirchplatz
3550 Marburg/Lahn

Gesundheitsamt Mettmann
(Kreis Mettmann)
Düsseldorfer Straße 26
4020 Mettmann

Bayerisches Staatsministerium
des Innern Interministerielle
Arbeitsgruppe
AIDS, Pressestelle
Odeonsplatz 3
8000 München 22

Bayerisches Staatsministerium
für Arbeit und Sozialordnung
Winzererstraße 9
8000 München 40

Deutsche Vereinigung
zur Bekämpfung der
Viruskrankheiten e.V. (DVV)
Pettenkoferstraße 9a
8000 München 2

Gesundheitsbehörde München
Dachauer Straße 90
8000 München 2

Ministerium für Arbeit,
Gesundheit und Sozialordnung
des Saarlandes
Postfach 10 10
6600 Saarbrücken

Staatl. Gesundheitsamt
Saarbrücken
AIDS-Beratungsstelle im „Haus
der Gesundheit"
Malstatter Straße 17
6600 Saarbrücken

Landeshauptstadt Stuttgart
Gesundheitsamt
Hohe Straße 28
7000 Stuttgart 1

Hess. Minister für Arbeit,
Umwelt
und Soziales
Dostojewskistraße 4
6200 Wiesbaden

B. Beratung für Ärzte und/oder Betreuung von HIV-infizierten Patienten

AIDS-Beratungsstelle der medizinischen Einrichtungen der RWTH Aachen, Klinikum
Prof. Dr. Dr. Gillissen
Pauwelstraße
5100 Aachen
Telefon 02 41/8 08 95 10

Gesundheitsamt der Stadt Aachen –
AIDS-Beratungsstelle
Vereinsstraße 25, Zimmer 402
5100 Aachen
Telefon 02 41/4 32 53 02

Gesundheitsamt der Stadt Aachen –
AIDS-Beratung und Antikörpertestung
Oppenhofallee 84
5100 Aachen
Telefon 02 41/54 16 48

Sozialpsychologisches Zentrum (Hilfe bei Fragen zu AIDS bei Drogenabhängigen)
Scheibenstraße 12
5100 Aachen
Telefon 02 41/50 60 11

AIDS-Beratungsstelle des Gesundheitsamtes der Stadt Augsburg
Prof. Dr. J. G. Gostomzyk,
Herr R. Schuster
Hoher Weg 8
8900 Augsburg
Telefon 08 21/3 24 20 51

Bundesgesundheitsamt,
Robert-Koch-Institut
Arbeitsgruppe AIDS
Prof. Dr. M. A. Koch,
Dr. L'Age-Stehr,
Dr. Marcus u. a.
Nordufer 20
1000 Berlin 65
Telefon 0 30/4 50 32 43

Beratungsstelle Geschlechtskrankheiten
– AIDS-Beratungsstelle –
Frau Dr. Kriester
Telefon 0 30/4 57-0
Nazarethkirchstraße 49a
1000 Berlin 65

Gesundheitsamt Charlottenburg –
Sozialmedizinischer Dienst
für Schwangerschaftskonflikt,
Familienplanung und
Eheberatung
Sophie-Charlotten-Straße 117
1000 Berlin 19
Telefon 0 30/3 20 34 18 (563/504)

Gesundheitsamt
Berlin-Schöneberg,
AIDS-Beratungsstelle
Erfurter Straße 8
1000 Berlin 62
Telefon 0 30/7 83-1

Gesundheitsamt Spandau,
AIDS-Beratungsstelle
Carl-Schurz-Straße 17
1000 Berlin 20
Telefon 0 30/33 03 23 53

Gesundheitsamt
Berlin-Tempelhof,
AIDS-Beratungsstelle
Rathausstraße 27
1000 Berlin 27
Telefon 0 30/7 02 21

Gesundheitsamt
Berlin-Tiergarten,
AIDS-Beratungsstelle
Turmstraße 22
1000 Berlin 21
Telefon 0 30/39 05-0
Gesundheitsamt Berlin-Wedding,
AIDS-Beratungsstelle
Reinickendorfer Straße 60b
1000 Berlin 65
Telefon 0 30/4 57-0

Gesundheitsamt
Berlin-Wilmersdorf,
AIDS-Beratungsstelle
Sigmaringer Straße 1
1000 Berlin 31
Telefon 0 30/86 89-1

Institut für Klinische und
Experimentelle Virologie
Prof. Dr. med. K.-O. Habermehl
Hindenburgdamm 27
1000 Berlin 45
Telefon 0 30/7 98 36 02

Klinikum Berlin-Steglitz
Prof. Dr. Hartmud Lode
1000 Berlin 45
Telefon 0 30/7 98 26 65

Landesinstitut für Tropenmedizin
Dr. Bienzle
Königin-Elisabeth-Straße 32–42
1000 Berlin 19
Telefon 0 30/3 02 60 31

Rudolf-Virchow-Krankenhaus,
II. Innere Klinik
Chefarzt Prof. Dr. H. Pohle
Augustenburger Platz 1
1000 Berlin 65
Telefon 0 30/45 05 22 62

Institut für Exp. Hämatologie
und Bluttransfusionswesen der
Universität Bonn
Prof. Dr. H. Egli
Annaberger Weg (Venusberg)
5300 Bonn 1
Telefon 02 28/19-21 75

Medizinische Universitätsklinik
Bonn
Prof. Dr. med. H.-J. Dengler
Venusberg
5300 Bonn 1
Telefon 02 28/2 80 22 59

Universitäts-Hautklinik und
Poliklinik
Prof. Dr. R. Bauer,
Dr. Wehrmann
Sigmund-Freud-Straße 25
5300 Bonn 1
Telefon 02 28/2 80 25 49

Hauptgesundheitsbamt Bremen
AIDS-Beratungsstelle
Horner Straße 60–70
2800 Bremen
Telefon 04 21/4 97 55 85 od. 51 21

AIDS-Sprechstunden für Ärzte
Ärzte-Zeitung
Herrn Dr. med. E. B. Wahler
Postfach 10 10 47
6072 Dreieich 1
Telefon 0 61 02/5 06-170

Gesundheitsamt Düsseldorf,
Abt. 6
Sprechstunde für sexuell
übertragbare Krankheiten
Dr. med. Rainer Vossel
Kölner Straße 180
4000 Düsseldorf 1
Telefon 02 11/8 99-26 62

Hygienisch-bakteriologisches
Landesuntersuchungsamt
Prof. Dr. K. Hoffmann
Auf'm Hennekamp 70
4000 Düsseldorf
Telefon 02 11/34 20 75

Medizinische Klinik der
Universität Düsseldorf
Prof. Dr. B. Miller,
Dr. R. D. Hanrath
Moorenstraße 5
4000 Düsseldorf
Telefon 02 11/3 11 78 33

Ministerium für Arbeit,
Gesundheit
und Soziales des Landes NW
Dr. Jovaisas
Horionplatz 1
4000 Düsseldorf
Telefon 02 11/8 37-35 82

Zentrum für Innere Medizin
Abt. f. Gastroenterologie der
Universität Düsseldorf
Dr. med. J. Purrmann und
Dr. Gellert
Moorenstraße 5
4000 Düsseldorf
Telefon 02 11/3 11 89 38-77 95

Institut für Klinische Virologie
der Universität
Erlangen-Nürnberg
Loschgestraße 7
8520 Erlangen
Telefon 0 91 31/85-35 63

Institut für Poliklinik für klinische
Immunologie
Prof. Kalden
Krankenhausstraße 12
8520 Erlangen
Telefon 0 91 31/85-33 63

Institut für med. Virologie und
Immunologie
Prof. Dr. Scheiermann
Universitäts-Kliniken Essen
Hufelandstraße 55
4300 Essen 1
Telefon 02 01/79 91 35 50-551

Medizinische Klinik
Prof. W. Pöttgen
Alfred-Krupp-Straße 21
4300 Essen 1
Telefon 02 01/4 34-25 25 oder 35 35

Path. Institut,
Universitätsklinikum
Prof. Dr. L. Leder
Hufelandstraße 55
4300 Essen
Telefon 02 01/79 91-28 90

AIDS-Beratungsstelle des
Stadtgesundheitsamtes im
Universitäts-Klinikum
Zentrum der Inneren Medizin
Dr. A. Jötten
Sandhofstraße, Haus 68
6000 Frankfurt am Main 70
Telefon 0 69/63 01-67 00 oder 67 02

Universitäts-Klinik,
Zentrum für Innere Medizin
Frau Prof. Dr. E. B. Helm,
Prof. Dr. Stille
Theodor-Stern-Kai 7
6000 Frankfurt am Main 70
Telefon 0 69/63 01 66 13

Med. Universitätsklinik,
Abt. Klin. Immunologie
Prof. Dr. med. H. H. Peter,
Prof. Dr. med. F. Daschner
Hugstetter Straße 55
7800 Freiburg
Telefon 07 61/2 70-35 28

Universitäts-Hautklinik
Prof. Dr. med. E. Schöpf,
Dr. G. Gross
Hauptstraße 7
7800 Freiburg
Telefon 07 61/27 07 74 16

Staatl.
Medizinaluntersuchungsamt
Dr. med. K. Kruse
Marquardstraße 31
6400 Fulda
Telefon 06 61/60 10 71/72

AIDS-Beratungs- und
Informationsstelle
der Gesundheitsbehörde
im AK St. Georg
Lübeckertordamm 5
2000 Hamburg 1
Telefon 0 40/24 88-24 88 oder 3 44

Allgemeines Krankenhaus
St. Georg
Hauptabteilung
Dr. med. Th. Dettke
Lohmühlenstraße 5
2000 Hamburg 1
Telefon 0 40/24 88-01

Bernhard-Nocht-Institut für
Schiffs- und Tropenkrankheiten,
Prof. Dr. med. M. Dietrich,
Dr. Thöne, Dr. Kern
Bernhard-Nocht-Straße 74
2000 Hamburg 4
Telefon 0 40/31 10 23 90

Institut für Med. Mikrobiologie
und Immunologie
Universität Hamburg
Prof. Dr. R. Laufs
Martinistraße 52
2000 Hamburg 20
Telefon 0 40/4 68-20 26/28 96/31 47

Beratungsstelle des
Gesundheitsamtes
der Landeshauptstadt Hannover
Ricklingerstraße 3 B
3000 Hannover 1
Telefon 05 11/1 68 38 90/35 90/32 29

Immunologische Ambulanz
der Med. Hochschule
Prof. Dr. Deicher
Konstanty-Gutschow-Straße 8
3000 Hannover
Telefon 05 11/5 32 30 14

Modell Sexualmedizin der
Med. Hochschule Hannover
Dr. W. Müller, Dr. K. Pacharzina
Karl-Wiechert-Allee 9
3000 Hannover 61
Telefon 05 11/5 32 52 58 oder 31 75

Staatl.
Medizinaluntersuchungsamt
Hannover
Prof. Dr. Höpken,
Frau Dr. Willers
Rosebeckstraße 4
3000 Hannover 91
Telefon 05 11/44 43 71

Universitäts-Hautklinik,
Heidelberg
Prof. Dr. D. Petzold u. a.
Voßstraße 2
6900 Heidelberg 1
Telefon 0 62 21/56 49 58 oder 55 36

Gesundheitsamt des
Kreises Steinburg
AIDS-Beratungsstelle
Viktoriastraße 17
2210 Itzehoe
Telefon 04821/69-1

Gesundheitsamt Kassel
AIDS-Beratungsstelle
Frau Dr. Hirsch
Obere Königstraße 3
3500 Kassel
Telefon 0561/787-5044/5048

Gesundheitsamt der
Landeshauptstadt Kiel
Dr. med. Tsokos-Seifert
Fleethörn 18-24
2300 Kiel 1
Telefon 0431/9012122

Zentrales Institut des
Sanitätsdienstes der Bundeswehr
Ernst-Rodenwald-Institut
Oberstabsarzt Dr. Zöller
Viktoriastraße 11-13
5400 Koblenz
Telefon 0261/10021-368/345
(nur für die Bundeswehr)

AIDS-Beratung beim
Gesundheitsamt der Stadt Köln
Neumarkt 15-21
5000 Köln 1
Telefon 0221/2214602

Med. Universitäts-Klinik II –
Poliklinik
Dr. M. Schrappe-Bächer
Josef-Stelzmannstraße 9
5000 Köln 41
Telefon 0221/478-5101

Sektion Virologie der Dtsch.
Gesellschaft für Hygiene und
Mikrobiologie
Fürst-Pückler-Straße 56
5000 Köln 41
Telefon 0221/478-4481

Universitäts-Hautklinik
Prof. Dr. G. K. Steigleder
Dr. H. Rasokat, Dr. F. Bofinger
Joseph-Stelzmann-Straße 9
5000 Köln 41
Telefon 0221/478-45-43

Gesundheitsamt
der Hansestadt Lübeck
AIDS-Beratung
Schmiedestraße 7
2400 Lübeck 1
Telefon 0451/12-25350/301

Universität zu Lübeck, Klinik für
Dermatologie u. Venerologie
Prof. Dr. med. Wolff
Ratzeburger Allee 120 oder 160
2400 Lübeck 1
Telefon 0451/500-2510

I. Med. Klinik und Poliklinik der
Joh. Gutenberg-Universität,
Prof. Dr. Dr.
Meyer zum Büschenfelde
Langenbeckstraße 1
6500 Mainz
Telefon 0 61 31/17 71 97

Staatl. Gesundheitsamt –
AIDS-Beratungsstelle
Dipl. Soz. Päd. Astrid Müller,
Dr. U. Spohr
6800 Mannheim
Telefon 06 21/2 92 32 57

Med. Poliklinik der Universität
Marburg
Hämatologische Ambulanz
Baldinger Straße
3550 Marburg
Telefon 0 64 21/28 49 48

Anonyme AIDS-Beratungsstelle
der Städt. Gesundheitsbehörde
Dachauer Straße 90
8000 München 2
Telefon 0 89/52 07-2 70

Arbeitsgruppe AIDS
I. Med. Abt. des Städt.
Krankenhauses Schwabing
Kölner Platz 1
8000 München 40
Telefon 0 89/30 68 74 33

Dermatologische Klinik und
Poliklinik der Universität,
Männerambulanz
Prof. Dr. Ring u. a.
Frauenlobstraße 9-11
8000 München 2
Telefon 0 89/53 97-6 44

Dermatologische Klinik und
Poliklinik, Techn. Universität
Dr. R. Engst
Biedersteiner Straße 29
8000 München 40
Telefon 0 89/3 84 91

Deutsche Vereinigung zur
Bekämpfung
der Viruskrankheiten e.V.
Prof. Dr. med. F. Deinhardt
Institut für Hygiene und
Med. Mikrobiologie
der Universität
Pettenkofer Straße 9a
8000 München 2
Telefon 0 89/53 93 21

Institut für Immunologie
Prof. Dr. Riethmüller
Schillerstraße 42
8000 München 2
Telefon 0 89/5 99 63 96

Med. Klinik, Universität München
Prof. Dr. Goebel,
Prof. Dr. R. Hehlmann
Pettenkoferstraße 8a
8000 München 2
Telefon 0 89/51 60 35 56

Hautklinik der Universität
Münster
Prof. Dr. J. Knop, Frau Dr.
Bonsmann
Von-Esmarch-Straße 56
4400 Münster
Telefon 02 51/83 65 01

Hygienisch-bakt.
Landesuntersuchungsamt
Prof. Dr. G. Maass
Von-Stauffenberg-Straße 36
4400 Münster
Telefon 02 51/7 90 58

Med. Klinik II
des Lukaskrankenhauses
Prof. Dr. med. P. Szygan
Preußenstraße 84
4040 Neuss
Telefon 0 21 01/8 88 27 10

AIDS-Beratungsstelle
des Stadtgesundheitsamtes
Dreieichring 24
6050 Offenbach
Telefon 0 69/80 65 1

Med. Klinik d. Städt. Kliniken
Dr. med. St. Gesenhues
Natruper-Tor-Wall 1
4500 Osnabrück
Telefon 05 41/3 23 31 14

AIDS-Beratungsstelle
Gesundheitsamt
Dr. R. Göbel
Malstatter Straße 17
6600 Saarbrücken
Telefon 06 81/5 86 54 16

Katharinenhospital Stuttgart,
Abt. f. Innere Medizin
Prof. Dr. P. Jipp,
Kriegsbergstraße 60
7000 Stuttgart 1
Telefon (07 11) 20 34-1

Robert-Bosch-Krankenhaus,
Zentrum für Innere Medizin,
Prof. Dr. Schuhmacher
Auerbachstraße 110
7000 Stuttgart
Telefon 07 11/81 01-5 06

Gesundheitsamt
Fr. Dr. Tottleben
Hohe Straße 28
7000 Stuttgart
Telefon 07 11/2 16 26 02 oder 25 59

Universität Ulm,
Zentrum für Innere Medizin
Prof. Dr. H. Heimpel
Oberer Eselsberg
7900 Ulm/Donau
Telefon 07 31/1 79 23 21

Institut für Virologie und
Immunbiologie der Universität
Versbacher Straße 7
8700 Würzburg
Telefon 09 31/2 01 39 51

Medizinische Poliklinik
der Universität Würzburg
Klinikstraße 6-8
8700 Würzburg
Telefon 0931/314 31

Medizinische Klinik
(Luitpoldkrankenhaus)
der Universität
Josef-Schneider-Straße 2
8700 Würzburg
Telefon 0931/2013188

C. Beratungsstellen der Deutschen AIDS-Hilfe e.V.

AIDS-Hilfe Aachen e.V.
Bachstraße 27
5100 Aachen
Telefon 0241/532558

AIDS-Hilfe Ahlen e.V.
Königstraße 9
4730 Ahlen
Telefon 02382/4650

Augsburger AIDS-Hilfe e.V.
Postfach 110125
8900 Augsburg 11
Telefon 0821/153806

Berliner AIDS-Hilfe e.V.
Meinekestraße 12
1000 Berlin 15
Telefon 030/8825553

AIDS-Hilfe Bielefeld e.V.
Stapenhorststraße 5
4800 Bielefeld 1
Telefon 0521/133388

AIDS-Hilfe Bonn e.V.
Rathausgasse 30
5300 Bonn 1
Telefon 0228/631468 + 631469

Braunschweiger AIDS-Hilfe e.V.
Kurt-Schumacher-Straße 26
3300 Braunschweig
Telefon 0531/75902

AIDS-Hilfe Bremen e.V.
Friedrich-Karl-Straße 20A
2800 Bremen 1
Telefon 0421/444947

AIDS-Hilfe Dortmund e.V.
Gerichtstraße 5
4600 Dortmund 1
Telefon 0231/551187

AIDS-Hilfe Düsseldorf e.V.
Kölner Straße 216
4000 Düsseldorf 1
Telefon 0211/722049

Duisburg AIDS-Hilfe e.V.
Musfeldstraße 163-166
4100 Duisburg 1
Telefon 02 03/66 66 33

AIDS-Hilfe Essen e.V.
Erste Webstraße 23
4300 Essen 1
Telefon 02 01/23 50 58

AIDS-Hilfe Frankfurt e.V.
Eschersheimer Landstraße 9
6000 Frankfurt 1
Telefon 0 69/59 00 12

Freiburger AIDS-Hilfe e.V.
Postfach 1755
Eschholzstraße 19
7800 Freiburg
Telefon 07 61/27 69 24

AIDS-Arbeitskreis Göttingen e.V.
Postfach 1114
3400 Göttingen
Telefon 05 51/4 37 35

AIDS-Hilfe Hamburg e.V.
c/o Magnus-Hirschfeld-Zentrum
Borgweg 8
2000 Hamburg 60
Telefon 0 40/2 70 53 30 + 2 70 53 23

Betreuungszentrum
der AIDS-Hilfe Hamburg e.V.
– Struensee Centrum –
Hallerstraße 72, I. Stock
2000 Hamburg 13
Telefon 0 40/44 16 31

Betreuungszentrum
der AIDS-Hilfe Hamburg e.V.
– Struensee Centrum –
Hallerstraße 72, I. Stock
2000 Hamburg 13
Telefon 0 40/39 40 78

Beratungsstelle Intervention
St.-Georgs-Kirchhof 26
2000 Hamburg 1
Telefon 0 40/24 04 02

AIDS-Hilfe Hamm e.V.
Rosa-Luxemburg-Straße 41
4700 Hamm 5
Telefon 0 23 81/6 80 41

Hannöversche AIDS-Hilfe e.V.
Johannssenstraße 8
3000 Hannover 1
Telefon 05 11/32 77 72

AIDS-Hilfe Heidelberg e.V.
Postfach 10 12 43
6900 Heidelberg
Telefon 0 62 21/16 17 00

AIDS-Initiative Karlsruhe e.V.
Postfach 1266
Kronenstraße 2
7500 Karlsruhe 1
Telefon 07 21/69 34 04

AIDS-Hilfe Kassel
c/o FISB
Leipziger Straße 239
3500 Kassel
Telefon 05 61/15 35 42

AIDS-Hilfe Kiel e.V.
c/o Ludwig Boeckel
Saarbrückenstraße 177
2300 Kiel 1
Telefon 04 31/68 72 49

AIDS-Hilfe Köln e.V.
Hohenzollernring 48
5000 Köln 1
Telefon 02 21/24 92 08

AIDS-Hilfe Konstanz e.V.
Friedrichstraße 21
7750 Konstanz
Telefon 0 75 31/5 60 62

AIDS-Hilfe Krefeld e.V.
Postfach 108
Markstraße 230
4150 Krefeld 1
Telefon 0 21 51/77 50 20

Lübecker AIDS-Hilfe e.V.
Postfach 1931
2400 Lübeck
Telefon 04 51/1 22 57 47

AIDS-Hilfe Mainz e.V.
Postfach 11 73
Hopfengarten 19
6500 Mainz 1
Telefon 0 61 31/22 22 75

AIDS-Hilfe Mannheim e.V.
Postfach 161
Jungbuschstraße 24
6800 Mannheim
Telefon 06 21/74 57 43

Münchner AIDS-Hilfe e.V.
Müllerstraße 44
(Rückgebäude)
8000 München 5
Telefon 089/26 43 61

AIDS-Hilfe Münster e.V.
Postfach 1924
Bahnhofstraße 15
4400 Münster
Telefon 02 51/4 44 11

AIDS-Hilfe
Nürnberg-Erlangen e.V.
Irrerstraße 2-6
8500 Nürnberg 1
Telefon 09 11/20 90 06 + 20 90 07

AIDS-Hilfe Osnabrück e.V.
c/o DPWV
Kurt-Schumacher-Damm 8
4500 Osnabrück
Telefon 05 41/4 70 26

Oldenburgische AIDS-Hilfe e.V.
Hackerweg 33
2900 Oldenburg
Telefon 04 41/30 41 51

AIDS-Hilfe Pforzheim e.V.
Postfach 124
Schloßberg 10
7530 Pforzheim
Telefon 0 72 31/10 13 13

AIDS-Hilfe Saar e.V.
Großherzog-Friedrich-Straße 10
6600 Saarbrücken
Telefon 06 81/3 11 12

AIDS-Hilfe Stuttgart e.V.
Schwabstraße 44
7000 Stuttgart 1
Telefon 07 11/61 08 48

AIDS-Hilfe Trier e.V.
Paulinstraße 19
Postfach 2022
5500 Trier
Telefon 06 51/1 27 00

AIDS-Hilfe Tübingen e.V.
Postfach 1122
7400 Tübingen
Telefon 0 70 71/3 41 51

AIDS-Hilfe im Kreis Unna e.V.
Schäferstraße 38
4708 Kamen
Telefon 0 23 07/7 31 71

AIDS-Hilfe Wiesbaden e.V.
Postfach 1141
Kl. Schwalbacher Straße 14
6200 Wiesbaden
Telefon 0 61 21/30 92 11

AIDS-Hilfe Würzburg e.V.
Migglweg 2
8700 Würzburg
Telefon 09 31/4 44 67

Rat & Tat Zentrum für
Homosexuelle e.V.
Theodor-Körner-Straße 1
2800 Bremen
Telefon 04 21/70 41 70

AIDS-Arbeitsstelle im SG e.V.
Präsident-Krahn-Straße 8
2000 Hamburg 50
Telefon 0 40/3 89 35 31

AIDS-Hellef Letzebuerg
C/o Planning Familial
18-20, rue Glesener
Luxemburg
Telefon 0 03 52/44 02 64

AIDS-Adressen Österreich

Beratungsstelle der
Österreichischen AIDS-Hilfe
(Adresse wird telephonisch
bekanntgegeben)
Postfach 137
6900 Bregenz
Telefon 0 55 74/2 65 26

Landeskrankenhaus Feldkirch
Abteilung für Innere Medizin
6807 Feldkirch-Tisis
Telefon 0 55 22/2 45 11, 2 46 21

Beratungsstelle der
Österreichischen AIDS-Hilfe
Glacisstraße 69, 3. Stock
8010 Graz
Telefon 03 16/7 97 69

Universitätsklinik für
Dermatologie und Venerologie
Auenbruggerplatz 8
8036 Graz
Telefon 03 16/3 85-3 71

Beratungsstelle der
Österreichischen AIDS-Hilfe
Bozner Platz 1/3
6020 Innsbruck
Telefon 0 52 22/39 36 21

Universitätsklinik für
Dermatologie und Venerologie
Anichstraße 35
6020 Innsbruck
Telefon 0 52 22/7 23-29 71

Abteilung für Haut- und
Geschlechtskrankheiten des A. ö.
Landeskrankenhauses Klagefurt
St. Veiter Straße 47
9026 Klagenfurt
Telefon 0 42 22/5 38

Beratungsstelle der
Österreichischen AIDS-Hilfe
Sponheimerstraße 5
9020 Klagenfurt
Telefon 04 63/5 51 28

Dermatologische Abteilung
des A. ö. Krankenhauses der
Stadt Linz
Krankenhausstraße 9
4020 Linz
Telefon 07 32/28 06

Interne Abteilung und Infektion
des A. ö. Krankenhauses der
Stadt Linz
Krankenhausstraße 9
4020 Linz
Telefon 07 32/28 06

Abteilung für Haut- und
Geschlechtskrankheiten des
A. ö. Krankenhauses der
Stadt St. Pölten
Kremser Landstraße 36
3100 St. Pölten
Telefon 0 27 42/6 25 21 oder 6 45 41

Dermatologische Abteilung der
A. ö. Landeskrankenanstalten
Salzburg
Müllner Hauptstraße 48
5020 Salzburg
Telefon 06 62/3 15 81

Beratungsstelle der
Österreichischen AIDS-Hilfe
Saint-Julien-Straße 31
5020 Salzburg
Telefon 06 62/88 14 88

Beratungsstelle der
Österreichischen AIDS-Hilfe
Wickenburggasse 14
1080 Wien
Telefon 02 22/48 61 86

I. Universitäts-Hautklinik
Alser Straße 4, Hof 2
1090 Wien
Telefon 02 22/48 00-26 47

II. Universitäts-Hautklinik
Alser Straße 4, Hof 2
1090 Wien
Telefon 02 22/48 00-26 95

Dermatologische Abteilung des
Krankenhauses
der Stadt Wien – Lainz
Wolkersbergenstraße 1
1130 Wien
Telefon 02 22/84 16 16

AIDS-Adressen Schweiz

Kantonsärztin Frau Dr. J. Haber
Telli-Hochhaus
5004 Aarau
Telefon 0 64/21 25 10

Kantonsspital Aarau, Med. Klinik
5001 Aarau
Telefon 0 64/21 41 41

Kantonaler Kinder- und
Jugendpsychiatrischer Dienst
Laurenservorstadt 123
5000 Aarau
Telefon 0 64/24 60 42

Kantonsarzt
Herrn Dr. R. Diethelm
Gotthardstraße 16
6460 Altdorf
Telefon 0 44/2 10 61

Kantonsarzt Herrn Dr. F. Ebneter
ob. Gansbach
9050 Appenzell
Telefon 0 71/87 22 11

Kantonsarzt Herrn Dr. A. Schmid
Dorfstraße 13
6340 Baar
Telefon 0 42/31 74 74

Kantonsspital Baden, Med. Klinik
5404 Baden
Telefon 056/842111

Jugendberatungsstelle
Region Baden-Wettingen
Mellingerstraße 30
5400 Baden
Telefon 056/222234

Kantonsarzt
Herrn Dr. M. Schüpbach
Vorsteher des Gesundheitsamtes
St. Alban-Vorstadt 12
4006 Basel
Telefon 061/218181

Information und
AIDS-Sprechstunde
Kantonsspital
4006 Basel
Telefon 061/252525
(intern 4078)

Medico cantonale aggiunto Signor
Dott. F. Barazzoni
Residenza governativa
6500 Bellinzona
Telefon 092/243061 (ev. 243046)

Kantonsarzt
Herrn Prof. Dr. H. Bürgi
Rathausgasse 1
3011 Bern
Telefon 031/644036

Information und AIDS-Sprechstunde
Inselspital
3010 Bern
Telefon 031/642281

Information und
AIDS-Beratungsstelle
Kantonsspital Bruderholz
4101 Bruderholz
Telefon 061/470010

Kantonsarzt Herrn Dr. J. Mattli
Laubenstraße 6
7000 Chur
Telefon 081/223633

Médecin cantonal
Monsieur Dr. J. L. Baierlé
Rue des Marronniers 3
2800 Delémont 2
Telefon 066/215338

Kantonsarzt
Herrn Dr. H. Schenker
Regierungsgebäude
8500 Frauenfeld
Telefon 054/241111,
Privat 242555

Médecin cantonal
Monsieur Dr. G. Demierre
Ch. des Pensionnats 1
1700 Fribourg
Telefon 037/245813

Centre de transfusion sanguine
1700 Fribourg
Telefon 037/822121

Kantonsarzt
Herrn Dr. B. Horisberger
Verwaltungsgebäude
Moosbruggstraße 11
9001 St. Gallen
Telefon 0 71/21 35 71

Information und
AIDS-Beratungsstelle,
Kantonsspital
9000 St. Gallen
Telefon 0 71/26 10 02

Institut für
klinische Mikrobiologie
und Immunologie,
Impfsprechstunde
Frohbergstraße 3
9000 St. Gallen
Telefon 0 71/26 35 60

Médecin cantonal
Monsieur Dr. M. Bahy
Quai du Cheval-Blanc 2
Case postale 109
1211 Genève 4
Telefon 0 22/43 80 75

Information et consultation SIDA
Rue Micheli-du-Crest 24
1205 Genève
Telefon 0 22/46 92 11
interne 22 42 25

Policlinique de médecine
Rue Micheli-du-Crest 24
1205 Genève
Telefon 0 22/22 67 23

Policlinique de dermatologie
Rue Micheli-du-Crest 24
1205 Genève
Telefon 0 22/22 75 04

Kantonsarzt Herrn Dr. R. Kayser
Oberseemattweg 4
6403 Küssnacht am Rigi
Telefon 0 41/81 16 44

Drop-In
Industrie 22
2300 La Chaux-de-Fonds
Telefon 0 39/28 52 42

Centre psycho-social neuchâtelois
Sophie-Mariet 29
2300 La Chaux-de-Fonds
Telefon 0 39/28 62 00

Centre neuchâtelois et jurassien de
transfusion sanguine
Sophie-Mariet 29
2300 La Chaux-de-Fonds
Telefon 0 39/28 34 34

Médecin cantonal
Monsieur Dr. J. Martin
Cité-Devant 11
1014 Lausanne
Telefon 0 21/44 41 53

Consultation et information
SIDA, CHUV
1011 Lausanne
Telefon 0 21/41 41 41

Centre médico-social
„Pro Familia“
Avenue Georgette 1
1003 Lausanne
Telefon 0 21/20 37 75

Centre d’aide et de prévention
Avenue de la Harpe 1
1007 Lausanne
Telefon 0 21/27 31 01

Policlinique médicale universitaire
César-Roux 19
1005 Lausanne
Telefon 0 21/20 34 41

Kantonsarzt Herrn C. H. Spengler
Bahnhofstraße 2a
4410 Liestal
Telefon 0 61/96 59 10

Information und
AIDS-Beratungsstelle
Kantonsspital Liestal
4410 Liestal
Telefon 0 61/91 91 11

Kantonsärztin
Frau Dr. G. Oeschger-Hübscher
Burgerstraße 22
6002 Luzern
Telefon 0 41/24 60 88

Kantonsarzt
Herrn Dr. R. Bachmann
Bahnhofstraße 3
8753 Mollis
Telefon 0 58/34 23 53

Médecin cantonal
Monsieur Dr. J. Bize
Rue Pourtalès 2
2001 Neuchâtel
Telefon 0 38/22 38 04/05/06/07,
Privat 0 38/25 57 17

Centre de consultation
anonyme des Cadolles
Hôpital des Cadolles
2000 Neuchâtel
Telefon 0 38/21 21 41

Drop-In
Chavannes 11
2000 Neuchâtel
Telefon 0 38/24 60 10

Kantonsarzt Herrn Dr. U. Wipfli
Dorfstraße 1
6072 Sachseln
Telefon 0 41/66 52 33

Kantonsarzt
Herrn Dr. Th. Fröhlich
Grabenstraße 11
8200 Schaffhausen
Telefon 0 53/5 20 33

Médecin cantonal
Monsieur Dr. G. Dupuis
Rue du Pré-d’Amédée 2
1951 Sion
Telefon 0 27/21 66 17

Institut Central des Hôpitaux Valaisans
Div. de Microbiologie et des Maladies Infectieuses
1950 Sion
Telefon 027/331151

Kantonsarzt
Herrn Dr. V. Schubiger
Baselstraße 40
4500 Solothurn
Telefon 065/212371,
Privat 065/212377

Bürgerspital
4500 Solothurn
Telefon 065/213121

Kantonsarzt
Herrn Dr. K. von Matt
Rathausplatz 7
6370 Stans
Telefon 041/614184

Kantonsarzt Herrn Dr. E. Taverna
Moos
9107 Urnäsch
Telefon 071/581127,
Privat 071/582203

Ambulatorium der Psychiatrischen Klinik Königsfelden
5200 Windisch
Telefon 056/415621

Kantonsarzt
Herrn Prof. Dr. G. Kistler
Obstgartenstraße 21
8090 Zürich
Telefon 01/2592409

Information und AIDS-Sprechstunde, Universitätsspital,
8091 Zürich
Telefon 01/2552306

Fürstentum Liechtenstein

Herrn Dr. D. Büchel
Fürstlicher Landesphysikus,
9492 Eschen
Telefon 075/31202

XV Sachregister